乳腺影像诊断要点

监修 （日）高桥雅士

主编 （日）角田博子

主译 王天鹏　赵子龙

主审 罗娅红

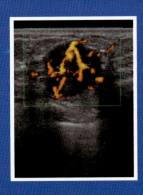
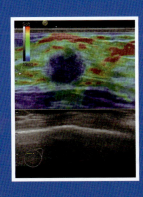
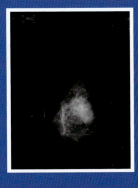
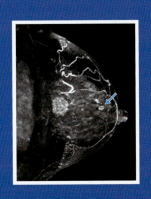

辽宁科学技术出版社
·沈 阳·

SHIN NYUBOU GAZOUSHINDAN NO KANDOKORO
© HIROKO TSUNODA 2016
Originally published in Japan in 2016 and all rights reserved by MEDICAL VIEW CO., LTD.
Chinese (Simplified Character only) translation rights arranged through
TOHAN CORPORATION, TOKYO

©2022辽宁科学技术出版社
著作权合同登记号：第06-2018-379号。

图书在版编目（CIP）数据

乳腺影像诊断要点／（日）角田博子主编；王天鹏，
赵子龙主译．—沈阳：辽宁科学技术出版社，2022.3
　　ISBN 978-7-5591-2327-5

　　Ⅰ.①乳… Ⅱ.①角… ②王… ③赵… Ⅲ.①乳
房疾病—影像诊断 Ⅳ.①R655.804

中国版本图书馆CIP数据核字（2021）第231310号

出版发行：辽宁科学技术出版社
　　　　　（地址：沈阳市和平区十一纬路25号　邮编：110003）
印 刷 者：辽宁新华印务有限公司
经 销 者：各地新华书店
幅面尺寸：185 mm×260 mm
印　　张：22
插　　页：4
字　　数：530千字
出版时间：2022年3月第1版
印刷时间：2022年3月第1次印刷
责任编辑：郭敬斌
封面设计：图格设计
版式设计：袁　舒
责任校对：黄跃成

书　　号：ISBN 978-7-5591-2327-5
定　　价：248.00元

编辑电话：024-23284363　13386835051
E-mail：guojingbin@126.com
邮购热线：024-23284502
http：//www.lnkj.com.cn

序

"要点"系列图书得到了众多读者的支持。与大多数图书一样，随着版本的更新，新版厚度也随之增加。本系列图书中头部、胸部、腹部、骨软部等分册厚度都是旧版的1.2 ~ 1.5 倍，冠以"要点"这个词汇，本书就足以让人感到新颖。对于读者给予的高度评价，作为监修感到十分欣慰。

出版前，在一次学术会议的会场，医学观察社的伊藤社长与我谈论了有无扩大"要点"系列图书领域的意向；如果扩大领域，则在哪个方向更合适。其中伊藤社长向我建议了乳腺领域。确实，有关乳腺的影像诊断图书出版了许多（如 X 线、超声、MRI 等方面的），但是我发现目前没有把这些影像诊断整合到一起的图书。将乳腺的影像诊断全包含在一册图书的话，就可以更加有效率地学习乳腺影像诊断的"要点"了，这也非常符合本系列图书的理念，即"在有限的时间内为了可以学到更多的影像诊断知识，将必要的知识简洁记载在书内"。从学术会议回来后，我立刻行动了起来，主编的人选立刻就想到了圣路加国际医院的角田博子老师。角田老师是一直以来的日本的乳腺影像诊断的学术带头人，专注于科普基础并通过检查与诊断及包括治疗等方面制定乳腺影像诊断标准，是一位在科普、教育、研究方面都有极高造诣的乳腺放射科医生。乳腺影像诊断编辑中充分体现了她极其丰富的临床经验和高水平的专业能力。通过我的好友圣路加国际医院放射线科部长的栗原泰之老师的介绍，对方也非常乐意地承接了此项目。在角田老师精心规划下，本书内容丰富，同时还包含乳腺癌化疗的适应证、妊娠期及哺乳期乳腺的诊断等内容，这些是在乳腺诊断方面有着丰富经验的人士才知道的项目，本书作为乳腺影像诊断教科书会让读者感觉到比同类书籍更加具有专业性和指导性。因此本人认为推选角田老师作为主编是非常明智的选择。

本书对于初学乳腺诊断的相关人员以及从事乳腺影像诊断多年的医者而言，都是一本非常合适并有指导意义的好书。

2016 年 7 月

高桥雅士

前言

"要点"系列图书是将"专注于要点"这个概念作为基础，其头部、胸部、腹部、骨软部等分册已经相继出版，成为日常诊疗中广大放射线科医生最为信赖的系列图书。"要点"系列图书中无论哪一本都非常全面，并对"要点"方面进行了详细介绍，在本人所在医院的放射科阅片室中受到广泛喜爱。

当高桥雅士先生邀请我主编这本书时，我感到非常荣幸。我认为这是一个广泛宣传乳腺影像诊断的机会，同时也倍感压力，能够编著出有足够深度的乳腺影像诊断方面的知识点并让读者满意的图书是非常有意义的。回顾 25 年前，自己刚刚从事乳腺影像诊断时，前辈放射线科医生秉持"放射线科医生对乳腺诊疗领域是没有用的"的观点，对此自己感到非常难过。这是因为原本乳腺诊断一开始是由外科医生的触诊开始的。尽管随着 MRI 的普及，很多放射线科医生也参与进来，但是许多地方还是由外科医生主持着 X 线及超声检查。因为有着这样的经历，尽管现在市场上有很多关于 X 线、超声、MRI 等相关检查知识的书籍，但是并没有将这些检查整合成为一册的，因此我认为本书会有很大的市场需求。本书不单是对于放射线科医生，对于从事乳腺影像相关的医疗人士也会有所帮助。

在编著本书时，我认为本书纳入了所有在临床上对乳腺影像诊断有用的"要点"，并将其简洁化了。其中作为从乳腺影像诊断所需要的正常解剖和病理诊断、X 线、超声检查、MRI、PET/CT 原理到诊断之外，本书还加入了综合判断、术前化疗的判定、妊娠期及哺乳期乳腺诊断等这些在乳腺诊断时所特有的内容。另外，除了乳腺诊断外，本书还将淋巴结及其他脏器的转移也纳入其中。同时，近年来虽然对于乳腺的关注得到了重视，但是我担心很多医生对于乳腺癌的影像检查及诊断不能有足够的了解，因此在最后追加了乳腺癌的诊断。

秉承这样的思维方式，我拜托了活跃在乳腺诊断领域的人士们进行编写。执笔的老师们都将自身临床经验注入了厚厚的文稿中，在这里表示由衷感谢。由于文稿过于巨量，无法全部纳入，因此对部分老师表示深深歉意。

最后真诚感谢监修高桥先生及编辑伊藤彩氏。

祝愿本书对于女性乳腺的健康及诊断起到有益帮助。

2016 年 7 月

角田博子

译者名单

主译
王天鹏　赵子龙

主审
罗娅红

参译（排名不分先后）
史国栋　徐　姝　韩　露　赵楠楠　董　雪
柏晓茹　阚阳阳　王丹丹　庞慧婷　王丽华

■ 监修

高桥雅士
友仁山崎病院 病院长

■ 主编

角田博子
圣路加国际病院 放射线科乳房画像诊断室室长

■ 执笔者（按出现顺序）

白石昭彦
顺天堂大学医学部附属顺天堂医院 放射线医学准教授

矢形　寛
埼玉医科大学综合医疗センター ブレストケア科教授

植松孝悦
静冈县立静冈がんセンター 生理検査科・乳腺画像诊断科部长

何森亜由美
高松平和病院 乳腺外科

中岛一彰
静冈县立静冈がんセンター 生理検査科・乳腺画像诊断科

中原　浩
ブレストピア宫崎病院 放射线科

桜井正児
圣マリアンナ医科大学病院 超音波センター技术课长

増田しのぶ
日本大学医学部 病态病理学系肿疡病理学分野教授

加奥節子
京都府立医科大学大学院医学研究科 人体病理学

堀井理絵
がん研究会有明病院 病理部医长

椎名　毅
京都大学大学院医学研究科 医疗画像情报システム学教授

森下恵美子
圣路加国际病院 放射线科医幹

印牧義英
圣マリアンナ医科大学附属研究所ブレスト＆イメージング先端医疗センター附属クリニック 放射线科讲师

角田博子
圣路加国际病院 放射线科乳房画像诊断室室长

高瀬正行
圣路加国际病院 放射线科技师

森岛　勇
筑波メディカルセンター病院 乳腺科诊疗科长

山口　倫
久留米大学医学部附属医疗センター 病理诊断科・临床検査室准教授

梅本　剛
つくば国际ブレストクリニック 副院长

森田　道
久留米大学医学部附属医疗センター 病理诊断科・临床検査室

石山公一
秋田大学医学部附属病院 放射线科讲师

田中眞紀
JCHO久留米総合病院 病院长，外科・乳腺外科

髙田ゆかり
圣路加国际病院 圣路加メディローカス 放射线科副医长

鯨岡結賀
筑波記念病院 放射线科部长

白岩美咲
香川县立中央病院 乳腺センター部长

坂　佳奈子
東京都予防医学協会 がん検診・診断部部長

川島博子
金沢大学医薬保健研究域保健学系 放射線技術科学専攻教授

渡辺隆紀
仙台医療センター 乳腺外科医長

岡本聡子
聖マリアンナ医科大学附属研究所ブレスト&イメージング先端
医療センター附属クリニック 放射線科

石原節子
岡山済生会総合病院 診療部長（放射線科）

西山智哉
聖路加国際病院 放射線科

宮城由美
がん研有明病院 乳腺センター 乳腺外科副部長

高橋かおる
静岡県立静岡がんセンター 乳腺外科乳腺センター長

久保田一徳
東京医科歯科大学医学部附属病院 放射線診断科・医療情報部部長

岡澤かおり
柏市立柏病院 放射線科

會田真理
順天堂大学医学部附属静岡病院 放射線科

道正理恵
順天堂大学医学部附属練馬病院 放射線科

藤岡友之
東京医科歯科大学医学部附属病院 放射線診断科

稲垣麻美
三井記念病院 乳腺内分泌外科

森田孝子
名古屋医療センター 乳腺科

結縁幸子
神鋼記念病院 乳腺科医長

門澤秀一
神鋼記念病院 放射線診断科部長

山神真佐子
神鋼記念病院 乳腺センター乳腺エコー室室長

橋本　隆
橋本クリニック 院長

尾羽根範員
住友病院 診療技術部超音波技術科

梁太一
聖路加国際病院 形成外科

松本綾希子
がん研究会有明病院 形成外科

五味直哉
がん研究会有明病院 画像診断部医長

中島一毅
川崎医科大学 総合外科学准教授
川崎医科大学総合医療センター 外科副部長

関根　憲
関根ウィメンズクリニック 院長

松迫正樹
聖路加国際病院 放射線科胸部画像診断室室長

本田　聡
東京都保健医療公社 豊島病院 放射線科医長

島田友幸
JA秋田厚生連平鹿総合病院 乳腺外科診療部長

山内英子
聖路加国際病院 乳腺外科部長

目　录

第6章　各种疾病的影像诊断

白石昭彦

第 1 章 诊断设备的图像成像原理

乳腺X线

了解原理对于阅片的帮助

前言

- 乳腺 X 线机与一般诊断应用 X 线设备相比，采用了相对特殊的构造（**图1**）。在阅片时，需要描绘出正常组织和肿瘤的微小密度差。因此，用低剂量 X 线来投照的话，所得到的吸收差用高对比度来显示。对于肿瘤的边缘及细微的斑块形态也要充分显示，所以需要高分辨度系统。

乳腺 X 线检查系统

X 线管球（图2）

- X 线管球被保存在真空状态下的玻璃容器内，让放射出电子的灯丝和电子相互撞击，由产生 X 线的阳极构造而成。一般的拍摄体位，所使用的 X 线管在阳极使用钨，但是钼靶（MG）因为使用了能表现出微弱吸收差的低剂量领域，所以使用了很多的钼（Mo）。最近的数字乳腺机（DM）系统也逐渐不再依赖于 Mo 的特性。

管电压（kV）[1]，管电流（mA），管电流量（mAs）[2]

[1] 管电压（kV）
X 线管的阳极和阴极之间施加的电压。电压越高，X 线的透射率就越高。

- 管电压和管电流产生的图像会有降杂音和对比度的变化。如果将管电压调高，X 线穿透力将增强，图像噪点也会减少，但是组织间的对比度会降低。如果增加管电流，那么到达检查器的 X 线会增加，噪点会减少，剂量会直线上升。

[2] 管电流量（mAs）
管电流（mA）× 时间（s），表示 X 线量。

管电压（kV）和对比度

- X 线照片和对比度方面，如果 X 线的吸收差越大，那么所得到的对比度也越高。管电压增强的话，X 线的穿透力也越强。因此，高电压拍摄体位的确能增强穿透力，密度差会减少，对比度也随之降低。

图 1　乳腺 X 线摄影装置的构成

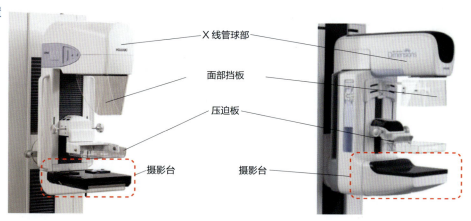

- X 线管球部
- 面部挡板
- 压迫板
- 摄影台
- 摄影台

图 2　X 线管球部

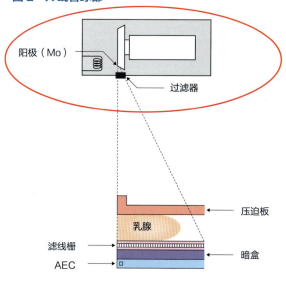

- 阳极（Mo）
- 过滤器
- 压迫板
- 乳腺
- 滤线栅
- 暗盒
- AEC

图 3　不同管电压下的片子图像

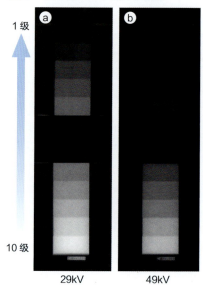

1 级

10 级

29kV　49kV

a：MG 摄影所使用管电压（29kV）的低电压摄影，可以识别第 1～10 级的所有图像，而且还描绘出了背景中的亚克力板的结构，得到了高对比度的图像。
b：在高电压（49kV）下拍摄的第 1～4 级无法识别。

- 以胸部拍摄体位为例，在用低电压拍摄体位的情况下，因为能量较低，虽然透射了肺组织，但无法透射骨头。这个吸收量的差会在片子上形成对比度；如果用低电压拍摄，就可以获取高对比度的图像照片。用高电压拍摄体位的话，由于能量比较大，肺和骨头所吸收的 X 线量的差将会变少，照片的对比度也将随之降低。
- 胸部拍摄体位时，即使是高电压拍摄，利用空气的高 X 线的穿透性，肺病变是可以观察到的。另一方面，由于低电压摄影，重合在骨头上的结节影等会比较模糊。
- 胸部摄影大多用的是 120kV 的管电压，**适合 MG 的 X 线的管电压为 15～35kV，与其他部位相比略低。**
- **图3** 为改变管电压所拍摄的阶段图像。

管电压和最适合的 X 线量

● 管电压（kV）降低，图像噪声会增加，但是对比度会提升。

● MG 设备，因为可以用高对比度描绘出与正常组织相比 X 线吸收差较小的病变组织，所以推荐用 15～35kV 的低电压摄片方式。

阳极，滤线栅

· 通常诊断用的 X 线是由 30～150keV 级电子和钨相互碰撞而产生的。

· 另一方面，MG 为了获取高对比度，要使用低剂量的 X 线。因此，在低剂量领域，拥有特性 X 线的钼靶作为阳极被广泛运用（近些年，在数字系统上以降低射线量为目的，搭载钼靶装置的也逐渐增多）。

· 一般情况下，X 线检查会添加滤线栅，去除增加 X 线量造成的低剂量 X 线成分，钨、铝材质作为滤线栅被广泛使用。MG 采用的滤线栅是钼和铑材质的，这样就可以去除无法透射过乳腺的 X 线部分，也能够降低剂量。

· 另外，滤线栅可大幅提升对比度。可根据铑滤线栅的吸收作用进行选择性去除。

· 铑滤线栅对于乳腺密度很高或者压迫厚度很大的乳腺进行拍摄体位时，可持续保持高画质，并将剂量降低。

· 但是，高剂量成分会导致图像的对比度降低，通过与使用钨滤线栅的比较，更容易地感觉到对比度不太强。**表1** 列举出了代表性的钼靶与过滤器的组合。

表 1　组合方式

Mo/Mo
Mo/Rh
Rh/Rh
W/Rh
W/Ag
· 根据设备的不同，有 2、3 种不同的组合
· 以 Mo 为中心，最近几年 FPD（平板检测器）倾向于使用 W 阳极

- 自动曝光（AEC）系统通常兼顾到乳腺的结构，为了获取最优质的图像，可自动调整阳极、过滤器。不管乳腺的大小，传感器的每一个像素都能够在X线照射的最初、最短时间内，识别整个乳腺的拍摄条件。

- 实际上，各厂商都会根据自己的处理算法来降低或控制X线量，但是利用FPD方式的系统，可将检出器作为射线量的感应器，不像模拟设备、CR系统那样，拍摄者不需要调整AEC的位置。

拍摄条件的显示

- 拍摄条件对画质的好坏有很大影响，对于阅片及对比也有非常有效的参考价值，显示阳极、过滤器、管电压、管电流量、压迫压力、乳腺的射线量。

- **图4**所示的是一个真实的病例。粗略一看观察结果很明显，但是左、右乳房因为非对称，在左上方的很大范围内，乳腺组织结构很紊乱，无法确认是否是肿块性病变。

- 检查发现拍摄条件：右为27kV、88mAs、AGD 1.78mGy，左为27kV、142mAs、AGD 2.52mGy。左、右乳房拍摄条件相差较大，左边的X线量和平均乳腺射线量[*3]将比右边明显高出很多。

图4　MLO摄影

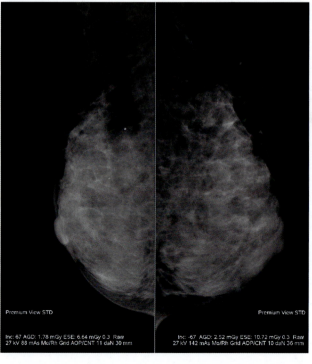

右：27kV，88mAs，AGD 1.78 mGy。
左：27kV，142mAs，AGD 2.52 mGy。

- 如前所述，根据 AEC 会有所控制，吸收过多 X 线物质的话，将会选择采用高射线量。也就是说，针对高密度乳腺采用高射线量，细胞密度很高的病变扩散时也是采用相同手段。
- 本病例中，以左侧乳腺外上（C 区域）为中心，在很大范围内乳腺管内扩散有癌细胞（伴随微小浸润的非浸润性导管癌）。当然，即使是正常乳腺，因为乳腺结构的左、右差很大或定位也产生一定影响，无法进行准确判断。但在阅片时，拍摄条件将成为非常有用的信息。**特别是 DM 系统的显示屏诊断，一定要正确显示出拍摄条件。**

要点

拍摄条件的重要性

- 拍摄条件除了可以确认射线量外，对阅片也提供了非常有效的信息。
- 阅片时，察觉到左、右乳房不对称时，试着检查一下拍摄条件（定位、射线量和乳腺厚度等）。

数字乳腺 X 线检查

- 与其他影像设备相比，MG 以前发展比较慢。随着设备及显示功能的提升，相应问题也得到了很好解决。如今所有的设备上都装载了 DM 系统，带来了很多优势（**表2**）。
- 如今的 MG 上的数字检测器主要分为数字 X 线（CR）、FPD、扫描插槽 3 种方式，FPD 又进一步分为直接变换方式和间接变换方式（**图5**）。
- CR 是日本开发的，已经在日本得到普及。但是，最近即使在日本本国，与 CR 系统相比较之后也会发现存在着即时性、图像保存和检索便捷的各种优势。而且在物理性上，搭载了最新 DR 系统的乳腺机的普及也在不断推进。

术语解释

＊4 动态范围
由于可以获得适当浓度、灰度的图像的线量波段（可识别的最亮部分和最暗部分的范围），数字系统与模拟系统相比可获得更宽泛的动态范围。

表2 数字乳腺 X 线检查摄影系统的优点

摄影技术运用的优点	诊断优势
通过高通量图像实时显示网络监控诊断，来降低暴露剂量	容易与过去的图像和其他模态进行比较 更宽泛的动态范围＊4 窗口级别（亮度） 调整窗口宽度（对比度） 任意的图像处理 可处理高密度乳腺 计算机辅助诊断（CAD）的导入

图5　数字乳腺 X 线检查摄影设备的分类

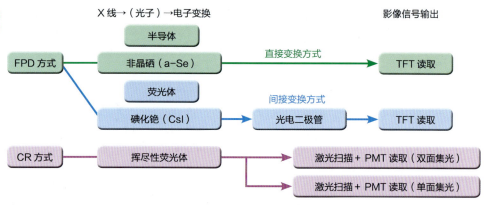

FPD 方式
- 半导体
  - 非晶硒（a-Se）— 直接变换方式 → TFT 读取
- 荧光体
  - 碘化铯（CsI）— 间接变换方式 → 光电二极管 → TFT 读取

X 线→（光子）→电子变换　　　　　　　影像信号输出

CR 方式 — 挥尽性荧光体
- 激光扫描 + PMT 读取（双面集光）
- 激光扫描 + PMT 读取（单面集光）

CR方式

· 比起 FPD 方式，使用代替胶片的 IP 板具有成本更低的优势。该产品的好用与否取决于可再利用的胶片质量（能否去除 X 线信息、能否反复利用），但没有 FPD 系统那样的高处理能力。

· 另外，图像的读取采用了激光，但由于激光的散播性及残余光无效，与 FPD 系统相比，图像锐利度降低。

图6　读取图像方式

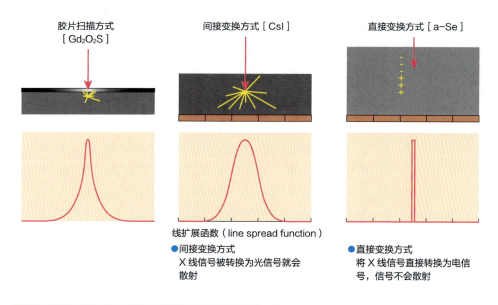

胶片扫描方式［Gd_2O_2S］　　间接变换方式［CsI］　　直接变换方式［a-Se］

线扩展函数（line spread function）
- ●间接变换方式
  X 线信号被转换为光信号就会散射
- ●直接变换方式
  将 X 线信号直接转换为电信号，信号不会散射

FPD方式

· 利用存储在 X 线所照射的 FPD 检出器中的电荷信号将图像成像，作为将 X 线量拍摄转换为电荷的方法，分为直接变换方式和间接变换方式两种（**图6**）。

· 直接变换方式为在检出器中使用 a-Se，X 线信号将直接转换为电信号。

表 3　各公司 FPD 乳腺摄影的基础规格

	东芝 Peruru	日立 Selenia Dimensions	富士 AMULET Innovality	Siemens 社 MAMMOMAT Inspiration	GE 社 Senographe Essential
FPD 变换方式	直接变换	直接变换	直接变换	直接变换	间接变换
像素[*5] 大小	$85\mu m$	$70\mu m$	$50\mu m$	$85\mu m$	$100\mu m$
X 线管球材料	钼	钨	钼和钨	钼和钨	钼和铑
附加过滤器	钼 / 铑	铑 / 银 / 铝	铑 / 铝	钼 / 铑	钼 / 铑
摄影管电压	22 ~ 39kV	20 ~ 49kV	22 ~ 49kV	23 ~ 35kV	22 ~ 49kV
浓度选择	14bit	14bit	14bit	14bit	14bit
每图图像容量	11MB	16MB/26MB	34MB/60MB	11MB/20MB	9MB/14MB

术语解释

＊5 像素
显示设备屏幕上显示颜色信息的最小单位为像素。

＊6 像素间距
像素间距是指从一个像素中心到下一个像素中心的距离，与一个像素面一侧的长度相同。

- 间接变换方式是用 CsI 等闪烁探测器将 X 线信号转换为光信号后，再转换为电信号。
- 间接变换方式的像素间距[*6] 为 $100\mu m$，直接变换方式的像素间距为 $50 ~ 85\mu m$。
- 因为 X 线直接变换为直接电荷，采用直接变换方式能够获得高分解能，但变换效率变差，需要更多的射线量。
- 采用间接变换方式，将 X 线转变为光，因此能够获得更多的电荷量，X 线检出敏感度很优异，导致了光扩散能力分解降低。
- **表3** 是各厂商 FPD 装置的基本配置。

乳腺 X 线检查的影像诊断

- MG 需要对细微的钙化及结构进行检出和评估。因此，与 CT、MRI 等其他设备相比，为了提高图像对比度，需要足够小的像素相互协调。

空间分辨率

- MG 具有非常高的空间分辨率，能显示 $200\mu m$ 的细小钙化。现有的 DM 系统，空间分辨率低是主要问题。空间分辨率低导致图像对比度低，诊断钙化的形状、肿块的边缘和结构紊乱等非常困难。
- 现在，主要普及的 DM 图像像素大小为 $50 ~ 100\mu m$，**无论使用哪个系统，模拟设备（银粒子：$3~5\mu m$）的空间分辨率都有可能达不到最佳效果。**

术语解释

* 3 Combo Mode
摄影
提供一种用于在相同
压力下连续拍摄乳腺
断层来合成与常规二
维乳腺 X 线摄影相同
的方法。

· 医院所使用的乳腺 X 线断层摄影没有什么特别的顺序，大约只要 10s 就可完成 Combo Mode 摄影 * ³，对于检查者和执行者来说不存在任何问题。

图 1 MG 假阳性乳腺断层扫描辨别真阴性假结构紊乱

a ~ c：在通常的 MG (a) 中怀疑是结构紊乱 (a 的 →)。但是在断层合成 (b, c) 中，很清楚地显示出是正常乳腺的重叠 (b, c 的 →)。

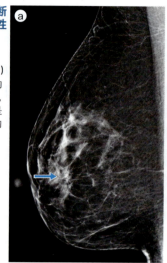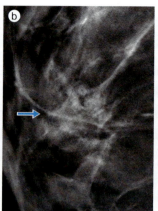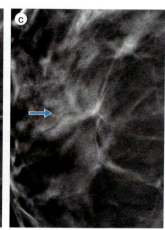

图 2 MG 假阴性乳腺断层辨别真阳性真结构紊乱

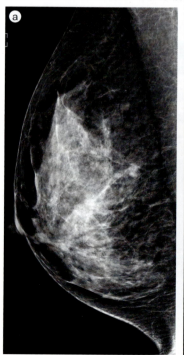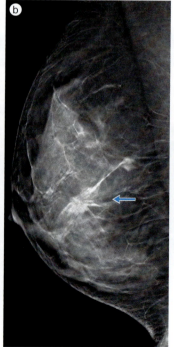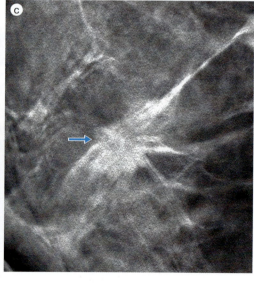

a ~ c：在高密度乳房中，通常的 MLO 造影 (**a**) 中，很难指出异常所见。但在断层合成 MLO 造影（**b, c**）中，可以清楚地看到存在螺旋状的肿瘤（**b, c** 的→）。病理组织为硬癌。

乳腺 X 线断层摄影的阅片方法

· 进行乳腺 X 线断层摄影阅片时，作为乳腺 X 线片阅片顺序基础的左右差、既往图像的比较是很有必要的，平面乳腺 X 线片则是必需的。

· 另外，在进行钙化病变阅片时，平面乳腺 X 线片阅片不需要花很多时间。所以，**将平面乳腺 X 线片和乳腺 X 线断层摄影进行交互阅片显得尤为重要。**

· 但是，细微的乳腺结构紊乱[4]等仅用层析 X 线照相组合图像也可发现异常部位，所以一定要重视 X 线断层摄影组合图像。

术语解释

[4] 结构紊乱
肿瘤不明显，但正常乳腺结构扭曲。

乳腺 X 线断层摄影的拍摄方法

· 在医院乳腺 X 线断层摄影检查中将 Combo Mode 摄影作为日常性工作，最主要的原因是仅靠乳腺 X 线断层摄影就可以发现很多异常现象。

· 一般平面乳腺 X 线片拍摄时，只在发现可疑病变时才追加使用乳腺 X 线断层摄影，仅用乳腺 X 线断层摄影无法发现所指出的可疑部位。因此，如果没有 Combo Mode 摄影，乳腺 X 线断层摄影的优势根本无法发挥。所以，**Combo Mode 摄影是乳腺 X 线断层摄影的基本。**

乳腺 X 线断层摄影的优势

· 并用乳腺 X 线断层摄影的检诊在统计学上有着很大意义，乳腺癌（特别指浸润癌）的发现率不断提升，harm[5]假阳性也将进一步减少。

· 层析 X 线照相组合图像因为减少了重合肿瘤和乳腺，所以肿块、FAD[6]显示得更为清晰。**层析 X 线照相组合图像特别在显示乳腺结构紊乱的肿块方面有着很卓越的优势，很多时候仅仅依靠乳腺 X 线断层摄影图像，就能看出乳腺结构紊乱状态下的肿块形态**（图2）。

· 相反的，伪病变结构混乱状态下会排除乳腺的腺状结构和血管的重合，不会有任何异常的观察结果产生（图1）。

· 对于钙化病变，乳腺 X 线断层摄影并没有明显优势。低放射量的再构成的断层 X 线照相组合图像比平面乳腺 X 线片产生更多的噪点，小结节[7]图像粗糙。所以，显示稍暗淡的钙化困难。但是，断层 X 线照相组合图像对于夹杂着钙化的内部乳腺结构扭曲、肿块、钙化等观察的诊断还是有益的。

· 如果是非钙化病变，施行断层 X 线照相组合的话，局部压迫摄影[8]的追加基本上是不需要的。但对于钙化病变的局部压迫摄影是有必要的。

术语解释

[5] harm
接受检查的人所遭受的不良遭遇。乳腺癌检查的缺点有假阳性、假阴性、过度诊断、放射线照射等。

[6] FAD
局部不对称阴影，没有作为肿瘤的边界或浓度的阴影。

[7] 小结节
通过视觉感受到的图像的粗糙度，小结节不明显的乳腺 X 线图会使识别暗淡钙化存在的能力降低。

[8] 局部压迫摄影
使用小的压迫板，只对目标部位进行压迫拍摄的方法，对比度得到改善，对描绘出细微病变部位有效。

乳腺 X 线断层摄影的不足

· 同时并用乳腺 X 线断层组合摄影和平面乳腺 X 线片的"二重剂量"是层析 X 线照相组合的最大问题。但是，**现在据层析 X 线照相组合图像不断在推进合成平面乳腺 X 线片的技术，使"二重剂量"问题得以逐渐解决**。层析 X 线照相组合的阅片所需花费的时间通常至少是平面数字乳腺 X 线片的 2 倍。层析 X 线照相组合的图像数据是一个非常庞大的数据量，为了保存所有的数据导致服务器存储超负荷，所以其保存方式问题也将受到重视。

使用乳腺 X 线断层摄影进行乳腺诊断

· 在欧美，实际上根据乳腺 X 线断层摄影而进行的乳腺 X 线检诊已经逐渐开展，合成平面数字乳腺 X 线片技术也将解决"二重剂量"的问题，乳腺 X 线断层摄影检诊的导入也在持续进行。但是，降低希望率效果还未被证明，USPSTF 的推荐上列为程度 Gradey I。

乳腺 X 线断层摄影的特征

● 乳腺 X 线断层摄影将 X 线球管移动至圆弧状，通过多次低射线量摄影对获取到的容量数据进行再构成，呈现出乳腺断层图像。

● 乳腺 X 线断层摄影图像可降低甚至去除由于普通平面乳腺 X 线片重合的乳腺组织，也可减少 MG 的假阳性和假阴性的发生率。

乳腺X线
剂量

术语解释

*1 DRL

用于避免对临床目的没有贡献的剂量参考值。注意，这不是剂量限制。

乳腺 X 线摄影的剂量大小

- 国际放射线防护委员会（ICRP）虽然没有设定患者在进行医疗设备检查时的放射量，但是放射线诊疗行为的正当化和防护适当化也尤为重要。
- 为了推进此事，在各个区域、国家及诊疗机构都应该设定**诊断参考级别（DRL）**[*1]。
- 在日本，医疗剂量研究信息网（J–RIME）[*2] 在 2015 年 6 月首次发表了主要检查设备的 DRL，MG 的 DRL 基于日本乳腺癌检诊管理中央机构的数据，平均乳腺射线量为 **2.4mGy（表1）**。
- DRL 因为没有射线量限度，所以临床上有需要的话，就算超过一定射线量也是可以的。但是，各医疗机构必须对乳腺射线量纳入考虑范畴。关于图像评价（2013 年至 2014 年 10 月）的射线量，AGD 有每年增加的趋势，平均值为 1.95mGy。在技术更新演说会上提出的临床图像的 AGD 数值达到了平均 2.29mGy。
- 据现状，推测使用射线量超出 2.4mGy DRL 的医疗机构有很多。
- 不断普及的乳腺 X 线断层摄影在 EUREF 上提出使用数字乳腺 X 线检查的 DRL 标准。

术语解释

*2 J-RIME

成立于 2010 年，与相关学会、团体合作，公布了 CT 检查、一般摄影、MG、口腔内 X 线摄影、IVR、核医学检查的 DRL。

表1　MG 辐射剂量（AGD）标准

	日本的 DRL（J-RIME）	2.4mGy
到目前为止在日本使用的标准	国际原子能机构（IAEA）	3mGy 以下
	美国放射线专业医学会（ACR）	3mGy 以下
	日本诊疗放射线医师会	2mGy

乳腺 X 线摄影剂量对身体的影响

- 放射线进入人体后产生的生物学影响分为"确定性影响"和"概率性影响"两种（表2）。

- 对于确定性影响方面，ICRP 一次性的急性剂量还是几年时间内反复剂量，如果低于 100mGy，对人体组织或者在临床意义上都不会造成伤害。

- MG 的辐射剂量是 1 个乳腺在 2 个方向的摄影，最大是 6mGy。如果是一般的检查频率和放射线量，则没有必要担心"确定性影响"。

- 另外，生殖腺如果不包含在照射范围内，因为散射线也很少，关于遗传性影响的担心也没有必要。

- 但是关于癌症发病率的风险，可能会产生诸多问题。乳腺对放射线的识别是很敏感的（ICRP 分类中，组织加重系数是 0.12，属于最高脏器类型），即使是诊断级别的剂量，如果反复照射也会增加乳腺癌的发病率。

- 乳腺癌发病率的风险计算是 1 个方向上的拍摄会产生 3mGy 的剂量，放射线加重系数（X 线是 1）和组织加重系数 *3 0.12 相乘，所得到的实际射线量 0.36mSv 与生存风险系数 2.5%/Sv（41～60 岁的患者）相乘，因剂量而产生的生存风险系数（死亡率）是 0.0009%。

- 但数百毫希以下的射线量而产生的发癌率从免疫学研究角度考虑，是一种不精确的推断。实际上，**低射线量的剂量到底对发癌率会产生多大的影响目前是没有明确数据来证明的**。

- 不管怎样，MG 的致癌风险极其低。

表 2　放射线的生物学影响

确定性影响	存在着剂量放射量阈值的"组织反应"。放射量超过了阈值，无法对组织性损伤进行自我修复的话，是可以发现临床症状的
概率性影响	不存在明显阈值的"致癌"程度或是遗传性的影响。与被曝量进行对比，发生癌症、白血病或遗传性影响的概率将会直线上升

 要点

乳腺 X 线检查的剂量对身体的影响

- ●确定性影响　→　不产生问题。

- ●遗传性影响　→　不产生问题。

- ●致癌风险　→　可能性并不是没有，但概率极小。

超声

数字装置的基础和软件

数字超声装置

- 1990 年末，发明了数字化的超声检查设备，能够处理在此之前的诊断设备无法处理的各种病灶，画质也得到了明显改善。
- **如果是全数字设备**，由振动子接收的超声信号将直接转换为数字化，噪点减少了，得到了更高画质的信号（**图1**）。
- 减少各振动子的信号延迟可控制高精度的时间和权重，更容易形成高精度的电子束。另外，因为可自由设定延迟量和重量，各深度接收的焦点会连续性地通过 1 次接收信号进行设定。
- 接收焦点的高精准化能够提升空间的分辨率，根据并列接收信号也可提升帧速率＊1，这是超声设备数字化后的最大优点。
- 另外，数据的处理高速化对于彩色多普勒、弹性成像片背景下的 B 超图像能够同时显示高倍次振荡和空间混合物处理，整体画质也得到提升。
- 本章节讲述基本的超声装置的内部结构和数字化后的图像处理技术。

图1　数字信号合成

数字装置用振动子接收超声波后，马上用 A/D 转换器转换成数字信号，进行延迟和加法运算。模拟装置在接收延迟电路、加法电路进行处理后进行数字化。

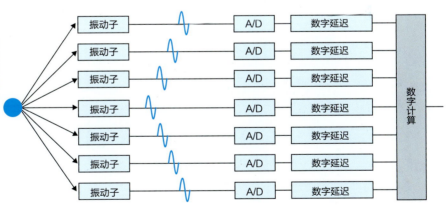

图2　一维阵列探头的结构

图像厚度方向的分辨率仅仅依靠超声透镜。

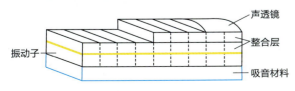

图3　二维阵列探头的结构

在切片厚度方向也排列有多个振动子，进行电子聚焦。

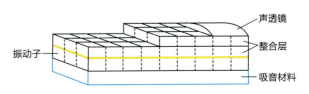

探头

- 超声波探头主要由压振动子、吸音材料、整合层和声透镜构成（**图2**）。
- **振动子**根据压电效果可施加电信号让其进行机械性振动，发出超声波。另外，会从反射返回的超声信号中获取电信号，拥有将其转换为机械能的效果。
- 整合层装载在振动子的前面，振动子与人体内的影响电阻抗整合，甚至在探头表面装载影响电阻抗，能够进行薄层方向的超声电子束的聚焦。
- 后背材质安装在振动子背面，可去除放射到振动子背面方向的超声波信号，起到更高效的传输信号的效果。
- 近些年，各种各样的高性能化技术逐渐被使用，设备与人体之间通过高感触度向更广区域进行信号能量的接收和输出。
- 另外，将振动子配置到平面格子状的**平面阵列探头**也被实用化（**图3**）。一般的一维阵列探头可控制形成的方向和直交方向的电子束，所以三维的细小电子束也能够形成。

备忘录
·声透镜是以音速介于振动器和生物体之间的硅胶（音速 1000m/s）制作的。

分辨率

- 分辨率是指分离接近的对象（空间、时间和亮度）的能力，分成空间分辨率、时间分辨率和对比度分辨率。

■空间分辨率（图4）

- **距离分辨率**：将排列在超声波进行方向分离成2点而进行识别的性能，脉冲幅度越小，距离分辨率越强。
- **方位分辨率**：将超声波的进行方向识别出相对垂直的2点，周波数越高，聚焦越准确，方位分辨率也得以提升。
- **薄层厚度分辨率**：能够识别振动子厚度方向并列的2点，声透镜会集中超声波电子束（**图3**）。

■时间分辨率

- 时间分辨率根据帧滞后情况而被评判。1帧的扫描时间越短，时间分辨率越强。

■对比度分辨率

- 在图像上识别 B 超强度差的能力，能够识别出 2 种相近组织间的亮度差。如果噪点多、整体信号强度低，对比度分辨率也将降低。

图4 空间分辨率

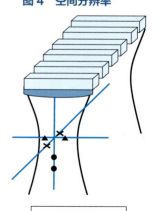

● 距离分辨率
× 方位分辨率
▲ 薄层厚度分辨率

图像处理技术

高倍次振荡成像

· 超声波的基本周波数相对的整数倍周波数统称为高调波。

· 拥有基本波数2倍的周波数信号称为2次高调波，3倍周波数信号则称为3次高调波。

· 超声波电子束传播到身体组织中，会对波形产生影响从而产生高调波。使用产生的**2次高调波**成像的话，就是高倍次振荡图像。特征是超声波的电子束幅度变小，空间分辨率提升，噪点减少，对比度提升（**图5**）。

图 5 囊肿内癌

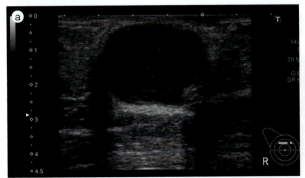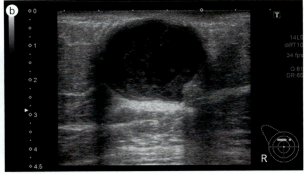

a：正常 B 超图像。

可见外侧阴影和后方回声增强。

b：高倍次振荡成像。

空间分辨率变好，清晰地描绘出肿瘤的内部结构。也可发现外侧阴影和后方回声增强。另外，皮下脂肪织的回声亮度比 B 超像高。

混合物扫描

■空间混合物（图6）

· 向复数方向发送和接收超声波，将其合成并重叠，从而成像。能降低噪点，将肿块边缘的显示更加突出。需要注意的是，不容易产生声影、后方增强、外侧阴影，所以要注意这些诊断（**图7**）。

■周波数混合物

· 将高周波和低周波的各自周波数所获得的图像进行合成，会有方位分辨率的提升，以及画质统一性提升的效果。

图1 适当的 B 超图像的条件调节：正常乳腺

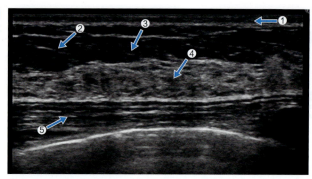

①皮肤看起来像分层的结构。
②可读取 Cooper 韧带的结构。
③可读取皮下脂肪层内部的结构。
④可读取皮下脂肪和乳腺对比度明显的乳腺内部结构。
⑤可清晰地描绘出胸大肌等。
在调整图像的同时要注意以上几点。

基于组织特性的 B 超图像构成

后方增强

- 生物体内存在着无数影响声阻抗[＊1]的不同边界。对不同且较大的边界面进行照射，会引起反射现象。但大部分情况下比超声波要小，向所有方向进行散乱发射。在这些散乱的超声波中，与超声波照射方向相逆的方向，即向探头方向散乱发射的成分称为后方回声增强，即后方增强。后方增强或反射较大的话，所显示的超声亮度会增强。

■内部回声

- 超声波被发送后，撞击到反射体，引起反射和后方回声增强。这些后方增强一旦增多，内部的回声就会成为**高回声**，反之则成为**低回声**。另外，在血液和水中，是不会发生反射和散乱现象的，我们称之为"**无回声**"。

- 与肿块内部相似的细胞大密度存在时，反射散乱现象会降低形成低回声。肿块内部性质不同的细胞或组织混杂在一起时，通过边界面的超声波反射强烈，成为高回声。另外，在含有较多腺纤维成分的情况下，超声波的吸收会衰减，回声亮度会降低（**图2～图4**）。

■边界部高回声图像 （halo）

- 当癌细胞向周围的脂肪组织浸润时，在肿瘤周围会混杂脂肪组织和癌细胞。并产生强烈的后方增强现象，成为边界部高回声图像（**图4**）。

■后方回声

- 在超声波进入生物体内的过程中，通过液体、细胞成分较多的区域时，较周围的组织衰减会减少，含有很多液体及细胞成分的区域**后方回声会增强**。含有腺纤维成分较多的组织比起周围的组织，衰减度会增大，含有腺纤维较多的区域，**后方回声会减弱**。

- 如果是粗大的斑块等，影响电阻抗差会变大，在钙化的表面超声波会强烈反射散乱。比起周围的组织，衰减度会变大，后方回声衰弱（**图2～图4**）。

■外侧阴影

- 遇到边缘光滑呈圆形或球形的组织侧面，超声波会屈折[＊2]，因此无法将超声波传达到后方，成了"无回声"。这个无回声的区域称为外侧阴影，容易在平滑且伴随着被膜的肿瘤侧面产生，在形状不整的肿瘤上难以产生（**图5**）。

要点

超声波组织的特性

● 考虑到这些超声波组织的特性，虽然可推断病变的组织结构，但若要判断是哪种病变，还需要加以斟酌！

图 2　实性腺管癌

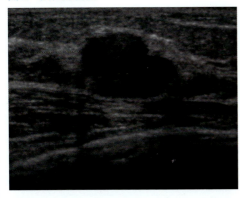

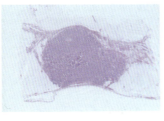

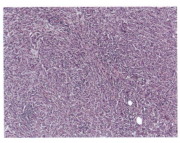

因为丰富细胞质的肿瘤细胞密集存在，所以反射和散射较少，内部回声变低。另外，与周围组织相比，超声波的衰减较少，因此后方回声增强。

图 3　黏液癌（纯型）

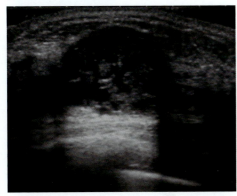

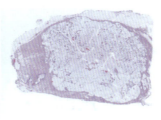

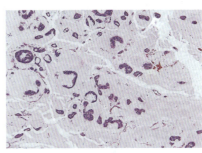

由于癌细胞漂浮在黏液中，超声波在黏液及其周围的间质和癌细胞之间的边界处强烈反射、散射，内部回声变高。另外，由于黏液的成分较多，超声波的衰减比周围的组织少，后方回声增强。

图 4　硬癌

边界部分呈现高回声图像的区域

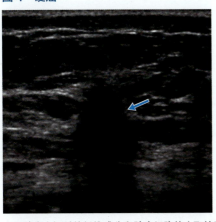

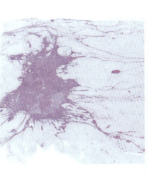

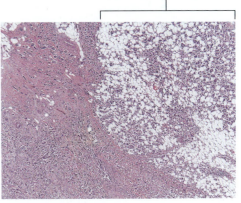

由于肿瘤内间质的纤维成分和肿瘤细胞的小聚块紧密混合，因此与周围相比，反射、散射较少，回声较低。另外，由于超声波的衰减比周围的组织多，所以后方回声衰减。肿瘤的边界部呈现高回声像，由于癌细胞浸润到周围的脂肪组织，超声波在脂肪和癌细胞之间强烈反射、散射，因此形成高回声像（→）。

图5　纤维腺瘤

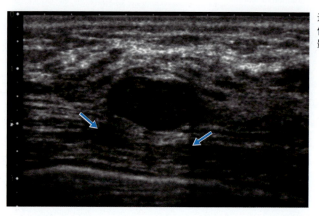

边界清晰平滑的情况很多。在肿瘤的侧面发生超声波的折射，形成外侧阴影（→）。

伪影及其对图像的影响

· 超声设备在显示屏所呈现的图像，是将向生物体内发送的超声波和根据生物体组织产生的物理性现象进行了图像化。将本不该有的物理性现象用图像的方式进行了显示，这样的图像称为伪影。

备忘录
· 为了减少多重反射，超声波束可以倾斜地打入到回波源。

多重反射

· 靠生物体内的强烈反射体进行发射的超声波信号由探头表面再次反射，不断重复此动作就会发生多重反射现象（**图6**）。另外，在生物体内有微小囊肿或结石的情况下，靠其上、下面引起多重反射，在组织后方会出现高回声的拉尾回声。

备忘录
· 电增益越高，动态范围越宽，旁瓣越容易出现。

旁瓣

· 超声波电子束存在着从探头笔直放射的主瓣和向其周围放射的旁瓣。在旁瓣内存在着强烈反射体的情况下，所反射像会和主瓣像重合，形成伪影（**图7**）。

声影·后方增强

· 与周围组织相比，强烈反射体的后方回声会衰弱，形成声影。相反地，超声波的衰减与周围的组织相比会减弱，声音会在容易穿透的组织后方增强，形成后方增强（**图8、图9**）。

不同声速对图像深部的干扰

· 超声波诊断设备在生物体内的声速是不同的，所以在声速差异较大的物体深部会产生干扰（**图10**）。

图 6　多重反射

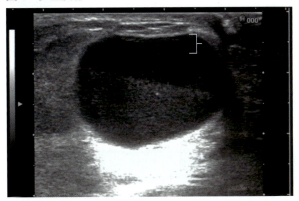

在囊性肿瘤表面可见探头和皮肤面的多重回声。

图 7　旁瓣

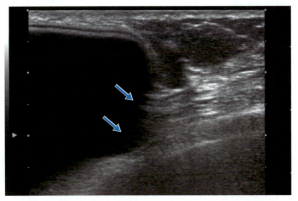

在无回声区域（植入物）的侧面，外来物作为旁瓣的虚像被描绘出来。

图 8　声影 1

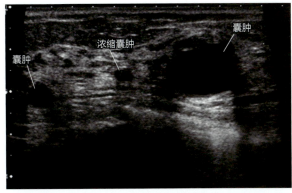

由于囊肿内是液体，超声波比周围的组织衰减少，容易通过，因此后回声增强。在浓缩囊肿中有内部回声，根据内容物的不同，超声波比周围的组织衰减更强，后方回声减弱。

图 9　声影 2

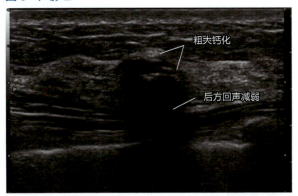

在陈旧性纤维腺瘤的粗大钙化中，在声阻抗不相同的钙化表面，超声波强烈反射、散射，后方回声减弱。

图 10　图像深度失真

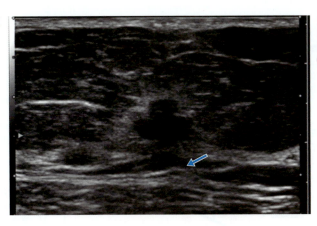

由于硬癌多为纤维结缔组织，其声速比周围组织的快，因此后面的组织像被拉到前方一样，被扭曲地描绘出来（→）。

阅读病例的血流信息

· 乳腺肿瘤的 B 超图像、彩色多普勒成像（**图2**）。
· 狭义的彩色多普勒法是指彩色模式，力量模式也称为能量多普勒法。

图 2　乳腺肿瘤图像

60 多岁，女性。乳腺导管癌。

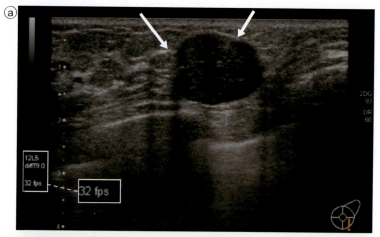

a：B 超图像是从圆形到多角形的低回声肿瘤像。

边界大致清晰粗糙，后方回声增强。纵横比很大。
虽然可看到肿瘤压迫乳腺前方的症状，但是肿瘤
和乳腺前方的分界线很明显，很难说是断裂。怀
疑是乳腺导管癌。

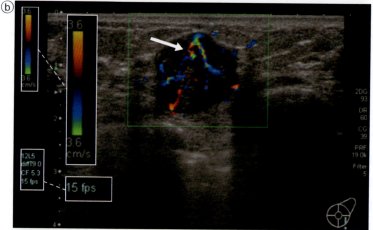

b：彩色模式图像（狭义的彩色多普勒法）。

帧速率从 32f/s（B 超）降低到 15f/s（彩色模式）。
观察到从肿瘤周边向中心流入的丰富血流。在肿
瘤内可见红色和蓝色混合的马赛克状的血流信号。
这是因为流速范围为 3.6cm/s，由于检测出比这
更快的血流而发生了折返现象。此时，如果将流
速范围提高到 5cm/s，折返现象可能消失。

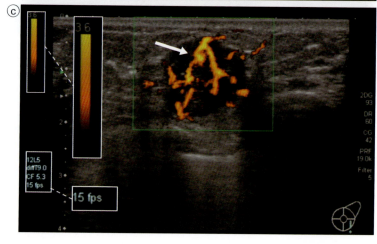

c：能量模式图像（能量多普勒法）。

肿瘤内外的血流清晰，但没有血流的方向性，而
且不会发生折返现象。

如果再加上之前的血流信息，通过观察流入肿瘤
内的肿瘤血流，判断很有可能是乳腺癌。

超声
弹性成像

由组织硬度而出现的弹性成像

- 所谓的硬度，是指施加力量后变形的程度。
- 从古至今一直运用的触诊是用手施加压迫，与周围相比变形较少的部位作为硬状结节被大家熟知。
- 生物体组织的硬度不仅根据脂肪、腺纤维等组织的构成要素而不同，也根据与筋膜类似的膜状、像血管一样的管状构造结构而不同。甚至像筋膜组织一样，通过纤维方向和变形程度，拥有组织硬度的**非线性**[*1]复杂结构。但脂肪、乳腺等正常组织的硬度有一定范围，癌变组织大部分如**图1**所示。
- 以乳腺癌等诊断为目的，客观地将组织硬度分布用图像显示的方式呈现出来的检查，就是超声弹性成像检查。
- 组织硬度适用于癌症、肝硬化等组织硬化性病变的诊断。另外，为了使形态变化上很难显现的组织变化得以体现，也希望进行早期诊断和鉴别诊断。
- 另外，可尝试运用 RF（收音波）或超声波产生的热量进行烧灼治疗、化疗等，并对效果进行判定。

术语解释

*1 组织硬度的非线性

在许多软组织如脂肪和乳腺中发现的一种现象，当变形程度增加时，硬度增加。

图1　在切除的乳腺组织中测量应变率

应变率 /kPa

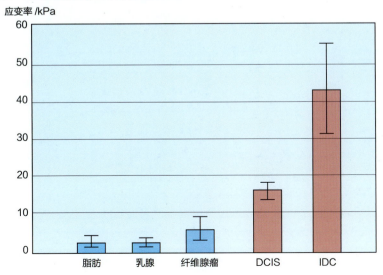

弹性成像检查原理

- 组织很难变形，若想了解其硬度，必须施加外力使组织变形。
- 使其变形的方式，可采用压缩性变形和剪切性变形。另外，施加其变形的外力速度也很重要。
- 根据各自不同的变形方法，现在的弹性成像检查经常采用应变弹性成像（strain elastography）和剪切波弹性成像（shear wave elastography）这两种原理。

■strain elastography

- 压缩性变形如**图2**所示，可以理解为像弹簧一样的压缩性质，根据"勾拳"法则，应力[*2]和弹簧的应变[*3]存在比例关系，见以下方程式：

$$\sigma = E\varepsilon \cdots\cdots (1)$$

- 比例系数（E）指的是**应变率**，越是不容易变形的物体其数值越大，是表示硬度指标的**弹性率**[*4]之一。
- 从方程式（1）可以看到，如果能测定 σ 和 ε 的话，E 就可以计算出来。但真要知道体内的 σ 是很困难的。
- 因此，如**图2**所示的那样，用 B 超探头从体表开始压迫时，需要假设体内应力的分布是一样的。
- 此时，从压迫前后的组织变形可测定 ε，ε 越低，E 显得越大。

图2　组织压缩性变形和 strain elastography

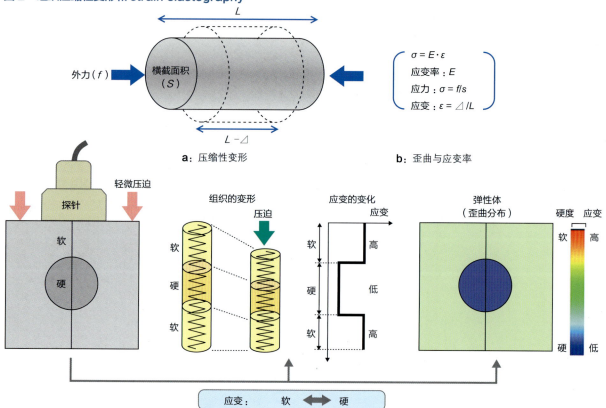

a：压缩性变形　　　　　　　　　b：歪曲与应变率

28

■剪切波弹性成像（shear wave elastography）

- 如**图3**所示，向左右逆向方向施加压力，会形成剪切性变形。但这种情况下，剪切应力和剪切应变的关系见以下方程式：

$$\sigma_s = G\,\varepsilon_s \cdots\cdots (2)$$

- 比例系数（G）叫作刚性率，意味着 G 值越大，硬度越强。
- 给予剪切性变形施加周期性且高速外力的话，组织会振动，其振动会向外力直交的方向进行传播。
- shear wave [5] 的传播速度用 C_s 来表示：

$$G = \rho C_s^2 \cdots\cdots (3)$$

- ρ 指组织密度。shear wave 的传播速度越大，其组织硬度越强。
- 如**图3b**所示，与 B 超图像相比，脉冲幅度方面进行 2 位数程度的长按压脉冲，音响放射力会将其组织振动，产生 shear wave。
- 下一步，根据检查出的电子束，可计算出距离（d）和两点之间 shear wave 的传播时间，然后求得传播速度（C_s）。

根据应变和剪切波进行弹性成像的比较

- 应变率和刚性率，其变形方式是不一样的，但都是表示应力和变形程度的弹性率，近似于以下方程式：

$$E \approx 3G \cdots\cdots (4)$$

- 因此，shear wave 图像法除了表示 shear wave 的 C_s 以外，运用方程式（4）也能表示应变率（E）。

图3 组织的剪切性变形和剪切波弹性成像

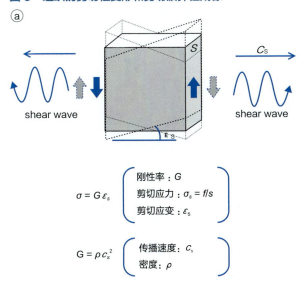

a：剪切性变形。

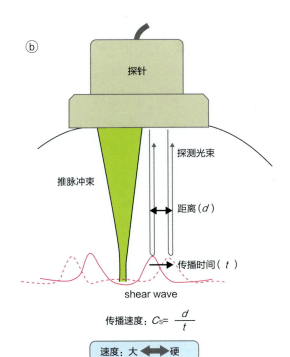

b：剪切波弹性成像的原理。

表1 两种弹性成像
的比较

原　理	strain elastography	shear wave elastography
测定量	·压力应变·变位 ·（应变小→硬）	·shear wave 速度 ·（快→硬）
评估方法	·应变分布模式 ·应变比	·速度 ·弹性率
优　点	·装置简便 ·容易获得高清晰图像 ·实时性高	·速度，弹性率分布表示（定量的）
问　题	·应变图像是定性的 ·应力不均匀引起的伪影	·依靠速度法 ·实时性 ·剪切波的反射，屈折导致的伪影

· 那么，应变弹性成像与剪切波弹性成像所得到的结果相同吗？

· 在均一、等方向的理想化媒介条件下是相同的。如果是不均一或比较复杂的生物体质，并非是等同的。

· 变形程度不仅指材质的硬度，结节等结构不同而产生的硬度也容易识别。

· 另一方面，shear wave 如果短时间内压上升，速度也会变快。

· 针对用手压迫形成的静态变化，shear wave 产生的振动中可以看见数十至数百赫兹的高周波成分。

· 除此以外，如**表1**所示，各有其特征。也就是说，如果是 strain elastography，变形的数值因为依存压迫程度，所以适用于像肿瘤、周围组织等具有相称类型的诊断。另外，有实时性和像素高的特点。

· shear wave elastography 因其速度、弹性系数，有能够进行定量评价的优势。

· 另一方面，shear wave 的速度会根据组织的不同产生较大的差异，由于反射、屈折原因容易产生拱形，需要一边留意测定值是否包含了拱形设定，一边观察结果。

· 诊断时因为照射了更多的超声波，所以也会受到帧滞后的限制。

· 两种方法各有不同，但在临床上因为具有图像特征和适用条件，基于硬度相关的组织性状信息，有利于提升诊断精度。

· 近年来，日本超声医学会、世界超声医学学术联合会（WFUMB）均制定了弹性成像检查规范。

要点

● strain elastography 不会过于压迫，所以可用图像方式进行诊断。

● shear wave elastography 需要一边留意测定值是否包含了拱形设定，一边观察结果。

● 日本超声波医学会、WFUMB 均制定了弹性成像检查规范。

MRI
MRI 原理

MRI 基础知识

- MRI 是指磁共振成像，是一种构成人体断层图像的检查方式。
- 用 MRI 拍摄体位，作为核心的原子核是质子，存在体内的大量原子核通过振动，作为小磁石进行运动。
- 比起体外接收到的收音波，质子吸收了能量之后会发出信号（NMR 现象）。收音波关闭的话，吸收的能量会放出。这个会作为磁共振（MR）信号被检测出来。把这个 MR 信号通过傅里叶变化进行处理的话，就可以形成可视化的 MR 图像。

静止磁场

- 生物体内运动的质子是无序运动的。
- MRI 的发射装置产生静止磁场的强烈外部磁场，发射装置内通过统一的静止磁场被保持。
- 人体一旦进入到这个发射装置中，无序运动的质子一部分会向一个统一的方向进行运动。实际上，一部分质子会以与静止磁场的同一个方向进行运动，某些质子会以与静止磁场相逆的方向运动，互相抵消磁场。
- 这种情况下，与静止磁场方向统一的质子数量比相逆方向的质子多很多，作为整体还是会以与静止磁场相同方向进行运动。这个静止磁场会由 MR 设备所决定，产生大型静止磁场的高场强 MRI，所得到的 MR 信号更强，分辨率更高。

MR 信号

- 在静止磁场内，针对同一方向振动的质子，如果接收到了特定周波数的收音波，质子会吸收能量再产生信号。
- 用于最初的收音波叫作激发脉冲。之后在静止磁场内再次回到原来方向时，从体内发生的信号就是 MR 信号。
- 把这个信号通过线圈来收集，再加上各种处理，所形成的图像就是 MR 图像。

关于 MRI 的对比度

- 如前所述，MR 信号是由质子产生的，质子越多信号越强。
- 另外，MRI 信号强度，即使是弛豫时间也会做出改变。弛豫时间有纵向弛豫时间（T1）和横向弛豫时间（T2）两种。加权会随着时间的变化显示逐步恢复的状态；也就是说，T1= 恢复所需时间。
- 另一方面，T2 加权是伴随时间变化显示逐步衰减的状态；也就是说，T2= 衰减所需时间。

T1 加权图像

- T1 增强图像是强调 T1 的图像。
- T1 是施加激发脉冲之后，向着特定的方向，质子的矢量会在静止磁场的方向排列整齐，回归到平稳状态的过程因为会产生纵向方向的弛豫时间，所以称为纵向弛豫时间。
- T1 是显示信号恢复的指标，T1 越短信号越强（**图1**）。
- T1 加权图像的高信号：
  ①脂肪；②血肿；③高蛋白质。

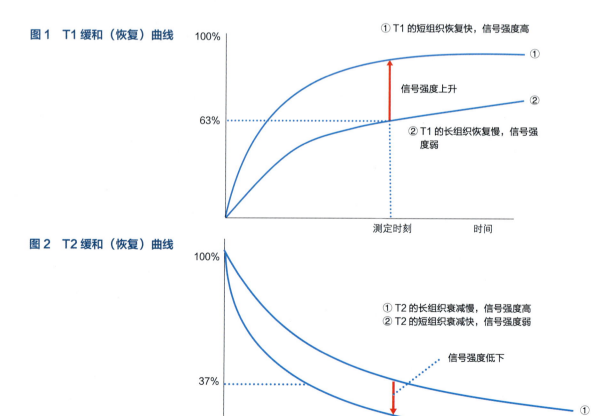

图1 T1 缓和（恢复）曲线

① T1 的短组织恢复快，信号强度高

信号强度上升

② T1 的长组织恢复慢，信号强度弱

测定时刻　时间

图2 T2 缓和（恢复）曲线

① T2 的长组织衰减慢，信号强度高
② T2 的短组织衰减快，信号强度弱

信号强度低下

测定时刻　时间

T2 加权图像

- T2 加权图像是增强 T2 的图像。
- T2 是针对静止磁场垂直方向的横向磁场化逐步衰弱，直到恢复平衡状态所需的弛豫时间，称为横向弛豫时间。增强 T2 的图像就是 T2 增强图像。
- T2 伴随着时间的变化，会显示信号逐步减弱。T2 越长（减弱时间），信号也越强（**图2**）。
- T2 加权图像的高信号：
  ①黏稠性的低液体；②脂肪。

回波时间（TE）和重复时间（TR）

- 施加收音波之后直到收集质子所发出的信号位置所需要花费的时间，称为回波时间（echo time，TE）。
- TE 越短，T1 加权图像的组织对比度还可以，T2 成分将减少。
- 所以，T1 加权图像可将 TE 设定较短。
- 用激发脉冲之后，质子一边发出信号一边回到原本状态的这一系列过程要重复几次的时间，叫作重复时间（TR）。
- 为了增强 T1 成分，短 TR 被用于 T1 增强图像。另一方面，为了减少 T1 成分，长 TR 用于 T2 增强图像中。

脂肪抑制序列

- 脂肪组织在 T1 增强图像、T2 增强图像中都呈现高信号。
- 乳腺含有很多的脂肪组织，脂肪部分显示为高信号。
- 另一方面，大部分肿块性病变、管内病变有造影效果，脂肪组织在 T1 加权图像和加权增强后的图像中都呈现为高信号。这种情况下，呈现与病变部位同等信号的脂肪成分的对比度会显示不佳。因此，检查时要抑制脂肪，也就是说需要将脂肪的信号调整为低信号。
- 在检查、明确区别病变和正常组织上，脂肪抑制序列在乳腺领域的 MRI 检查中是一个必须用到的手段和方法。

要点

● 导管内的血液、高蛋白质在 T1 加权图像上呈现高信号。

● 囊肿等在 T2 加权图像上呈现高信号。

● 为了体现和增强检查病变的对比度，必须要抑制脂肪。

PET/CT
PET/CT 基础知识

图像成像原理

- 恶性肿瘤一般糖代谢很快，聚集了很多 FDG[*1]。
- 阳电子放射断层摄影（PET）是指将放射出阳电子（**图1**）的放射性药剂在人体内的动态、代谢以及生理性信息都可以从外部通过测算放射线将其图像可视化。但仅靠 PET，对形态信息缺乏的部位就较难认定。

图1　^{18}F 坏变图和阳电子崩坏简图

^{18}F（氟）是释放正电子的 β 衰变的核素，在衰变过程中释放正电子，通过与电子的作用，向几乎相反的方向释放 2 个光子（γ 射线）。在 PET 中，通过同时测量这 2 个光子来确定 FDG 的位置。

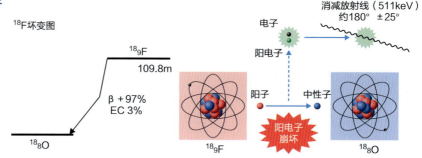

术语解释

＊1 FDG

通用名：氟脱氧葡萄糖（FDG），是将葡萄糖的一部分 OH—基置换为 ^{18}F 的结构体，制药公司提供的设施将回旋加速器同时设置在自己的设施中，通过核反应合成。

图2　PET/CT 图像生成

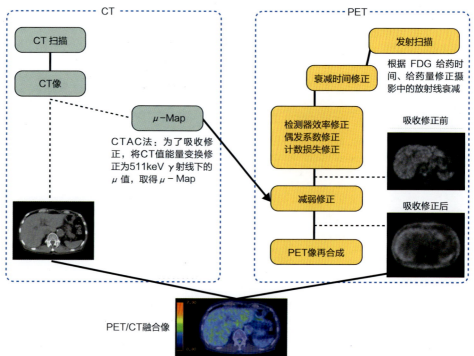

- 另一方面，CT 是将 X 线吸收差图像可视化，所以对吸收差较小的肿瘤的识别和活动性信息比较缺乏。PET/CT 作为一连串检查，通过将图像重合可分别弥补各自的缺点，是一种精度更高的诊断（**图2**）。

检查的基础知识

- 根据 2012 年 4 月的诊疗费用修订，以下情况适用于日本医保。
  - ①癫痫：很难医治的部分癫痫病，需要外科手术的患者（PET、PET/CT）
  - ②心脏疾病：缺血性心脏疾病导致的心脏衰竭患者的心肌诊断。另外，心脏肉样瘤病的炎症部位患者的诊断（仅限于 PET）。
  - ③**恶性肿瘤（不包括早期胃癌，包括恶性淋巴瘤）**：根据其他检查、图像诊断无法断定病期、转移及复发诊断的患者（PET、PET/CT）
- 在进行 PET/CT 检查时，患者应理解相关安排指示，并在检查过程中保持安静，没有排泄等障碍。

FDG 的使用量

- PET/CT 检查因为要收集 3D 数据，需要向静脉内注入 111 ~ 259MBq（2 ~ 5MBq/kg）。使用量将根据患者年龄、体重及设备类型做适当增减。

检查前注意事项

- 作为检查前准备，4h 内不能进食（可摄取不含糖分的水）。
- PET 检查时的血糖值最好是低于 150mg/dL（**图3**）。超过 150mg/dL 的情况下，应基于设备基准进行判断。
- 从检查前一天开始不能做剧烈运动或唱歌（因为运动过后的肌肉会聚集 FDG）。
- 对血糖值很高或对于部分糖尿病患者来说，FDG 的肿瘤聚集能力比较低下，因为要增加 BGL，所以检出能力有时会显得比较低下。另外，胰岛素注入后会导致肌肉等 BGL 升高，所以 FDG 的注入时间要控制在前 4h 以内。
- 妊娠中或有妊娠可能的女性是禁忌的。

图 3　血糖水平的影响

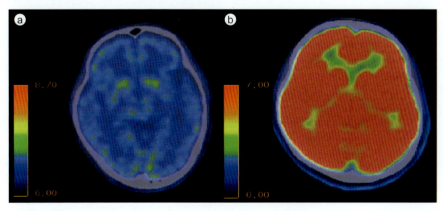

a：BGL：313mg/dL。　　　　**b**：BGL：90mg/dL。

· FDG 注入后，在等待室保持安静。如果肾功能没有任何问题，需要摄取 500mL 的水分。因为有了水分的摄取，肾脏、尿路部分的放射量会低下，因为画质的提升和促使排尿也与被曝量的下降有联系。另外，拍摄时间根据注入量和拍摄范围，需要 10～30min，故需保持安静，以比较容易保持的姿势进行检查。

图4　PET 检查流程

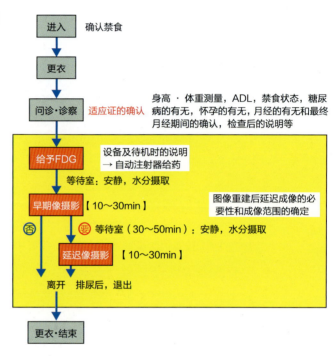

延迟图像拍摄的目的

①早期图像的细小观察确认。
②对病变部位的 FDG 聚集的时间变化进行诊断。
③对早期图像的位置偏离、体位变动等无法看清的部位进行再次拍摄。
④鉴别肠管、尿管等生理性聚集（normal variation 项目）的病变。

检查后注意事项

· 检查结束后，从管理区离开前告知排尿注意事项。
· 注入 PDG 2 周内，减少与容易受放射线影响的怀孕中女性及未满 10 岁的幼儿接触，并保持一定距离。
· 在母乳里会含有少量，所以检查 2 周后的一次母乳量需做处理。

* 2 CTDI$_{vol}$/DLP（CT dose index/dose length product）

近几年的装置都可以在 CT 检查后可直接取得报告。DLP 为 CTDI$_{vol}$ 乘以 X 线照射范围的长度（cm）。CTDI$_{vol}$ 可以作为受检者辐射剂量的标准，其装置和国际性的数据也可以相互比较，作为 ICRP 诊断参考值和日本放射线技师协会辐射降低目标值被采用。

剂量

- PET/CT 所使用的 ^{18}F 与 ^{99m}Tc 等单光子放出核相比，放出光子的实际放射量率定数大概高出 7 倍，患者自身的医疗剂量和给患者注入放射性物质的工作人员、看护者及其家属的剂量安全情况都要有所考虑。
- 放射线诊疗从业者对于脏器和组织、等价射线量和针对全体的实效射线量是受到严格管理的，但实际测出患者的剂量射线量是不可能的。
- CT 检查，最近的设备类型可获得作为 "dose report" 的 CTDI$_{vol}$/DLP[*2]。CTDI$_{vol}$ 与实际的脏器射线量有关系，DLP 乘以系数，可大致计算出实效射线量。

备忘录

1）^{99m}Tc
- 半衰期：6.02h
- γ 射线：141keV（89%）
- 实际有效线量率数值：0.0181（μSv·m^2·MBq^{-1}·h^{-1}）
- 1cm 线量当量率数值：0.0213（μSv·m^2·MBq^{-1}·h^{-1}）

2）^{18}F
- 半衰期：109.8min
- γ 射线：511keV
- 实际有效线量率数值：0.140（μSv·m^2·MBq^{-1}·h^{-1}）
- 1cm 线量当量率定数：0.165（μSv·m^2·MBq^{-1}·h^{-1}）

3）公众辐射剂量限制：1mSv/年（ICRP Pub 60）

4）医护人员的手辐射剂量累计值：5mSv（ICRP Pub 73）

被检查者的剂量

- 国际放射线防护委员会（ICRP）的报告指出，向成人注入 185MBq 时的实效射线量为 3.5mSv。另外，生殖腺内部剂量射线量是：子宫 3.9mGy/185MBq、卵巢 2.8mGy/185MBq、睾丸 2.2mGy/185MBq。
- PET/CT 吸收辅助用 CT 拍摄的剂量会根据拍摄范围有所不同，但将 CT 作为融合图像，用低射线量拍摄被曝量为 1.4～3.5mSv。另外，用通常诊断用 CT 高射线量进行拍摄时，根据拍摄范围、延迟像拍摄的有无、机器类型差异、图像再构成法、拍摄条件等也会产生 10mSv 以上的被曝量。根据自由呼吸法和呼吸同期法的不同，CT 的被曝量达到 10 倍以上（**图5**）。

图5 自由呼吸法和呼吸同期法

通过呼吸引起的运动伪影，在融合图像中可看到肝脏的病变在肺内。
自由呼吸法：相对于约156cm 范围内的摄影，CTDI$_{vol}$ 为 2.41（mGy）。
呼吸同期法：相对于约16cm 范围内的摄影，CTDI$_{vol}$ 为 28.08（mGy）。
呼吸同期法虽然摄影范围狭窄，但辐射剂量多。

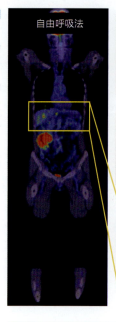
自由呼吸法

自由呼吸法		Dose Report			
Series	Type	Scan Range (mm)	CTDIvol (mGy)	DLP (mGy-cm)	Phantom cm
1	Scout	–	–	–	–
2	Helical	S369.500-I1193.560	2.41	384.42	Body 32

呼吸同期法		Dose Report			
Series	Type	Scan Range (mm)	CTDIvol (mGy)	DLP (mGy-cm)	Phantom cm
1	Scout	–	–	–	–
2	Cine	S126.000-I31.500	28.08	449.22	Body 32

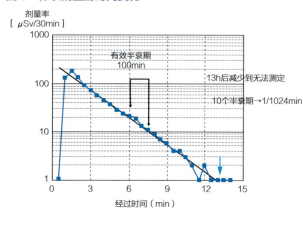
自由呼吸法

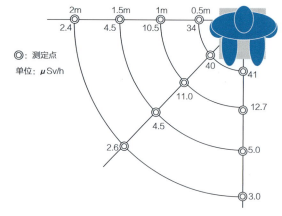
呼吸同期法

注入被检查者的放射性物质的射线源和第三者剂量

· 注入被检查者体内的 FDG 从**物理性半衰期（109.8min）**和生物学半衰期（1120min：有肾功能等误差），**有效半衰期是 100min，注入 13h 后会减少到无法测定。**10 个半衰期后会变为 1/1024min（**图6**）。

· 另外，根据距离的相逆 2 乘法原则，因为射线率减少（**图7**），所以需要对采取对应距离以及避免在复杂环境中长时间停留做出相应告知。

＊放射性医药品的注入后同一天，从检查人员的剂量防护角度出发，与被检查者接触的检查需要避开（超声检查等）。

图6 体表剂量的时间变化

剂量率
[μSv/30min]

有效半衰期 100min

13h后减少到无法测定

10个半衰期→1/1024min

经过时间（min）

图7 远离受试者所受的剂量率

2m	1.5m	1m	0.5m
2.4	4.5	10.5	34

◎：测定点
单位：μSv/h

40
41
11.0
12.7
4.5
2.6
5.0
3.0

要点

关于半价层

● 放射线量会减半的物质厚度称为半价层。^{99m}Tc 的铅半价层是 0.2mm，^{18}F 是 4mm。

● 一般的放射线防护衣相当于铅等量的 0.25mm，所以 PET 防护衣的效果会比较低。

正常解剖
宏观病理和微观病理

乳腺正常结构和专业术语

- 在观察乳腺图像时，经常只关注病变部分，但前提是要了解正常乳腺的内部结构。不了解其正常和非正常结构、乱用组织专业用语的情况时常发生。笔者做了以下整理。

什么是正常的乳腺结构

- 乳腺是体表脏器之一。表层和通常的皮肤组织一样，由表皮、真皮、皮下脂肪组织构成。
- 乳腺主要由乳腺组织（**备忘录①**）和脂肪组织组成，被表皮所覆盖。也就是说，乳腺组织存在于皮下脂肪组织内，乳腺组织由 **Cooper 韧带**[*1] 所支撑，与**浅筋膜浅层**的腺纤维性结缔组织相连。皮肤和浅筋膜浅层间也存在细微的腺纤维性结缔组织。乳腺的胸壁侧夹杂着脂肪层，被划分为**胸大肌筋膜**（**图1**、**图2**）。
- 在**乳头部位**，有 5 ~ 10 根**主导管**开口（**图2**、**图3**），各主导管形成很多**腺叶**。一个腺叶从大导管 - 分支导管分成**小管**、**小叶外末梢导管**。小叶外末梢导管会从树枝状的末梢导管延伸出更多的**小叶**，如**小叶内乳房**和**末梢细导管**（**图4~图6**）。
- 导管、小叶缠绕着同心圆状密集的小叶外间质（胶原腺纤维主体），由包含脂肪的疏松结缔组织所构成（**图4**）。**末梢导管加上小叶**，称为**末梢导管小叶单位**（TDLU）（**图5**，**备忘录②**）。小叶由乳腺或末梢细导管的集合体和小叶内间质组成（**图6**，**备忘录③**）。
- 导管、小叶（腺房）由 2 种不同种类的细胞构成，所以称之为"**2 相性**"（**备忘录⑤**）。肌上皮细胞周围由**基底膜**包围（**图7**）。

术语解释

＊1 Cooper 韧带
支撑乳腺组织的纤维束。

＊2 乳腺上皮细胞
构成乳管、小叶、腺房等的细胞。

＊3 乳腺间质
指由上皮周围的胶原纤维等组成的纤维性结缔组织，包括血管、脂肪等。

备忘录

① 一般包括乳腺上皮细胞[*2]和乳腺间质[*3]在内的实质被称为乳腺组织（**图8**）。通常随着年龄的增长，乳腺组织萎缩，脂肪组织的比例增高。这个比例因人而异。
② 乳腺癌亚型分类是基于历史上小叶癌来源于小叶，乳管癌来源于乳管。但是现在广泛的主流观念是大部分的乳腺癌和乳腺病变都是由末梢导管小叶单位 (TDLU) 引起的，实际上小叶系和导管系的癌细胞混在一起的病例也随处可见。可这样理解，乳腺癌是 TDLU 由来的概念。
③ 导管和小叶由于激素的影响而产生萎缩或增生。生产时小叶增生，母乳分泌通过导管输送到乳头。
④ 围绕腺上皮的肌肉上皮细胞可通过像肌肉一样收缩来输送母乳。
⑤ 在乳腺癌诊断中，鉴别浸润和非浸润时，保持"2 相性"的肿瘤（上皮来源的癌细胞被肌上皮细胞包围）为非浸润癌。

图1　肉眼观察的图像及其结构

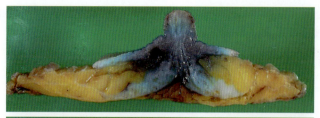

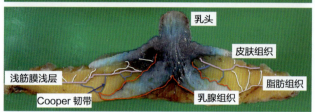

乳腺组织存在于皮下脂肪内，皮肤和乳腺组织由Cooper韧带（蓝色）支撑，与浅筋膜浅层（粉红色）的纤维性结缔组织结合。

图2　包括乳头的乳腺切断面

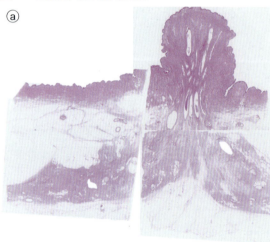

ⓐ

ⓑ

乳头

主导管（A）

大导管（A）

表皮

真皮

皮下脂肪层

浅筋膜浅层

Cooper韧带

腺叶

乳腺组织（B）

脂肪层

a：放大 HE 图像。

b：a 的结构。

乳头内的数根主导管各自分支，形成腺叶（紫色）。浅筋膜浅层（粉红色）与皮肤之间也有细小的纤维性结缔组织分支（绿色）。

图3　图2b 的主导管——大导管（A）扩大图像

a：水平断面。**b**：垂直断面。

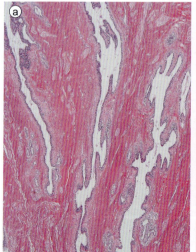

ⓐ

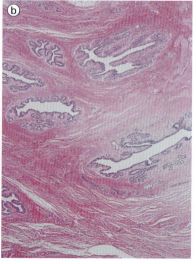

ⓑ

图4 图 2b 的乳腺组织
（B），腺叶内的弱
放大像

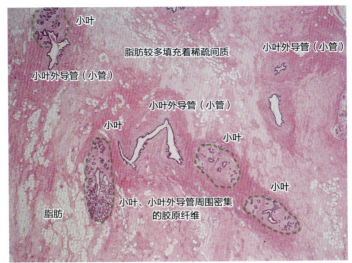

小叶

小叶外导管（小管）

脂肪较多填充着稀疏间质

小叶外导管（小管）

小叶外导管（小管）

小叶

TDLU

小叶

小叶、小叶外导管周围密集
的胶原纤维

脂肪

乳腺组织中小叶周围的成分。小叶周围环绕着密集的胶原纤维（深粉色），并且填充着脂肪较多的稀疏间质（脂肪：白色缺失的部分）。

图5 图 2b 的乳腺组织
（B）的中放大像：
末梢导管小叶单位
（TDLU）

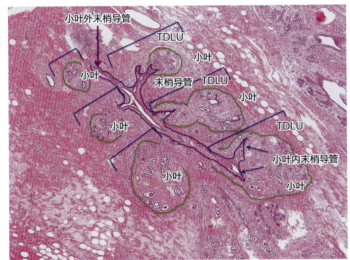

小叶外末梢导管

TDLU

小叶

小叶

末梢导管　TDLU

小叶

小叶

TDLU

小叶内末梢导管

小叶

从小叶外末梢导管分支到几个末梢导管、小叶 (L)。末梢导管和小叶合称为 TDLU。

图6 图 2b 的乳腺组织
的强放大像：小叶
的放大像

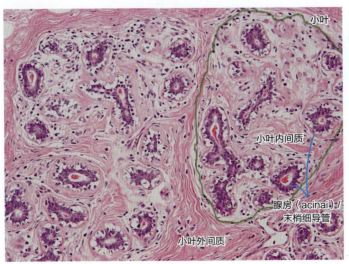

小叶

小叶内间质

腺房（acinai）/
末梢细导管

小叶外间质

小叶由腺房或末梢细导管集合组成，被水肿状（浅粉色）的小叶内间质充填。并且，胶原纤维（小叶外间质）围绕在小叶外。

图7 导管的"2相性"：导管的断面图像

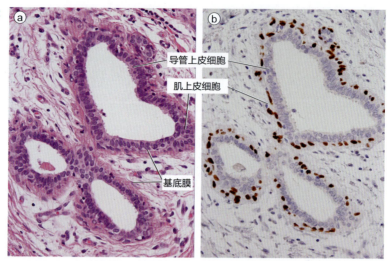

ⓐ

ⓑ

导管上皮细胞

肌上皮细胞

基底膜

a： 显示导管上皮细胞和肌上皮细胞的2层结构（HE染色）。

b： 肌上皮细胞的肌上皮标志物p63蛋白（棕色）在核内被染色。最外层被基底膜包围。

要 点

乳腺组织

● 从主干（主导管、大导管）分支成小叶外导管，再延伸至很多的小叶。

● 从主导管开始分支，在"枝"（小叶外导管）、"叶"（小叶）的周围缠绕着间质的单位叫作腺叶。

● 上述的集合体就是乳腺组织。

● 乳腺组织存在于皮下脂肪组织内，靠Cooper韧带、细微的腺纤维性混合性结缔组织支撑。

图8 乳腺组织结构图

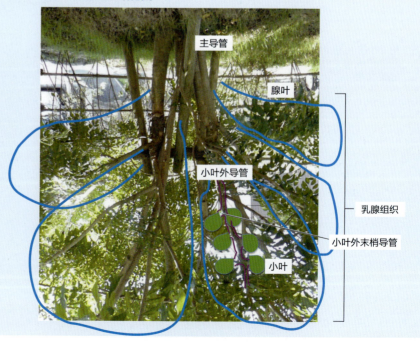

主导管

腺叶

小叶外导管

乳腺组织

小叶外末梢导管

小叶

42

正常乳腺和图像
乳腺 X 线片

乳腺 X 线片上，软组织密度为白色，脂肪组织密度为黑色

- X 线成像通过透射组织内的 X 线的衰减程度作为密度差而显示。
- 单纯的 X 线图像，是可以区别空气、脂肪密度、软组织密度、钙化、金属密度的。但是，MG 对**脂肪密度**、**软组织密度**和**钙化**特别敏感。
- 软组织密度是指在使用相同 X 线的检查方法 CT 上，用于比较密度时的 CT 值[*1]，30~70HU 是范围比较狭小的（参考：脂肪组织 –50~ –100HU，钙化 60~300HU、骨头 250~1000HU），大部分的脏器、肌肉、血管等都能显示软组织密度（**图1**）。
- MG 所显示的解剖学结构能呈现乳腺实质、胸大肌、乳头、皮肤、血管和淋巴结的软组织密度，乳腺后脂肪间隙以及乳腺内的脂肪织、淋巴结门的一部分可呈现脂肪密度。
- MG 最基本的拍摄方法为内外斜位方向（MLO）摄影，是将乳房支撑台倾斜至和胸大肌外侧平行的位置后进行拍摄。比较 MLO 摄影与结合 CT 的 MPR 图像[*2]，乳房的正常图像解剖就比较容易理解了（**图2**）。
- 另外，用 CT 所能观察到的乳腺实质和乳腺内脂肪的交界面，从形成的边界线、乳腺实质向皮肤侧延伸的脂肪织内线条状阴影（即 Cooper 韧带）、在皮下脂肪组织内穿行的血管，这样的阴影会和 X 线的透射方向相重合，通过乳腺 X 线摄图以及相互重合的关系，可清晰看到不清晰的边界和线（**图3**）。

图1　乳腺组织密度 X 线衰减系数和 CT 值

乳腺组织	密度（g/cm³）	X线衰减系数（cm⁻¹）
钙化	・0.93	・12.5
肿瘤	・1.045	・0.85
乳腺组织	・1.035	・0.80
水	・1.00	・
脂肪组织	・2.20	・0.45

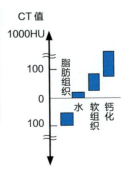

图2 正常解剖：MLO
摄影与 CT MPR
图像的比较

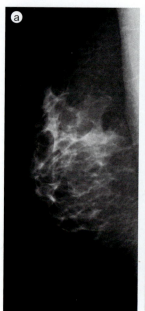
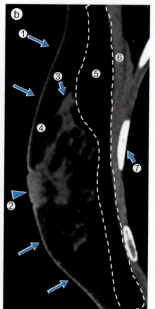

①皮肤（→）；②乳头；③乳腺实质；④皮下脂肪；⑤乳腺后隙脂肪；⑥胸大肌；⑦肋骨。

a：MLO 摄影。　　　　　　　**b**：符合 MLO 摄影方向的 CT MPR 图像。

图3　MLO 摄影的构成：与 CT 的比较

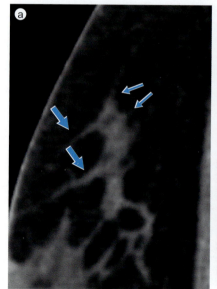
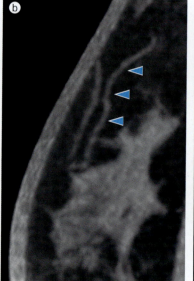

a：与 MG 的摄影角度相匹配的 CT MPR 像（重构厚度 2mm）。　　**b**：CT MPR 像（为了追踪血管的走行，重建厚度为 8mm）。　　**c**：MLO 摄影。

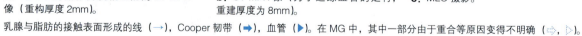

乳腺与脂肪的接触表面形成的线（→），Cooper 韧带（➡），血管（▶）。在 MG 中，其中一部分由于重合等原因变得不明确（⇨，▷）。

容易检查出的病变指标：乳腺构成·乳腺致密程度

术语解释

* 3 BI-RADS®
为美国放射科学学会为乳腺图像诊断的专用术语和报告的描述方法的标准化而编写的。2013 年出版了第 5 版。

- 乳腺构成指将混杂在乳腺内的乳腺实质和脂肪进行分类。
- 在日本，乳腺 X 线检查分为脂肪型、散在腺体型、不均一致密型和致密型。美国放射科学学会（ACR）则将其分为 fatty、scattered、heterogeneously dense、extremely dence 这 4 个阶段（**图4**）。
- 正常乳腺组织和肿瘤的衰减系数是很接近的（**图1**），因为都呈现软组织密度，所以区别接近的部位和重合部位边界很困难。因此，致密型乳腺的乳腺癌检测率很低。另外，致密型乳腺的癌症发病率风险很高，MG 检查出的是否是"致密型乳腺"成了追加进行乳腺癌检查的基准判断。
- 以前的 BI-RADS®*3，将占据乳腺整体的乳腺实质的比例基准定义为标准数值，但是在平面图像的评片上，将比例作为数值来判断是很困难的，所以现在不设定数值基准。

图 4　乳腺构成（breast composition）

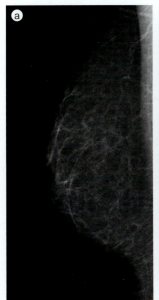 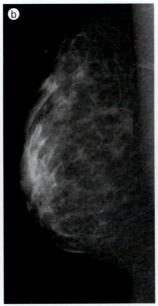 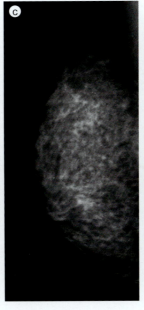 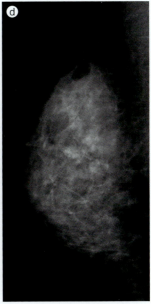

a：脂肪型（fatty）。

b：散在腺体型（scattered）。

c：不均一致密型（heterogeneously dense）。

d：致密型（extremely dense）。

何为致密型乳腺

- 对 2 幅 MG 进行对比，试着来评估一下乳腺的内部构成（**图5**）。无论哪一幅图像，都是脂肪占比较少的乳腺。但比较一下它们的拍摄条件，一幅图像中的乳腺厚度为 49mm，一幅图像中的厚度为 18mm。
- 同样的，判断致密型乳腺的乳腺 X 线片，压迫 18mm 厚度的乳腺，不存在超过直径 2cm 的质地较硬的实质性肿瘤。
- 从这两个病例来看，未能检测出哪个有乳腺癌。
- 在评估乳腺 X 线片时，首先需要确认**拍摄条件**，这很重要！

要点

乳腺 X 线检查的根本

- 乳腺 X 线检查的根本是软组织密度和脂肪密度。
- 乳腺构成·乳腺密度的意义是容易检测出病变部位。
- 进行乳腺密度评估之前，需先确认拍摄条件。

图5 致密型乳腺摄影条件的比较

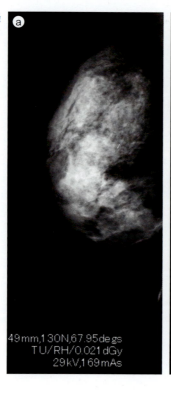

a，b：MG。

所有的乳腺构成都被判断为致密型。从拍摄条件来看，a 的厚度为 49mm，b 的厚度为 18mm。

49mm,130N,67.95degs
TU/RH/0.021dGy
29kV,169mAs

18mm,128N,-68.01degs
TU/RH/0.011dGy
24kV,91mAs

正常乳腺和图像

超声：和正常的对比（膜的结构）

乳腺皮下结构理论和实际的区别

- 理解乳腺皮下结构，需要考虑乳腺组织存在的范围和癌扩散诊断。至今很多医生认为在皮下有膜的结构并形成了乳腺的边界。但实际上并非如此。
- 在乳腺外科领域，Haagensen 的 *Diseases of the brest*（《乳腺疾病》）一直作为经典教科书被广泛运用。根据书中所说，在乳腺皮下的**浅筋膜**浅层存在着一层膜，其深部有乳腺组织，甚至还存在着浅筋膜深层、乳腺后脂肪间隙和深部筋膜。但这个终归只能以假想图的方式显示，并非实物，也没有相关文献记载。
- 关于乳腺的超声检查（US），**日本乳腺甲状腺超声医学会（JABTS）**一心致力于国内研究，也承担教育职能，出版了《乳腺超声诊断指导》。其中记载了乳腺的解剖，也显示了浅筋膜的浅层和深层。不仅是超声图像，也有病理图像。同样也没有参考文献，没有清晰记载事实根据。
- 笔者在进行超声检查时，能看见类似所谓浅在筋膜的膜，但也时常感觉并不能精确确认（**图1**）。
- 浅筋膜的专业用语原本是在解剖学上被定义的，所以就叫浅筋膜。说起筋膜，总觉得就是类似于膜一样的东西，但是 "fascia" 是语源，本来的意思是 "包裹住东西"。佐藤达夫在查阅文献后理解为 "浅筋膜是指皮下组织本身"。也就是说，浅筋膜不是指线纤维性，是指包含脂肪织厚度的皮下组织整体。

皮下组织结构和功能

- **fascia（筋膜）**的定义在世界上并不统一。
- superficial fascia（浅筋膜）在大部分教科书中都被解释为 "皮下的疏松混合性结缔组织"。
- 在日本，今西宣晶关于皮下组织结构及功能有其独特的看法，通俗易懂。

图1 乳腺超声

a：有些地方看起来是薄膜间断了。

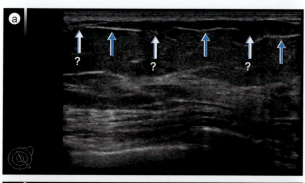

b：像有几块筋膜。

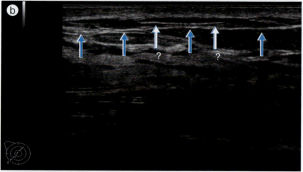

c：无法判断哪个是浅筋膜。

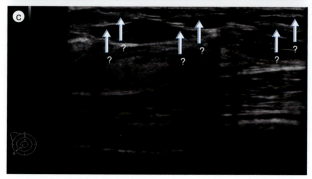

图2 乳腺结构

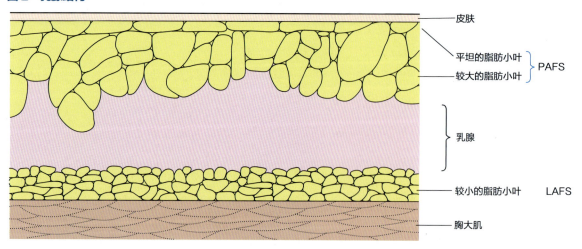

- 他把皮下脂肪组织分为两层，浅层叫作 PAFS，深层叫作 LAFS。
- PAFS 起到保护生物体不受外部刺激的作用。**脂肪小叶**稍微偏大。
- 另一方面，LAFS 起到润滑深部与外部之间运动的作用。脂肪小叶稍显平坦。
- 这个是全身皮下组织的概念，根据身体的各个部位，其厚度、观察方式、大小都各不相同。
- 据他所说，皮下组织中不存在所谓的连接包裹脂肪小叶的线纤维性混合性结缔组织，只是看起来像膜一样。在乳房中，乳腺组织存在于 PAFS 与 LAFS 之间，线纤维性的膜是不存在的。
- 但比起乳腺组织，在浅部的皮下组织中，更浅部分和更深部分之间存在着膜一样的物质，这是为什么呢？
- 把这部分作为病理组织进行观察，在接近皮肤的部分，脂肪小叶很小且扁平，但是深部的脂肪小叶很小。因此，看起来像存在边界一样（**图2**）。
- 另外，比起乳腺组织，深部的脂肪小叶比较扁平，所以横向方向的线纤维性膜到处游走，但是也绝非是恒常的。
- 病理组织用 HE 染色时，一般情况下无法观察到在皮下的比较特别的一层膜（**图3**）。
- 试着观察关于皮下的导管和乳腺癌的进展，导管也存在于 **Cooper 韧带**的线纤维性组织中，有时到达皮肤附近（**图4**）。这个 Cooper 韧带也不是特别的膜，而是在脂肪小叶间夹杂着的乳腺组织。或者也可以认为，它是本身就有的乳腺组织在脂肪化的过程中所残留下来的物质。像这样导管接近皮肤周边，乳腺癌也会到皮肤直接进入到导管内。
- 结论是，乳腺组织存在于功能相异的两种脂肪组织之间，看似膜的部分仅仅是包含着脂肪小叶的线纤维性混合性结缔组织而已，并且是恒常性的。导管存在于包含脂肪小叶的混合性结缔组织之间，乳腺癌可以从皮下直接到胸大肌筋膜附近进入到导管内，通过图像观察癌的浸润范围相当重要。

图 3　乳腺皮下的病理组织像（HE 染色）

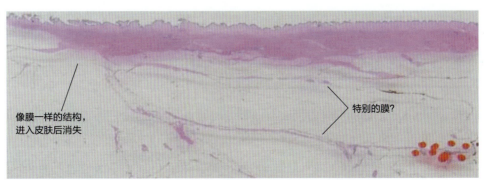

像膜一样的结构，进入皮肤后消失

特别的膜？

图 4　乳腺皮下的病理组织像（HE 染色）

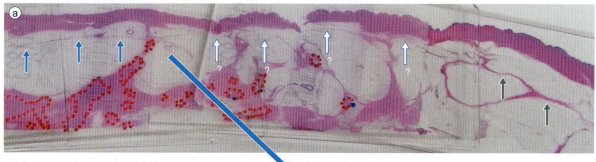

a：在皮下不能确认连续的一层筋膜。

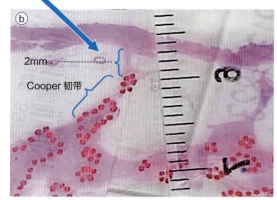

2mm

Cooper 韧带

b：放大 a 的一部分。在距皮肤 2mm 处发现乳癌导管内扩散，Cooper 韧带肥厚。

● 筋膜是指皮下组织整体，乳腺皮下不存在浅筋膜。

● Cooper 韧带只不过是夹杂在脂肪小叶间的乳腺组织，导管存在于皮肤接近的地方。

更深入理解解剖学结构，再进行图像诊断是很有必要的。

正常乳腺和图像
超声：乳腺基本结构

前言

- 即使年龄相同，脂肪和乳腺组织的结构也各种各样，甚至随着个人的年龄变化（荷尔蒙环境、哺乳经历、BMI）的不同，超声图像也千差万别（**图1**）。
- 但乳腺的解剖如前所述，基本结构由小叶、末梢细导管、导管组成，这在任何乳腺中都是相同的。
- 如此，拥有各种个体差的"正常"乳腺超声图像都能显示乳腺的基本结构，根据各自不同，会有不同的超声图像。

图 1　正常乳腺超声图像

无论年龄大小，乳腺内都能看到各种花纹，脂肪与乳腺的比例也不尽相同。另外，即使在同一乳腺内，根据部位的不同，也会出现不同的外观。

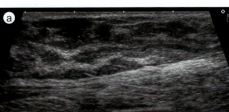

a：长而粗的乳腺。

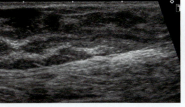

b：长而窄的乳腺。

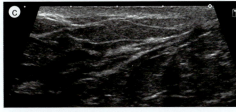

c：大部分是脂肪的乳腺。

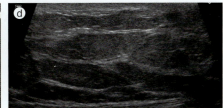

d：脂肪间隙有少量乳腺的乳腺。

术语解释

* 1 小叶中的小叶外间质

小叶内间质是指末梢导管小叶单位（terminal dug—lobular unit；TDLU）中发现的明亮间质。小叶外间质又称小叶乳管间质，是指小叶内间质以外的所有间质。

乳腺的组织结构和超声图像

■小叶中的小叶外间质* 1

- 要点是**乳腺**中有两种**小叶外间质**，**在超声中将其差异性**表现出来。
- 在两个小叶外间质之间，一个间质沿着"小叶 – 导管结构"存在，像维持并发挥着"产生母乳分泌"的器官功能作用的**"实质"那样**，分布着**"周围间质"**。
- 另一个间质是藏在**"周围间质"**之间的间质，是腺纤维、脂肪等混杂在一起的**"疏松样间质"**。

乳腺的小叶外间质

- 首先，我们来看一下小叶外间质的组织学特征和图像特征。

①胶原纤维的密集间质：周围间质

- 指包裹着"小叶－末梢细导管－导管"周围的胶原纤维中比较密集的部位。组织标本中，HE染色染成深粉红色部位（**图2**）。
- 用超声图像来看一下等回声级别（**图2**、**图3**）。在乳腺内能看见的等回声的图像上，"周围间质"和"小叶－导管"合并之后的斑点*² 类型与周围间质的回声水平是相同的，所以在超声图像上无法对两者进行区分（**图3**）。
- 导管经常不是以等回声的类型（＝周围间质）为中心走行的。
- 因为周围间质的分布对导管来说不是均等的，所以在断层超声图像上，如果能看见导管在等回声中不均匀存在的部位，那么周围间质因为非常薄，也会存在等回声中无法发现导管的部位。因此，为了用超声图像使等回声图像尽量显现出导管，并不是将其全部连接在一起的，而是分散开来的（**图4**）。

图2 组织像

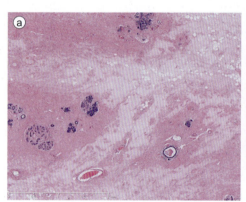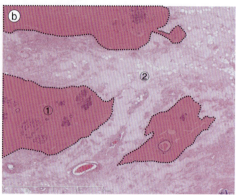

a：乳腺的组织像。

b：小叶外间质。
根据胶原纤维的密度可分为①（周围间质）和②（水肿状间质）。

图3 斑点

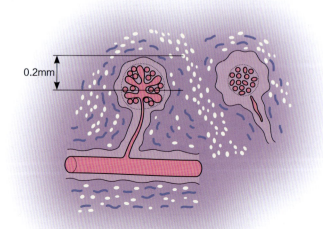

小叶中的小叶上皮管腔结构，是远远小于现行高频探针的推定分辨率0.2mm距离的结构。因此，在超声图像中，小叶结构以斑点图案表现，其回声水平与周围间质相同，为等回声水平。因此，正常乳腺中无法区分小叶和周围间质。

图 4　正常乳腺超声图像和导管及周围间质的模式图（粉色：周围间质。黑：小叶导管）

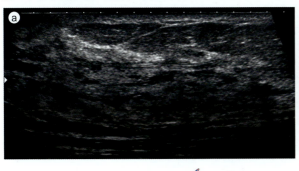
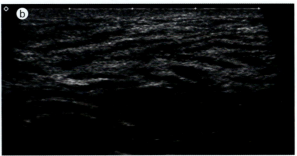

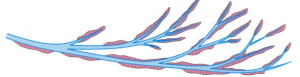
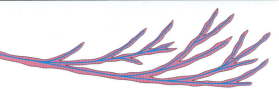

a：导管中有少许分泌物，可见导管壁为高回声的 2 条线。周围间质不均匀地分布在导管的周围，有的地方看起来像是断断续续的。

b：导管没有积存分泌物，不清楚高回声线。但由于周围间质均匀分布且连续可见，导管的走向容易被追踪。

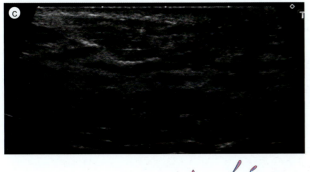

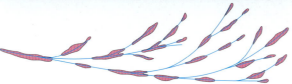

c：乳腺中看不到导管，周围间质的分布也不均等。如果导管中几乎没有分泌物，周围间质的量很少，那么导管和很少的周围间质都隐藏在背景的疏松样间质的高回声中，等回声结构就会出现断断续续的现象。但是，实际上全部都是通过导管连接的，可以看到基于导管连续性结构的一部分。

> **②胶原纤维的疏松间质：疏松样间质**

- 指埋藏在①"周围间质"之间的间质。**基质特别丰富**，HE 染色是将其染成粉红色的部分。脂肪细胞混杂在一起（**图2**）。
- 超声图像是显示**高回声等级**。根据乳腺的个体差及部位的不同，基质的量与脂肪细胞的量都是有很大差异性的，以各种比例混杂。但无论哪种比例，根据超声图像的"散乱"特性，显示其高回声等级（**图3**、**图7**）。

正常乳腺的超声图像和组织学图像的对比

- 如何用超声图像观察周围间质、疏松样间质、小叶、导管，需要利用正常乳腺做对比图（**图5**）。
- 超声图像中能在乳腺末梢处看见密集的等回声结构，如果了解了等回声结构的组织构成，就可以确定这不是病变，而是小叶分布较密集的部位。
- 癌变后的乳头一侧看起来像是管状低回声图像，但是和向画面左侧乳头延伸的导管 – 周围组织一样，可以确定并不是疑似癌。即使是应用 MRI，只要确定了癌的限定范围，就能判断周围间质分布量较多的部位和正常导管 – 周围组织。

图5　乳腺超声像和组织学图像的对比

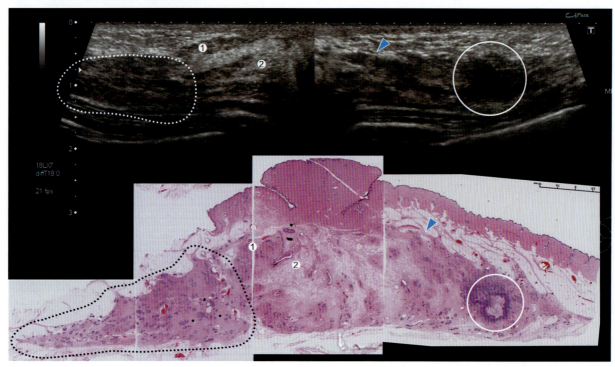

①周围间质；②疏松样间质；⟨⟩：小叶分布密集的正常部位；○：癌。

随年龄变化，需要关注乳腺的 2 个间质性改变

- 小叶外间质随着时间的变化和 BMI 变化，会发生萎缩和脂肪化，**周围间质和疏松样间质可显示不同的时间变化**。

周围间质

- 小叶、导管因为时间的变化，即使萎缩了也残留着周围间质（**图6**）。
- 超声图像中可连续性看到等回声结构（**图7**）。

疏松样间质

· 根据时间的变化和 BMI 变化，**基质会减少，甚至变成了脂肪细胞**。即使脂肪化不断深入，胶原纤维还是会散乱存在的。

· 无论什么年龄段，根据混杂着的基质（水分丰富）、胶原纤维、脂肪细胞，超声图像中都会形成散乱的高回声级别。

图6 正常乳腺的不同年龄段变化

a：30 多岁。
b：40 多岁。
c：50 多岁。
d：80 多岁。

在所有年龄段的乳腺中，在小叶和导管周围都能看到胶原纤维的紧密周围间质。小叶或导管萎缩后仍有残存。疏松样间质发生脂肪化，疏松样基质逐渐减少，被脂肪细胞所取代。

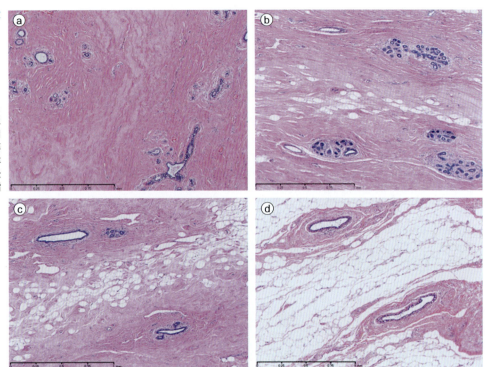

在乳腺中，小叶外间质有 2 种，在超声图像中是不一样的。

	周围间质	疏松样间质
部位	小叶 – 导管的周围	填充"小叶 – 导管 – 周围间质"之间
组织	胶原纤维密集	胶原纤维看起来很少、很稀疏。基质丰富，存在胶原纤维和脂肪细胞
时间变化	随着小叶、导管萎缩，依旧会有残存	基质减少，形成脂肪细胞
作用	支持实质（导管）	填满实质与周围间质之间
超声图像上的观察方式	等回声级别	无论脂肪的比例如何，都是高回声级别

图 7　正常乳腺的年龄段变化：超声图像和组织学图像的对比

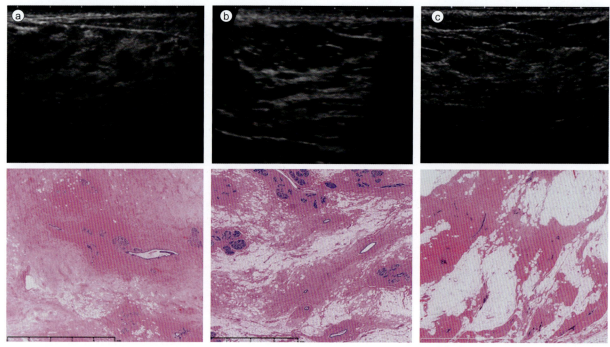

a：40 多岁。　　　　　　　　　　　**b**：50 多岁。　　　　　　　　　　　**c**：80 多岁。

在超声图像中，等回声结构随着年龄的增长而变细，但连续性可以相同的模式进行追踪。疏松样间质在任何年龄都处于高回声水平。
在组织结构中，周围间质残存，疏松样间质随着年龄的增长被脂肪所取代。

乳腺的脂肪化分为两种并混合存在

- 在乳腺引起的因时间变化、BMI 变化而产生的脂肪化分为两种：第一种是**乳腺疏松样间质的脂肪化**，第二种是**乳腺整体的脂肪化**。
- 大部分乳腺都混杂着这两种脂肪化，究竟脂肪化是在哪个部位引起的，并不很清楚，据各种不同的图像上有不同的理解。

乳房的两种脂肪性变化

■乳腺疏松样间质的脂肪化

- 乳腺内在疏松样间质部位所引起的脂肪化。因为基质都形成了脂肪，所以**乳腺区域并没有太大变化**。
- 超声图像上，用高频探头能看到的乳腺区域的边界是很清晰的（**图8a**）。
- MG 乳腺密度比较低下，但是可以看见残留的乳腺组织。

■乳腺整体的脂肪化

- **乳腺萎缩，体积减小**，可看见腺叶间脂肪（**图8c**）、前方·后方脂肪小叶的增大。

- 超声图像上，用高回声级别观察的区域很小（**图8b**）。特别是后方脂肪增大的乳腺有"萎缩后的乳腺"和"脂肪小叶"之别（**图8d**）。
- MG 会形成脂肪性乳腺，比较大的脂肪小叶会很明显。

乳腺的两个脂肪化

● 乳腺疏松样间质的脂肪化：疏松样间质的基质会形成脂肪，乳腺的体积将保留。

● 乳腺整体的脂肪化：乳腺萎缩，体积减小，腺叶间脂肪、前方·后方脂肪小叶将增大。

图 8　显示乳腺两个脂肪化的正常超声图像

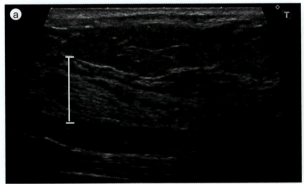

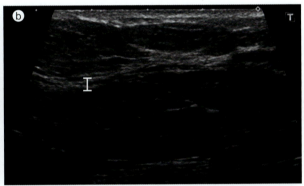

a：疏松样间质被脂肪置换，乳腺区域的体积保持较好。后方脂肪与高回声区清晰可见乳腺区域的边界。

b：乳腺的萎缩加剧，乳腺区域的体积小而薄。在这个部位，后方脂肪增大。

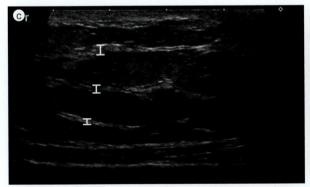

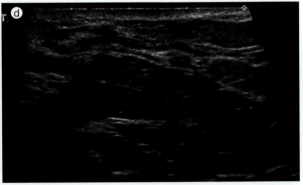

c：腺叶间的脂肪小叶增大，其间可见萎缩的较薄乳腺。无法辨别哪里是乳腺，从哪里开始是后方脂肪小叶的隔膜。

d：在许多脂肪性乳腺中，疏松样间质被脂肪置换的部位（左侧）和脂肪小叶增大的部位（右侧）混合存在。

正常乳腺和图像
MRI

乳腺 MRI 正常图像

- 乳腺 MRI 的正常图像会由于年龄、月经状态、性周期等差异而不同，即使是同一女性的乳腺，也会有不同的变化。
- 基于此，2013 年版 BI-RADS® 中，将 FGT 和 BPE 的概念收入其中。

FGT

- 全称是 fibroglandular tissue，也可理解为正常乳腺组织。
- FGT 近似 MG 的乳腺密度，但是 MRI 因为能够区别脂肪及其以外的间质，所以 MRI 乳腺密度越高，越不会影响阅片质量。
- BI-RADS® 中，分为 4 个阶段进行评估（**图1**）。

图1　基于 FGT 的 BI-RADS® 评估

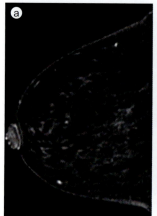 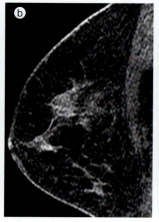 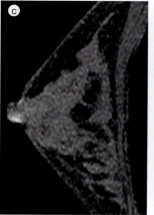 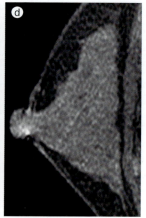

a：几乎全部脂肪性。　　b：散在乳腺组织。　　c：不均一乳腺组织。　　d：高致密性乳腺组织。

BPE

- 乳腺 MRI 因为使用了造影剂，所以正常乳腺组织也可显示增强效果。
- BPE 的判定中用到了增强第一期图像，但是对其评估时要考虑增强效果的量与强度之间的关系。
- BI-RADS® 中运用了 4 个程度评估（**图2**）。
- 一般情况下，BPE 是双侧对称性的。但是因为有限定范围，非对称性也存在。所以追加了"symmetric/asymmetric"（对称 / 不对称）的记载。
- BPE 在乳腺中不是均一分布的。沿着血流较多的 C 区域（外侧上方）、乳腺下方，会显示出比较强的增强效果。
- 另外，BPE 在黄体期很显著。因此，BPE 的影响在月经第 2 周（7~14 天）进行检查时会降至最小。
- 但是，乳腺癌的诊断确认后，不论月经周期如何，都应该进行 MRI 检查，在了解 BPE 能引起某些情况的基础上进行慎重处理（**图3**）。

要点

BPE 的概念

- BPE 的影响在月经第 2 周会降至最小，但是实际上个体间还是存在差异的。
- 术前 MRI 时，在犹豫是 BPE 还是病变的情况下，与超声、MG 图像进行比较。尽管如此，也应该考虑进行 MRI 的再次检查。

图2 基于 BPE 的 BI-RADS® 评估

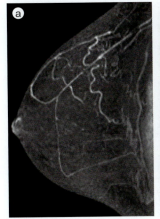 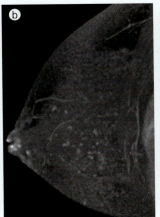 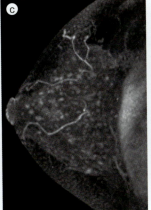 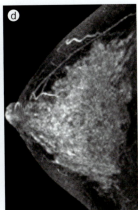

a：最小。　　　　b：中等。　　　　c：适度。　　　　d：显著。

图 3　伴随月经的增强
　　　　效果

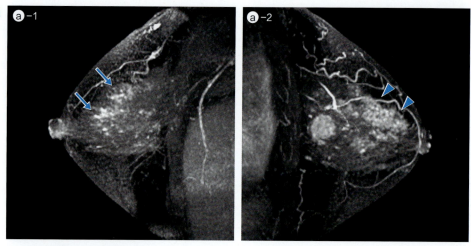

a：月经周期第 25 天检查的 MRI。

左乳房背侧发现浸润性乳导管（中央背侧），以上方为中心增强效果明显（**a-2 ▶**）。由于在右乳房上方也观察到了轻微的增强效果（**a-1 →**），因此也有不对称（asymmetric）的 BPE 可能性，▶ 但由于部分具有区域性的增强效果，因此不能否定非浸润癌等恶性病变。

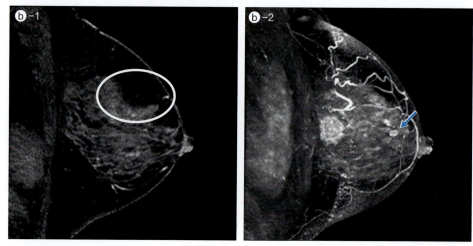

b：月经周期第 9 天做的 MRI。

上方的增强效果基本消失了（〇）。结节状的高信号区域是 MR 引导下活检用的标志物（→），但活检未进行。

WHO 分类的基础

WHO 分类的概念

· 基本上是基于病理组织学形态的分类，这一点和日本乳腺癌学会规定的组织性分类是共通的。

· 《乳腺癌处理规约》分类中，增殖浸润型是作为浸润性导管癌的 3 亚型，在掌握肿瘤特征上很有用。但 WHO 分类中没有亚型分类，大约 80% 的乳腺癌被分类成 invasive carcinoma of no special type。

· 另外，WHO 分类是在发病率较高的浸润癌中设定的，但是《乳腺癌处理规约》分类是按病理上的肿瘤·非肿瘤、良性·恶性、非浸润癌·浸润癌进行设定的。

· WHO 分类中，将交界性病变、少见的特殊型也列入项目设定。

WHO 分类的应用

《乳腺癌处理规约》中没有的组织型分类在病理报告记载时

术语解释

*1 columnar（圆柱状）
colum（圆柱，柱）的形容词。用于描述细胞的圆柱形形状的术语。

*2 solid（实性）
肿瘤细胞大量生长导致纤维间质较少的状态。

*3 papillary（乳头状）
纤维血管间质像树枝一样分支并被上皮细胞覆盖的状态。

*4 神经内分泌性质（neuroendocrine differentiation）
细胞质内有神经内分泌颗粒，并且突触素、CD56（N-CAM）、嗜铬粒蛋白 A 等标志物呈阳性。

■应该知道的诊断名称

· atypical ductal hyperplasia（非典型性乳腺增生）：将不满足量及质的异样病变应用于导管内癌的诊断基准。或者在无法观察病变整体图像的活检组织，应用在保留对恶性病变可能性的判断情况下。观察病变整体，2mm 以下或者 2 个腺管宽度以下的 atypical ductal hyperplasia 是很少的。

· columnar *1 cell lesions（柱状细胞病变）（**图1**）：包括 CCC、CCH、FEA 的专业用语。对应恶性病变的是 DCIS。经常作为钙化病变被检出。

· solid *2 papillary carcinoma（实性乳头状癌）（**图2**）：向囊肿状扩张的导管内具有实性或者显示乳头状构造的增殖病变。伴随神经内分泌性质 *4 的也很多。E-DCIS 就像伴随着神经内分泌性质的浸润癌（**图3**）。

· Intractstic papillary *3 carcinoma（**图4**）：向囊肿状扩张的导管内显示乳头状构造并增殖的癌。图像上，与导管内乳头状瘤的鉴别是很困难的。

· radial scar and complex sclerosing lesion（放射状瘢痕和复杂硬化性病变）（**图5**）：中心部伴随着纤维性瘢痕，但是因为没有提前实施的穿刺、外伤、验证等记录，所以称之为"瘢痕"是不恰当的，1cm 以上的病变称之为"complex sclerosing lesion"。

- **pseudogangiomatous stromal hyperplasia（假上皮瘤样增生）（图6）**：间质内伴随着纺锤体细胞的增生和缝隙状间隙的形成，看起来宛如血管腔的病变。纺锤体细胞就是筋纤维芽细胞。临床上当作不规则形肿瘤对待。

■极其少见的病变

- WHO 分类在日常诊断中几乎很少遇到的稀少组织型也被列入其中。
- 像这样的案例诊断要与病理科进行沟通。

图1　columnar cell lesions

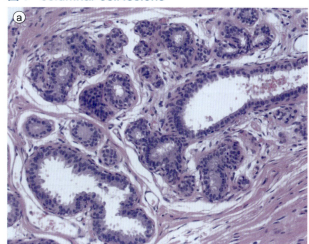 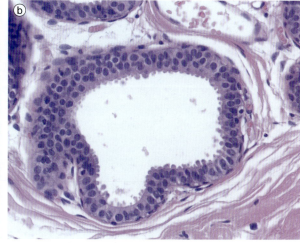

a：弱放大。　　　　　　　　　　　　　　　　　　　　**b**：强放大。

构成细导管及小叶内导管的细胞为高圆柱上皮，伴有核肿大、重积。未发现增生变化、结构异型，这是 columnar cell change（柱状细胞改变，CCC）的观察结果。伴随增生时称为 columnar cell hyperplasia（CCH），伴随异型时称为 flat epithelial atypia（FEA）。

图2　solid papillary carcinoma

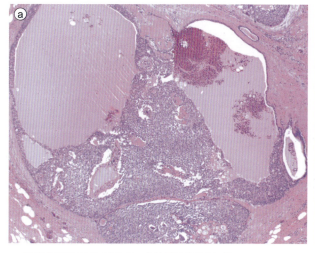 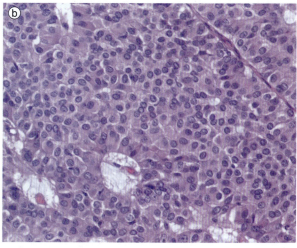

a：扩张的导管内可见乳头状、实性增殖的肿瘤细胞。　　　**b**：肿瘤细胞具有嗜酸性颗粒状细胞质，在纤细的纤维血管性间质周围增殖。

图 3 solid papillary carcinoma 及其周边

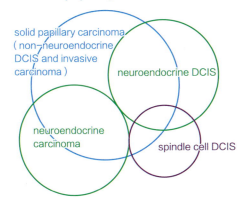

solid papillary carcinoma, neuroendocrine DCIS, neuroendocrine carcinoma, spindle cell DCIS 的关系。

表 1 同一病变的英文对应

JBCS	WHO
noninvasive ductal carcinoma	ductal carcinoma *in situ*
invasive ductal carcinoma	invasive carcinoma of no special type
medullary carcinoma	carcinoma with medullary features
apocrine carcinoma	carcinoma with apocrine differentiation
adenoma of the nipple	nipple adenoma

图 4 intracystic papillary carcinoma

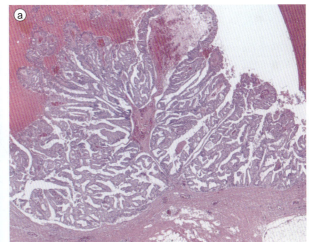

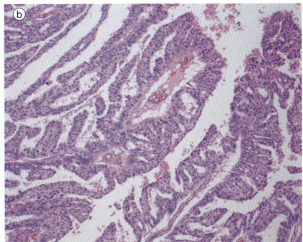

a：囊肿内伴有出血的乳头状病变。

b：含有乳头状结构的细胞是伴随核肿大的异型细胞，也被指出有结构异型。

图 5 radial scar and complex sclerosing lesion

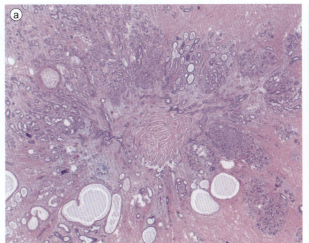

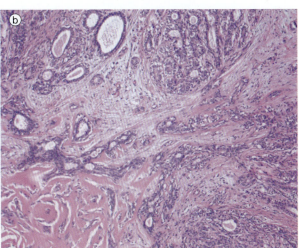

a：以纤维性的"芯"为中心，在放射中可见上皮性成分增生。

b：上皮成分中混杂着硬化性腺症、囊肿形成等。

图6　pseudogangiomatous stromal hyperplasia

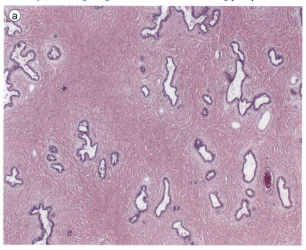

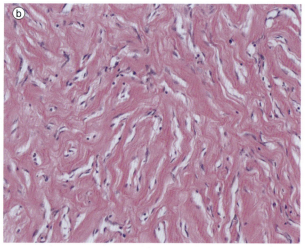

a：富含细胞成分的间质占据上皮成分之间的空间。

b：放大观察发现，在间质中，纺锤形细胞形成狭缝状空隙并进行增殖。

向海外杂志投稿时的注意点

■如何对待浸润性导管癌亚型分类?

· 在日常诊疗中所使用的浸润性导管癌的亚型（乳头样管状癌、实体管状癌、硬癌）不在 WHO 分类中。因此，本亚分类在研究构成很有必要的情况下，采用 JBCS 组织型分类，因为用到了英语论文，所以有必要进行说明。

· 另外，不需要本亚型分类的情况下，作为相当于 WHO 分类的 invasive carcinoma of no special 的范畴而使用。

■如何对待不在 WHO 分类中的组织分型?

· WHO 分类中有许多特殊型，而《乳腺癌处理规约》分类中组织型很少。但是，比如伴随着骨、软骨化的癌、器质性癌，癌肉瘤等在 WHO 分类中，被分类在 metaplastic[*5] carcinoma with mesenchyme differentiation 的范畴中。

■确认英语标记

·《乳腺癌处理规约》分类的英语标记因为和 WHO 分类的标记不一定相同，所以需要确认。这两种分类英语标记不同的肿瘤如**表1**所示。

要点

WHO 分类的使用方式

● WHO 分类和《乳腺癌处理规约》分类一样，是病理形态学的分类。

● 和增殖进展样式对比的亚型分类，在《乳腺癌处理规约》分类中，但不在 WHO 分类中。

● 不在《乳腺癌处理规约》分类的组织型记录到病理报告书时要做好确认。

● 在向海外杂志投稿时要做确认。

乳腺癌处理规约：乳腺肿瘤的组织学分类

前言

- 在日本，广泛用于乳腺疾病的组织型分类记载于《乳腺癌处理规约》的乳腺肿瘤的组织学分类中（**表1**）。
- 在此分类中，**根据构成细胞的性质，将乳腺肿瘤分为上皮性肿瘤、混合性结缔组织性以及上皮细胞混合肿瘤、非上皮性肿瘤、无法分类的肿瘤、乳腺病和肿瘤性病变**。其中，上皮性恶性肿瘤是乳腺癌。
- 乳腺疾病中存在着很多的组织型，但是在**日常诊疗中常见的是导管内乳头状瘤、乳腺癌、纤维腺瘤、叶状瘤和乳腺病**。
- 本章节将根据乳腺肿瘤的组织学分类进行解说。

表1　『乳腺癌处理规约（第17版）』乳腺肿瘤的组织学分类

Ⅰ．上皮性肿瘤	Ⅱ．混合性结缔组织性以及上皮性混合肿瘤
A．良性肿瘤	A．纤维腺瘤
1．乳管内乳头瘤	B．叶状肿瘤
2．乳管腺瘤	C．癌肉瘤
3．乳头部腺瘤	Ⅲ．非上皮性肿瘤
4．腺瘤	A．间质肉瘤
5．腺筋上皮瘤	B．软部肿瘤
B．恶性肿瘤（癌瘤）	C．淋巴肿瘤以及造血器官肿瘤
1．非浸润癌	D．其他
a．非浸润性乳管癌	Ⅳ．不能分类肿瘤
b．非浸润性小叶癌	Ⅴ．乳腺病
2．浸润癌	Ⅵ．肿瘤样病变
a．浸润性乳管癌	A．乳管扩张症
a1．乳头腺管癌	B．炎症性假性肿瘤
a2．充实腺管癌	C．脂肪瘤
a3．硬癌	D．乳腺纤维症
b．特殊型	E．女性化乳房症
b1．黏液癌	F．副乳
b2．髓样癌	G．其他
b3．浸润性小叶癌	
b4．腺样囊胞癌	
b5．扁平上皮癌	
b6．梭形细胞癌	
b7．细胞凋亡癌	
b8．伴随骨软骨化生的癌	
b9．管状癌	
b10．分泌癌	
b11．浸润性微小乳头癌	
b12．基质产生癌	
b13．其他	
3．Paget病	

导管内乳头状瘤（图1）

· **发生在导管内的乳头状肿瘤，发病率最高的是上皮性良性肿瘤。**
· 组织学上，伴随着血管比较粗大的间质作为茎，不同类型的较稀少的导管上皮细胞和筋上皮细胞会排列成 2 层。导管上皮细胞所形成的腺腔内或者玻璃化间质内有时可发现钙化。

图1　导管内乳头状瘤
弱放大像

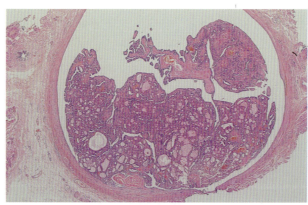

在扩张的导管内，缺乏异型的导管上皮细胞和肌上皮细胞呈乳头状增殖。

乳腺癌

· 乳腺癌分为大型非浸润癌、浸润癌和 Paget 病。
· 非浸润癌是癌细胞在导管或者小叶内范围，因为看不见对间质的浸润，分为非浸润性导管癌和非浸润性小叶癌。
· 浸润癌是因为癌细胞浸润在间质中，所以分为浸润性导管癌和特殊型。
· Paget 病是以乳头·乳晕的表皮内延伸为特点的癌，能看见在导管内的不断深入，即使存在间质浸润，也是很轻微的。
· 针对乳腺癌整体的各组织型的大致比例是非浸润性导管癌为 10% ~ 20%、非浸润性小叶癌为 0.5%、浸润性导管癌为 70% ~ 80%、浸润癌特殊型为 10%、Paget 病为 0.5%。

概率很高的组织型

■非浸润性导管癌 （图2、图3）
· 非浸润性导管癌的癌细胞会在导管内呈现乳头状、低乳头状、筛状、实性等组织结构。
· 这些组织结构通常会以 2 个以上的组合出现。
· 导管·小叶的癌细胞会不断发展，一旦充满会增大，并进行融合。另外，导管内癌灶中可看见钙化。

■浸润性导管癌

· 根据浸润性导管癌的癌灶大小、形态、肿块边缘部的发展样式等不同，分为乳头样管状癌、实性管状癌、硬癌 3 种。

· 这个亚分类根据组织观察结果而定。但各类型的淋巴结转移率、预后情况会有所不同。另外，亚分类在肿瘤边缘部位的进展情况将作为指标之一，可与图像进行对比。

○ 乳头样管状癌（图4）

· 在乳头样管状癌中，浸润灶包含形成乳头状增殖或者腺腔形成的癌和导管内成分异位的浸润癌。

· 浸润灶是显示乳头状增殖的癌，在筛状腺腔内形成的癌叫作 invasive cribriform carcinoma。

· 导管内成分异位的浸润癌，是乳腺内成分占据大部分癌灶的部分。可在肿瘤内看见大多数的导管内癌灶，很小的浸润灶到处存在。

图 2　非浸润性导管癌（筛状）

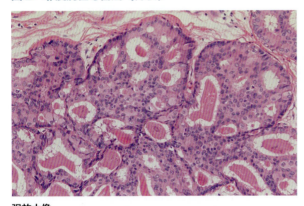

强放大像

在癌细胞形成的筛状腺腔内发现分泌物，其中有钙化。

图 3　非浸润性导管癌（面疱状）

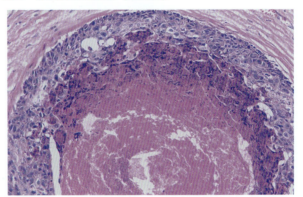

强放大像

在导管内癌灶中央发现了坏死物质，其中有钙化。

图 4　乳头样管状癌：导管内成分异位的浸润癌

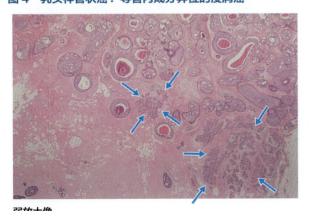

弱放大像

在以导管内癌灶为主体的癌中，发现了多个小的间质浸润灶（→）。

图 5　实性管状癌

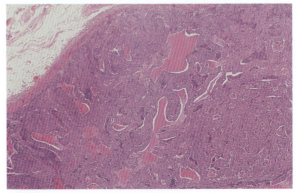

弱放大像

大的浸润灶实性增生，对周边组织压迫性生长。

- 另一方面，伴随着浸润的囊肿内癌也因为囊肿内成分是导管内癌灶，所以导管内成分较多的浸润癌，也可以被分类为乳头样管状癌。
- 乳头样管状癌的组织是多样化的，因此与其他组织型相比，图像中所观察到的变化极其丰富。

○**实性管状癌** （图5）
- 实性管状癌是实性较强的浸润灶，对其周边组织显示压迫性生长的组织型。
- 和周边组织的边界比较清晰。

○**硬癌** （图6）
- 硬癌癌细胞各自非常分散，或者形成小块状，间质浸润，或多或少伴随着间质混合性结缔组织的增殖。
- 与周围组织相比，弥漫浸润性生长。
- 另外，肿瘤周围组织被吸收。

■ **浸润癌：特殊型**
- 特殊型比较少，显示特异的组织形态的浸润癌。特殊型中出现较多的是黏液癌和浸润小叶癌，各占乳腺癌整体的 3% ~ 5%。

○**黏液癌** （图7）
- 与导管内癌灶相比，黏液癌浸润灶比较多，大部分在黏液内癌灶呈现浮游状黏液结节形态的组织型。在黏液湖中的黏液和癌灶的比例各有不同。另外，黏液湖内可见钙化。

○**浸润性小叶癌** （图8）
- 浸润性小叶癌是小型且异型较匮乏的癌细胞以索状或孤立性的方式浸润在乳腺间质的组织型。
- 癌细胞有接合性较弱的特性，所以看不见腺腔形成和乳头状构造。
- 浸润灶中伴随间质混合性结缔组织的增生，但因其程度比较微弱，图像上很难看出其病变。

图 6　硬癌

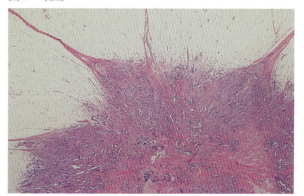

弱放大像

癌细胞呈小块状弥漫性浸润，并伴有间质结缔组织的增殖。将周围的组织拉入，形成螺旋状物。

图 7　黏液癌

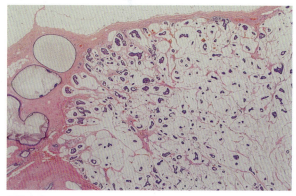

弱放大像

癌灶多为浸润灶，其浸润灶全部呈现在黏液内的癌灶中漂浮的黏液结节形态。

图 8　浸润性小叶癌

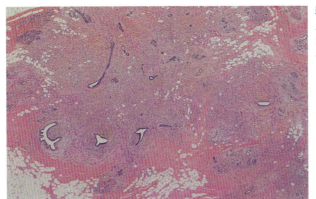

弱放大像

小型缺乏异型的癌细胞呈索状结构浸润。在浸润灶中，残留着非癌的导管小叶结构。

混合性结缔组织性以及上皮细胞混合性肿瘤

· 分为纤维腺瘤、叶状肿瘤和肉瘤，但是肉瘤极其少见。

纤维腺瘤（图9）

· 纤维腺瘤是因为混合性结缔组织以及上皮的共同增殖而引发的良性肿瘤。
· 组织学上，根据上皮成分的形态分为管内型、管周围型、类脏器型、乳腺病型共 4 种亚分类。
· 另外，混合性结缔组织成分也会带来伴随着黏液疏松样、玻璃化、钙化等各种变化。

叶状肿瘤（图10）

· 叶状肿瘤是混合性结缔组织性以及上皮细胞混合性肿瘤的一种，相比纤维腺瘤，混合性结缔组织成分的增生很强。
· 上皮成分经常被拉升、扩展，呈现叶状结构。
· 叶状肿瘤根据混合性结缔组织成分的细胞密度、细胞异型和核分裂象数量，分为良性、交界性和恶性。

乳腺病型（图11）

· 乳腺病型中可以看见在乳腺上皮和皮质之间的增生、退缩、化生等变化，它们形成一个局部状态。
· 也就是说，导管过形成、小叶过形成、腺症、囊肿、上皮的大汗腺化生、纤维腺肿瘤样过形成、纤维症等变化会以各种组合占据相应区域。

- 为了正确进行图像诊断，从图像推测组织学图像，列举出相关鉴别疾病比较。因此，为了进行图像诊断不可缺少组织类型相关的知识。
- 若本书能在典型组织学图像上的理解上对医者有所帮助，笔者将甚感荣幸。

要点

乳腺图像和病理图像的对比

- 对某个病变的图像和病理图像来说，只是用不同的方法观察同一个部位。因此，图像观察的意义可以从病理图像上正确解读。
- 将诊断困难案例的图像和病理图像进行对比，对图像诊断的精度提升有很大帮助。

图9 纤维腺瘤的组织亚型

弱放大像

根据上皮成分的形态，纤维腺瘤可分为管内型 (a)、管周围型 (b)、类脏器型 (c)、乳腺病型 (d)。

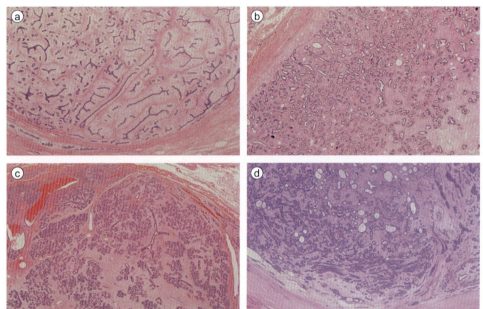

图10 良性叶状肿瘤

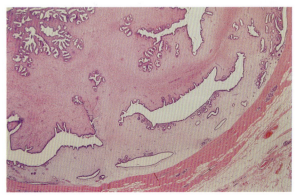

弱放大像

上皮成分被拉伸扩张，呈叶状结构。结缔组织成分细胞密度低，细胞异型缺乏，核分裂象少。

图11 乳腺病型

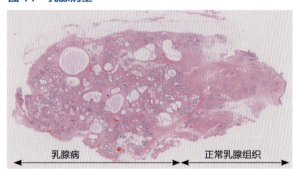

乳腺病　　　　　　　　正常乳腺组织

放大像

与正常乳腺组织相比，在乳腺病型区域，上皮和间质伴随着各种各样的变化。

山口　倫・森田　道・田中眞紀

亚型的理解

什么是亚型

■所谓的"亚型"就是乳腺癌的新分类
· 乳腺癌在形态上和本质特性上都是具有多样性的恶性肿瘤。
· 一直以来，乳腺癌的分类是基于形态上的特性，有常规分类、WHO 等组织学分类。
· 另一方面，从近年遗传基因解析中发现，不同类型的乳腺癌治疗后情况也会不同。

■类似于遗传基因亚型的是临床型亚型
· 遗传基因解析因为费用很高，故实际临床上都在病理检查中进行免疫染色、FISH。女性有无 HR、有无 HER2[*1] 蛋白质过表达的发现·遗传基因增幅组合中，考虑到其他临床病理学因子（包含 Ki-67），近似于根据遗传因子产生的亚型。

■根据亚型推测预后情况，选择药物治疗
· 具有代表性的亚型。
　① luminal 癌 ≈ HR 阳性。
　② HER2 阳性癌 ≈ HER2 阳性（HR 阳性，含有阴性）。
　③ basal-like 癌 ≈ 三阴性乳腺癌（ER、PgR、HER2 均为阴性）。
· 根据亚型推测预后情况，选择药物治疗。亚型的关系型如**图1** 所示。

术语解释

＊1 HER2
它是一种癌症基因。对于癌细胞膜上过度表达的 HER2 蛋白或 HER2 基因增幅的癌（称 为 HER2 阳 性），实施抗 HER2 疗法。

备忘录
· 亚型的临床分类很大程度上取决于每两年召开一次 的 St. Gallen 共识会议的推荐。

要点

乳腺癌的亚型
●乳腺癌被亚分类为 HR 阳性、HER2、basal-like（三阴性）等。

表 1　适用于治疗的乳腺癌亚型分类

Intrinsic subtype（遗传基因分类）和 St Gallen 2015 中提出的新的临床病理学因子的替代定义以及临床亚型，与治疗的关联性。临床亚型中除了 luminal A 和 B 之外，还设定了中间群。luminal 的分类不仅据激素受体的阳性（>1%）和阴性，还以其评分、增殖能力和肿瘤量为参考。等级 3 是 luminal B 治疗，luminal 基本上以激素剂为中心，luminal B 加入了抗癌剂。HER2 阳性采用抗 HER2 疗法 + 抗癌剂，如果是激素受体阳性则加入激素治疗。三阴性采用目前的抗癌剂。

基因型亚型	临床亚型	由临床病理学的因子代替定义	治疗
luminal A	luminal A-like	HR 分数高值 增殖能低（例：Ki-67 低） 肿瘤量低	激素治疗
luminal B	intermediate（中间群）	（多遗传因子测定使用）	激素治疗 ± 抗癌剂
luminal B	luminal B-like	HR 分数低值，增殖能高（例：Ki-67 高，等级 3），肿瘤量高	激素治疗 + 抗癌剂
luminal B	HR positive HER2 positive	HR +，HER2 +	抗 HER2 疗法 + 抗癌剂 + 激素治疗
HER2 过剩	HR negative HER2 positive	HR-，HER2 +	抗 HER2 疗法 + 抗癌剂
basal-like	triple negative	HR-，HER2-	抗癌剂

各亚型有哪些分类

■**luminal 癌：luminal 癌是相同女性荷尔蒙感受器的阳性癌，但 luminal A 和 luminal B 是不一样的（治疗不同）（表1、图1）**

- 在细胞分化上，有着分化导管上皮细胞的特征。
- 大约占乳腺癌 70%。
- luminal 癌作为整体虽然预后良好的类型，但临床上预后被分为 luminal A、中间群和 luminal B。
- 在这些鉴别中，施行遗传基因检查效果最好。但因费用较高，推荐使用于 IHC 的 ER/PgR 得分和 Ki-67[*2] 值、肿瘤量、等级[*3]（病理学恶性度）及高度淋巴管侵袭等综合性判断（表1）。

■**HER2 阳性癌：原本预后不良，但抗 HER2 疗法能起一定作用（表1，图2）**

- HER2 阳性癌是 HER2 高发现群。临床上有 HR 阳性和阴性。细胞分化上有着 luminal 和 basal-like 的中间特性。
- 容易向肺和脑转移，预后不良。但是，近几年抗 HER2 疗法已凸显其有效性。

■**basal-like 型乳腺癌 ≈ 三阴性乳腺癌：basal-like 型乳腺癌和 ER、PgR、HER2 三阴性乳腺癌是"兄弟"，但并不是"双胞胎"（表1，图3）**

- 遗传基因类型的 basal-like 型乳腺癌与临床上的三阴性乳腺癌并非同义（图4）。细胞分化可拥有将导管上皮和筋上皮进行分化的特性。
- 一般的恶性度比较高的亚型中，预后不良，容易发生肺和脑转移。组织学上将其等同于高等级的癌或化生癌[*4]。
- 另一方面，腺样囊肿、低度异型度化生癌等风险较低的癌也包括其中。

术语解释

＊2 Ki-67（图5）

细胞增殖能力的指标。它是细胞分裂时出现的蛋白，在免疫染色中显示在细胞核上的表达。细胞增殖能力高的肿瘤一般恶性度高，抗癌剂的反应性也高。

＊3 等级（图5）

病理学恶性度。表示癌症的表情。根据管腔结构，核异型性和核分裂象数（1~3）的总分（满分9分）分为3个等级，等级3是最难辨别的。

＊4 化生癌

包括鳞状细胞癌、纺锤细胞癌、产基质癌等。

图1 luminal A 癌

a：HE（等级1）。
b：ER 阳性（高分数）。
c：HER2 阴性。

显示筛状结构的1级浸润癌（HE）为 ER 阳性（高分数），通常 HER2 为阴性。

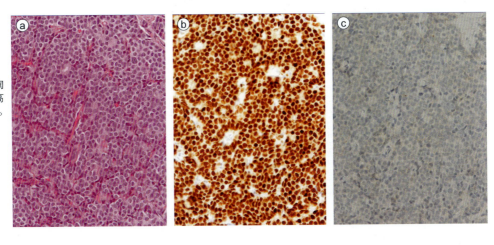

图2 HER2 阳性癌

a：HE（等级3）。
b：ER 阴性*。
c：HER2 阳性。

伴有 comedo 坏死的3级浸润癌（HE）常为 HER2 阳性。

*：激素受体可以是阳性，也可以是阴性。

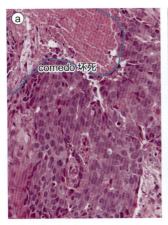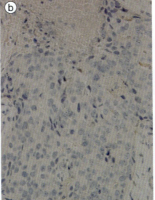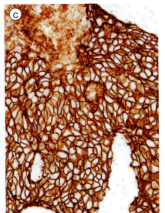

comedo 坏死

要点

● luminal 癌的 luminal A 和 luminal B 由于治疗方式不同，所以鉴别诊断很重要（ luminal A：激素治疗；luminal B: 激素治疗 + 抗癌药 ）。但是很多时候很难明确。

● 预后 luminal > basal-like。HER2 阳性癌虽然原本预后不良，但抗 HER 疗法能起一定作用。

● 关于组织成像，Ki-67 和亚型要比普通型更易关联。

图3 三阴性乳腺癌

a：HE（等级 3）。
b：ER 阴性。
c：HER2 阴性。

在图片以外加上 PgR 阴性，称为三阴性。

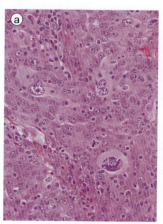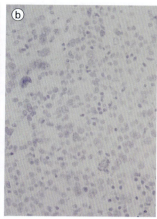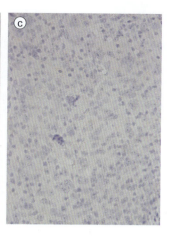

图4 basal-like 乳腺癌与三阴性（TN）乳腺癌之间的关系

两者 70% ~ 80% 一致，但并非同义。综合基因表达分析的基础样与免疫染色的基础样也有严格不同。基于免疫染色的 basal-like subtype 的定义是三阴性、cytokeratin 5/6 和 EGFR（HER1）双方或一方为阳性的情况。

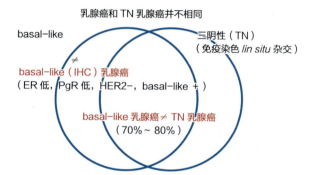

乳腺癌和 TN 乳腺癌并不相同

basal-like

三阴性（TN）
（免疫染色 lin situ 杂交）

≠

basal-like（IHC）乳腺癌
（ER 低，PgR 低，HER2-，basal-like +）

basal-like 乳腺癌 ≠ TN 乳腺癌
（70% ~ 80%）

图5 组织像

a：3 级浸润癌（HE）。
b：Ki-67 高值（指数 >80%）：在癌细胞的核中发现大量棕色的 Ki-67 表达（→ 为核分裂象）。

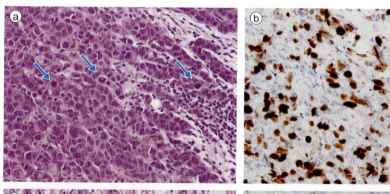

c：1 级浸润癌（HE）。
d：Ki-67 低值（指数 < 10%）：少量 Ki-67 表达。组织结构与 Ki-67 指数密切相关。缺乏管状结构，核异型高度，高核分裂率的 3 级浸润癌通常为 Ki-67 高值。另一方面，管状结构明显，核异型度低，核分裂率低的 1 级浸润癌的 Ki-67 值低。

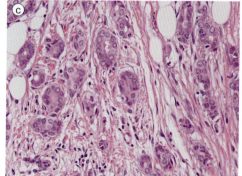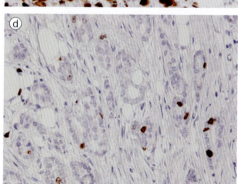

乳腺X线
常规拍摄和追加拍摄，病变位置

胸壁形状和乳腺的可动性

- 乳腺呈曲面且位于胸壁的上层，左、右不是直接指向腹侧，稍许偏向外侧。从矢状位来看，胸壁在头尾方向也是呈曲面的。
- 乳腺外侧边缘是从腋窝开始连续延伸，因为下方部位呈下垂形状，所以活动性很大。因此，内侧边缘固定移动至胸壁，越是头侧越是不易动（**图1**）。
- 为了将这种形态特性的乳腺尽可能在长方形胶片中显示出，需要注意以下要点：
  ①切合乳腺的长轴进行拍摄。
  ②之后，将难拍摄到的部位在另一个方向上进行拍摄作为补充。

压迫

- MG 会压迫乳腺，解剖学状态会不同。按压乳腺，以最薄的厚度状态进行体位拍摄。
- 压迫后，厚度会变薄，平均腺体剂量[*1]也会减少，剂量程度也会减轻。另外，因为散射线[*2]减少、乳腺结构重合分离，提升组织间的对比度，可得到更高画质的图像。

术语解释

＊1 平均腺体剂量
作为考虑医疗照射的指标。由入射剂量产生的均匀压缩乳腺的平均吸收剂量。

＊2 散射线
X 线照射时在被摄体内产生的射线称为散射线，透过乳腺后，直接线和散射线混合存在。散射线多时，对比度和信噪比（SN比）降低。

图1 胸壁形状和乳腺的活动性

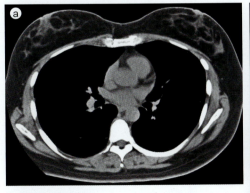

a：CT 水平断面像。
稍微向外看左、右乳房。

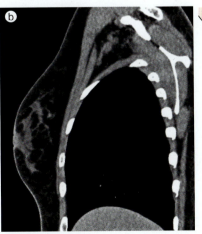

b：CT 矢状断面像。
前胸壁与后侧相比，曲率较大。

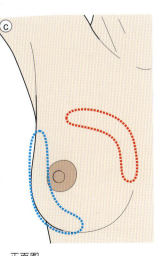

c：正面图。
乳房外侧下部（ ）可动性大。内侧上部（ ）固定，缺乏可动性。

备忘录

MLO 摄影角度是
多少？

· MLO 的 拍 摄 角
度不是以ML拍
摄 位 置 为 基 准，
而是以CC摄影
时的支撑台的角
度 为 0°（**图3**）。

· 其标准根据胸壁
的 形 状 和 乳 房 大
小 而 不 同， 下
垂 的 大 乳 房 为
45°～50°， 标 准
为 60°～65°， 小
乳房为70°～80°。

常规摄影法和追加摄影法

· MG 的标准摄影有**内外斜位方向（MLO）**摄影和**头尾方向（CC）**摄影两种（图2）。

· MLO 摄影是在胸大肌的外侧边缘，倾斜乳腺支撑台进行摄影。以胸大肌的走行方向向腋窝侧进行延伸，MLO 是与乳腺长轴呈较好摄影角度的一种投照位置，可以观察到最多的乳腺区域。

· CC 摄影是利用 MLO 摄影将容易形成照射野的内侧组织充分显现的摄影方式。用这样的标准拍摄法，难以显现部位的病变可从其他方位上进行显现，为了评估病变详情，将追加内外方向（MO）摄影、利用稍许压迫板的加压乳腺摄影、要点放大摄影。

图2 MLO 摄影（a）和 CC 摄影（b）

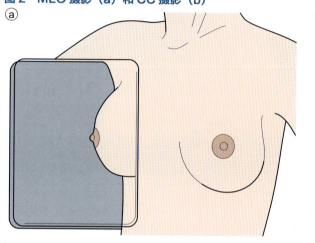 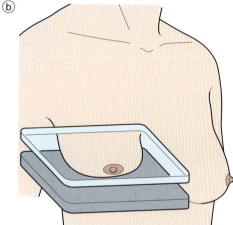

**图3 MLO 摄影角度
是多少？**

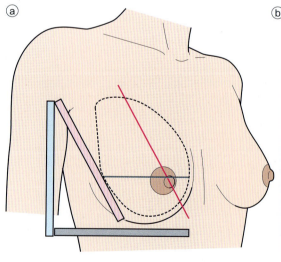 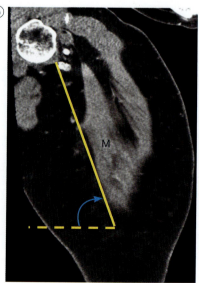

a：▭MLO，▭ML，▭CC 摄影时乳房支撑架的位置
MLO（——），CC（——）的摄影轴。MLO 摄影轴与乳房的
长轴一致。┈┈乳腺实质的范围。

b：CT 重建成像。
从 CC 的支撑台到胸大肌外侧边缘的角度为
MLO 摄影角度，标准为 60°～65°。M：胸
大肌。

关于照射野的理解

· MG 拍摄时，用长方形压迫板去压迫的话，乳腺边缘会无法进入拍摄范围。这个区域被称为照射野。**在考虑照射野时，胸壁形状和乳腺的可动性也是关键。**

· 无论 MLO 摄影还是 CC 摄影，压迫的话，乳腺边缘·深部无法进入拍摄范围内，在 MLO 摄影中，特别缺乏可动性的内侧上部容易成为照射野。在 CC 摄影中，在 MLO 摄影时形成照射野的内侧里点压乳腺摄影，外侧以及上部容易形成照射野（**图4**）。

图4　盲区

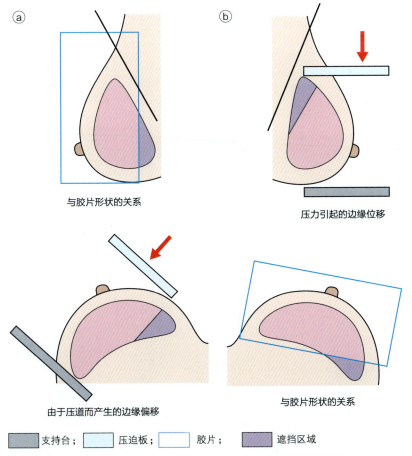

与胶片形状的关系

压力引起的边缘位移

由于压道而产生的边缘偏移

与胶片形状的关系

支持台；　　压迫板；　　胶片；　　遮挡区域

a：MLO 摄影中的遮挡区域。

在 MLO 摄影中，下侧深部成为盲区。按压的话，从内侧深部侧向膜外偏移。

b：CC 摄影中的遮挡区域。

在 CC 摄影中，作为 MLO 摄影中的盲区被充分包括在拍摄范围内时，外部被设置在胶片外。按压的话，从上部深部侧向膜外偏移。

病变部位的标记和记录方法

- 在乳腺癌的治疗方面，病变部位按《乳腺癌处理规约》中的"肿瘤占据部位以及初发部位"进行。
- MG 的 MLO 摄影角度根据被检查者的身材体形而有所差异，并在 MLO 和 CC 摄影的图像上进行标记。
- MLO 摄影时，从乳头中央起，从垂线到尾侧标记为"L"，垂线和乳房下缘的长度等长向头侧进行延伸，和垂线保持平行的线包围的部位标记为"M"，因此头侧标记为"U"。从乳头中央 2cm 的乳晕下区域标记为"S"，腋窝标记为"X"。
- CC 摄影时，从乳头中央起，从垂线到内侧标记为"I"，外侧标记为"O"。乳头下和 MLO 摄影一样，都标记为"S"（图5）。

> ## 要点
>
> **拍摄根本和照射野**
>
> ● 乳腺 X 线检查拍摄的根本是胸壁形状、乳房的可动性以及压迫。
>
> ● 照射野也可以从胸壁形状、乳房的可动性出发进行考虑。

图5 病变部位的标记和记录方法

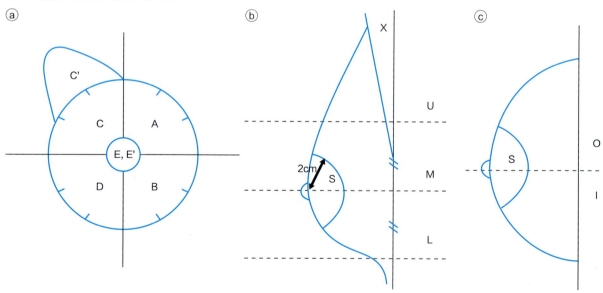

a：乳腺癌治疗中的部位标记。
A：内上部；B：内下部；C：外上部；D：外下部；C'：腋窝部；E：乳晕部；E'：乳头部。

b：MLO 摄影中的标记。

c：CC 摄影中的标记。

乳腺X线

胶片诊断和显示屏诊断的阅片方法

前言

- MG 的阅片方式 = 收集观察结果的基本想法和目标。
  ①看出正常背景乳腺组织和肿瘤的微小密度差。
  ②微小钙化的检出，对其性状的评估。
  ③发现乳腺内结构和其他不同部位。
  基于上述几点，可构成读片流程。
- 本章节将描述胶片诊断和显示屏诊断的阅片方法。
- 以前是以模拟图像为主体，近些年几乎所有机构都向数字化、显示屏诊断转变，所以笔者将要点放在显示屏诊断上。

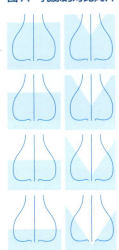
胶片乳腺 X 线检查

- 看胶片时最重要的是阅片环境。
- 为了能够看出微妙的密度差，需要用专业的高亮度看片灯，在黑暗的房间里尽可能排除妨碍读影的直接光和反射光。
- 另外，乳腺基本上是左、右对称的器官。在其对称结构中，因为要找到非对称部位，所以要将 MLO、CC 摄影分别向着背部对称，然后左、右对比阅片。这时，要准备好乳头、褶皱（乳房下皱襞）的高度。
  ①首先要稍微离开一点儿距离，观察整体：留意非对称部位和密度较高的地方。
  ②寻找左、右差：左、右进行详细比较（遮盖示例＊1）。
  ③放大寻找微小的钙化：需要放大镜。
  ④和既往图像进行比较。
  ★欲知详解，请参加 MG 读影讲习会。

显示屏诊断

- 显示屏诊断基本的阅片方法与胶片诊断是一样的，但是必须留意与胶片阅片的差异性。

图3 ③MLO 摄影屏幕适配显示→放大

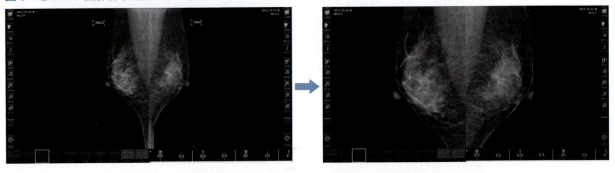

图4 ④CC 摄影屏幕适配显示→放大

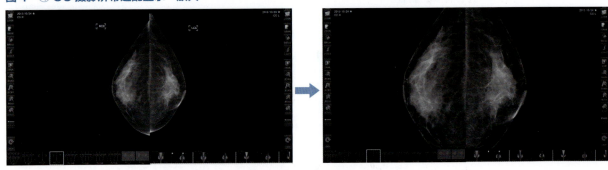

③MLO 摄影屏幕适配显示→放大 （图3）。

在进一步放大的同时观察整体。为了不忽略钙化需要全面观察。另外，改变视窗水平
宽度，可使乳腺内的对比度提高而进行强调 / 调整观察（通常为了弥补乳腺内的对比
度不足，缩小视窗宽度以增强对比度）。

得到观察结果时，进行肿瘤边缘和钙化的评估。

特别是发现钙化时，一定要将该部分扩大到像素等倍，观察其形态、性状，进而检查
周围是否有淡淡的东西。之后可以暂时缩小，研究整体中钙化的分布以及观察是否伴
随其他异常（重叠密度和结构紊乱等）。

④CC 摄影屏幕适配显示→放大 （图4）。

采用与 MLO 摄影显示相同的步骤进行全面观察。

⑤放大关键图像等追加拍摄的情况。

为了避免遗漏，在设定流程时事先编入比较好。

图5 有既往图像的
情况①

从左开始过去到此次图
像，第1次，第2次，
第3次。

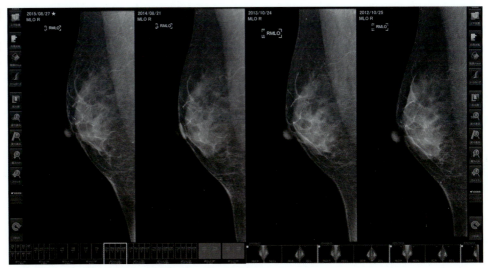

图6 有既往图像的情况
②：在左上区有
微小锯齿状边缘的
肿瘤

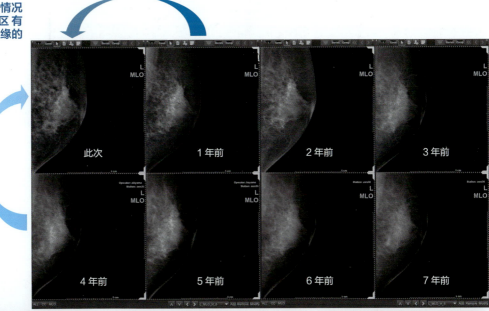

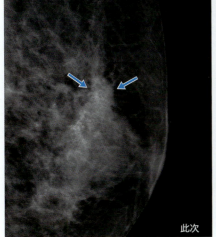

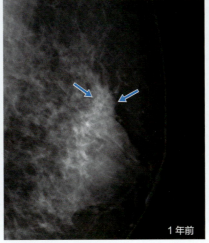

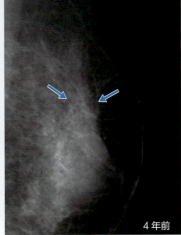

与1年前几乎没有变化，但与4年前相比，明显变得清晰/增大。

既往图像

· 必须与既往图像对比后再进行阅片。不仅与上一次，还可以将过去多次的图像全部进行系统的比较，这样比较理想（**图5、图6**）。
· 乳腺癌大多是生长缓慢的肿瘤，有些恶性病变和1年前相比没什么变化，和前年相比也没什么变化，但也不能疏忽，需要数次图像比较。
· 关于 FAD，比较阅片可减少假阳性。乍一看就觉得是 FAD 或者结构比较紊乱的部分也可通过和上次图像进行详细对比，用正常图像的重合进行病情说明。另外，拍摄体位的微妙差异以及和数次前完全相同也时有发生。
· 将既往图像尽可能多地进行排列，通过滚动鼠标的滚轮功能，可方便地设置将既往图像直接调出。

结语

· 仅仅依靠图像不能完全了解的信息也能作为阅片时的参考内容。比如，皮肤病变看起来像乳腺内肿瘤的例子有很多。乳腺的伸展不良等，如果了解了拍摄时的状态（比如伴随着皮肤发红、患者的体位保持困难、体重变化等），有助于判断是拍摄的问题还是实际观察的问题。另外，压迫时的乳头异常分泌液是诊断疾病的重要信息。
· 技师与阅片医生之间的合作非常重要。摄影时技师协助便捷输入，阅片时会和图像一起作为参照目标。

显示屏诊断的注意点

●乳腺是左、右对称的器官。在对称结构中去寻找非对称部位是基本点。

●在显示屏诊断上，可结合乳腺内外的任意部位改变密度、对比度。

●需要了解像素等倍的大小。意识到这一点，可充分抓取数据信息，进行放大观察。

●确定自己的工作模式，不断"提炼"自己的读影方式。

●技师与阅片医生之间的合作很重要。

超声

B 超操作方法

乳腺超声检查法

- 乳腺超声检查法是在检查中出现疑似病变时将探头伸向其位置进行检查，这点与其他区域的超声检查不同。连续扫查中，超声波要由乳腺皮肤垂直进入，也与其他区域的超声检查不同。

检查体位

- 检查时的体位应使超声波容易打入，为了不漏诊，在背面放入枕头或折叠的毛巾（**图1**）。
- 为了更加容易检查外侧，要打开腋下使得肘部成冂形（**图2a**）。乳腺下侧有褶皱或者检查腋窝时要将手臂向上抬高（**图2b**）。

图1　检查体位①

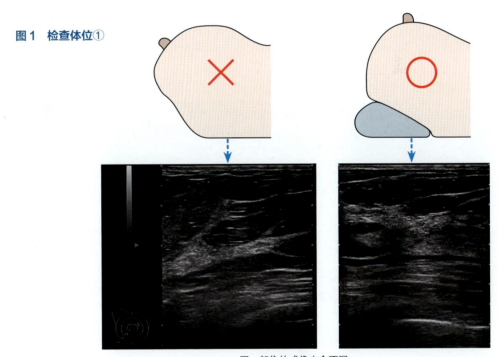

同一部位的成像也会不同。

B 超的设定

- B 超图像由电增益、动态范围、STC、焦点进行调整。画质的调整参照【第 1 章 B 超图像（包含组织特性）】。
- B 超图像的视野设定为 4 ~ 5cm，要明确扫描出胸大肌。视野深度、电增益、动态范围、STC 等只要提前设定好，操作预设按钮就可以开始检查。焦点需要结合患者情况来调节。
- 一开始要在乳腺厚的地方（C 区域、AC 区域等）描绘出超声图像，在描绘出的乳腺组织正中间或者略背部调好焦点进行连续扫查（**图3**）。超声波超过焦点会产生扩散。
- 多段性的调节焦点会使超声波集束，但是实时性会降低（**图4**）。

图 2　检查体位②　

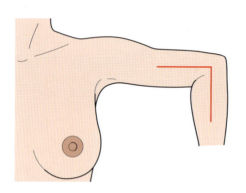

图 3　正常乳腺

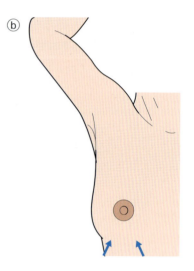

浅筋膜浅层　皮肤　皮下脂肪组织　乳腺组织　乳腺后隙　胸大肌

图 4　超声波束和聚焦

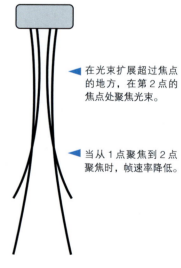

◄ 在光束扩展超过焦点的地方，在第 2 点的焦点处聚焦光束。

◄ 当从 1 点聚焦到 2 点聚焦时，帧速率降低。

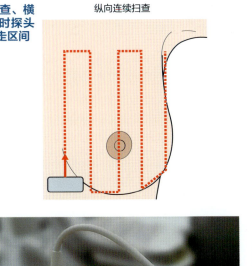

图 5 纵向连续扫查、横向连续扫查时探头的拿法与行走区间

纵向连续扫查　　　　　　　　横向连续扫查

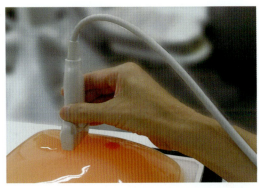 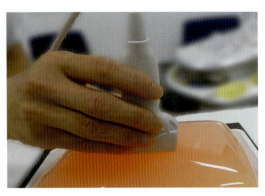

图 6 使扫描超声波束垂直于乳腺皮肤

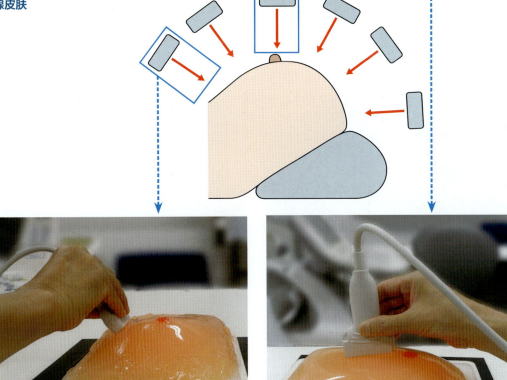

图7 病例（导管内乳头状癌）

主诉乳头泌液来院就诊。从右乳头下沿6点钟方向扩张导管，管内可见实性回声（→）。实性回声的上方见实性团块和小乳头状部分，怀疑是导管内乳头瘤的所见。虽然是有厚度的乳腺，但是为了观察导管下的实性回声，将焦点（○）对准该部位。

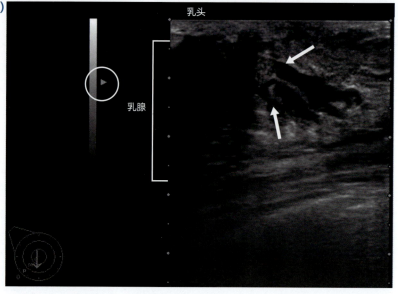

乳头

乳腺

B 超操作方法

· 操作方法是握住探头下方，不要使其掉落，连续扫查时必须只沿着两个方向，缓慢不重复地连续扫查。

· 纵向连续扫查和横向连续扫查时，探头的握持方法、连续扫查方法如**图5**所示。

· 乳腺多为梯形，为了使超声波垂直于乳腺皮肤，应如**图6**所示进行连续扫查。

· 出现了想要观察的病变时，将焦点聚集在该位置。左手要放在聚焦按钮附近。

· 如何对病变调整焦点，见**图7**。

备忘录

· 在检查有乳头分泌液的病例时，防止探头被分泌液污染，所以要事先在探头的接触面上涂上耦合剂，其上用保鲜膜等紧密覆盖，进行检查。结束后，取下该保鲜膜丢弃，探头就不会被污染。

要点

● 乳腺超声检查的重点是在发现病变的部位要把焦点对准进行观察。

超声
彩色多普勒的注意要点

前言

- 彩色多普勒图像能得到包含病变相关的血流量、形态、流速等血流信息，B 超图像的诊断会增加附加价值。
- 现在市面上的几乎所有的超声设备里都有标准功能，只要一个按钮，血流信息就能在 B 超图像上显示成彩色。这是一个非常方便的功能，为了提供正确评估，需正确使用。

正确使用的要点

- 因为诊断装置的多普勒敏感度不断提升，2 ~ 3cm/s 程度的慢速血流也可以显示出来。
- 为了最大限度地得到血流信息，聚焦、流速范围、彩色增益等条件设定和 B 超探头扫描以及彩色显示区域（ROI）的设定也需要加以考虑（**图1**）。
- 具体内容：
  ①流速范围慢于 3cm/s，预设至彩色增益是否能看见噪点的级别。
  ②当 B 超探头扫描应用于乳腺时，对 US 电子束垂直进入有意识，为了不过于压迫，轻轻触动即可进行扫描。

图 1　合适的图像
流速范围、ROI 的设定等，需要在正确的条件下进行确定。

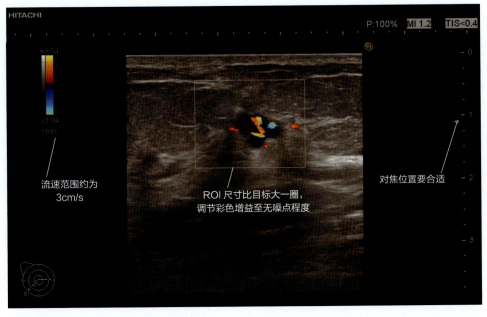

流速范围约为 3cm/s

ROI 尺寸比目标大一圈，调节彩色增益至无噪点程度

对焦位置要合适

③对病变要对准焦点，ROI要放大（+0.5～1.0cm 的幅度）观察。

④为了给予正确判断，尽可能保存客观动画或静止画面。

评估要点

- 因为诊断装置的多普勒敏感度不断提升，恶性病变即使有血流丰富的倾向，但仅仅依靠血流信号的多少是无法辨别其良恶性的。
- 血流的多少定性评估分为 4 种：(－)、(+)、(++)、(+++)。
- 作为案例，对于后方回声增强类型肿瘤图像，血流匮乏的病变，笔者判定为良性。认定为复杂囊肿的实性小肿瘤图像上，有血流通过，就判定为恶性。
- 另一方面，血流信号的增加能够用于判断增殖性的范围判断。
- 代表叶状肿瘤的良性病变也有增殖性很强的血流丰富倾向，能成为以后是否增大的判断依据。
- 非肿瘤性病变在判断其是否为增殖性病变上，良性病变如叶状肿瘤也有较丰富的血流，在随诊过程中根据是否增大可作为良恶性的判定标准，也就可以判定其是否为增殖性病变（**图2**）。
- 显示出来的血流信号，与所表现出来的级别、组织的微小血管密度水平不能直接对应后，进行形态评估很重要。评估病变相关的血流信号形态可以推断组织成分。
- 若存在弯曲、蛇行、分支状、马赛克色调的征象，可以判定为恶性。
- 周围边缘动脉（surrounding marginal artery）有压迫性，边缘部位圆弧状血流是纤维腺瘤特有的特征（**图3**）。

图2 非肿瘤性病变

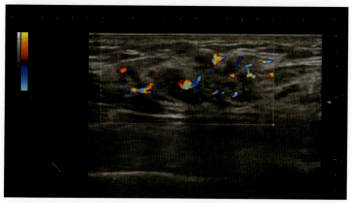

由于血流增加，可考虑包括恶性在内的增殖性病变。

图 3　纤维腺瘤

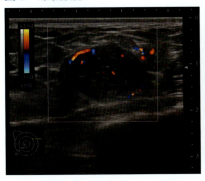

surrounding marginal artery

图 4　浸润癌

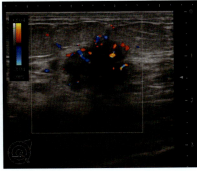

plunging（∗形）

图 5　浸润癌

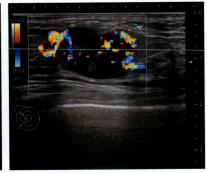

plunging（π形）

**图 6　血管形态和血流多
　　　寡的组织学关系**

从模式上看，关系如图所示。

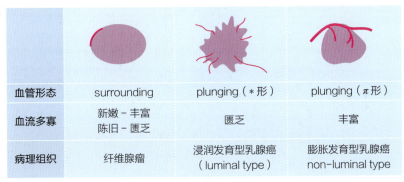

血管形态	surrounding	plunging（∗形）	plunging（π形）
血流多寡	新嫩 – 丰富 陈旧 – 匮乏	匮乏	丰富
病理组织	纤维腺瘤	浸润发育型乳腺癌 （luminal type）	膨胀发育型乳腺癌 non-luminal type

- plunging artery 在确认癌的情况下，直接进入病变的血流，突入形态从四周看呈∗形，竹帘状的情况下表现为 π 形（**图4、图5**）。
- ∗形的血流比较匮乏，有浸润发育型乳腺癌（luminal type）的倾向。π 形的血流很丰富，有膨胀发育型乳腺癌（non-luminal type）的倾向（**图6**）。

结语

- 给 B 超图像诊断带来若干信息的彩色多普勒图像要正确使用，活用其信息很重要！

 要点

●最大限度地得到血流信息，对于条件设定、B 超探头扫描、ROI 设定是必不可少的。

超声
弹性成像检查的注意要点

弹性成像检查的基本知识

- 超声波组织弹性（弹性成像检查）的临床应用是从乳腺区域开始的，如今在病变的检出、诊断及评判上几乎成了必备的应用功能。
- 超声诊断的基本是 B 超图像，根据弹性成像检查得到。通过组织弹性的功能信息进行综合判断，在短时间内做出正确的临床诊断。
- 因此，正确理解诊断设备所搭载的弹性成像检查的原理、组织硬度的非线形性后，获得检查技能是必然的。

弹性成像检查分类（表1）

- JSUM 弹性成像检查指南中，将弹性成像检查整理为"组织加压·加振或激发的能量（横）"和"检出·测定的物理量（纵）"的项目，分为"**应变弹性成像（strain elastography）**[1]"、"**超声弹性成像图像（ARFI imaging）**[2]"、"**剪切波弹性成像（shear wave elastography）**[2]"。

表 1　弹性成像分类：2015 年版（《JSUM 弹性成像指南修订版》（乳腺部分）中的分类表）

将弹性成像分为"组织加压·加振或激发的能量（横）"和"检测·测定的物理量（纵）"项目进行整理。另外，"strain elastography"根据各设备推荐的检查手法进行了细分类。

		Strain or Displacement		shear wave speed	
Manual Compression	strain elastography				
	No Manual Compression	Elastography	Philips		
		eSie Touch Elasticity Imaging	Siemens		
		Real-time Tissue Elastography（RTE）	Hitach Aloka		
		Elastography	Toshiba		
	Minimal Vibration	RTE	Hitach Aloka		
		Elastography	GE		
	Significant Compression	RTE	Hitach Aloka		
		Elastography	GE		
Acoustic Radiation Force	Acoustic Radiation Force Impulse（ARFI）Imaging			shear wave elastography	
	Virtual Touch Imaging		Siemens	Virtual Touch Quanti.fication（VTQ）	Siemens
				shear wave elastography（SWE）	SSI
				Virtual Touch IQ（VTIQ）	Siemens
				shear wave elastography	Toshiba
				shear wave elastography	GE

弹性成像检查的拍摄

· 准确理解诊断设备中搭载的弹性成像检查原理，根据病变使用不同的检查手法。
· 今后结合自己偏好的手法为基础，以 RTE 为例，进行相关的检查和采用相关的评估方法。

探头对体表进行垂直传输，需要留意初期压力

· 在进行弹性成像检查时，**探头在体表进行垂直传输信号，并且尽可能轻地不使乳房变形**，不让病变部位在显现时有任何偏差（**图1**）。
· 特别留意初期压力[3]，要牢记非线形性后再进行检查。
· 在乳腺区域，将 strain elastography 的检查手法分为 **NMC (no manual compression)、MV (minimal vibration)、SC (significant compression)** 3 种。
· 根据不同的设备装置，建议的检查手法也不尽相同。另外，针对病变使用不同的手法也很有必要（参照**备忘录**）。

图 1　弹性成像检查手法举例
将探头垂直于体表，并且在乳房不发生变形的初期压力下轻轻接触，使对象病变的状态不出现偏差。

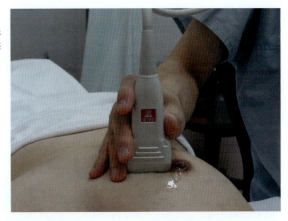

术语解释

＊1 应变弹性成像
这是指检测、测定由于探头的手动加压、加振、受检者的心跳及身体运动等作用而产生的组织倾斜（strain）或变位（displacement），并将其成像的方法。由于倾斜是相对硬度的指标，因此具有与触诊相似的优点，其特征是实时性和空间分辨率高。

＊2 ARFI imaging 和 shear wave elastography
分别是利用探头照射的收敛超声波脉冲的作用的组织弹性评估方法，分别对 ARFI imaging 中的组织位移、shear wave elastography 中组织中的剪切波（shear wave）传播速度进行检测评估。其特征是只要注意初期压力，握住探头，按下测量用按钮，就能显示静止图像或测量值。

＊3 初期压力（pre-load compression）
这是指在弹性摄影检查时，最初用探头对乳腺施加强度（压力）。由于组织硬度的非线形性，不管弹性成像的原理如何，由于初期压力的不同，画质和测量值也不同。

ROI 区域将最大限度地包含软组织

- RTE 在设定好的 ROI 区域中将相对弹性部分进行图像化，为了最大限度地包含正常软组织，设定 ROI 是最为关键的。
- 也就是说，在 ROI 区域：①横向方向上画面幅度很大；②深度方向不包括肋骨、肺、皮肤。另外，**病变只能显示 ROI 区域大小的 1/4**（**图2a**）。大的病变靠近 ROI 边缘。

一边确认检查中的画质，一边修正技术

- 在初期压力恰当情况下的 RTE 画质有以下两个特征：①**皮下脂肪呈现红色和绿色的褶皱状，左、右几乎都是均等的**；②**胸大肌呈蓝色**（**图2a**）。为了获得这样的画质，需要在检查过程中不断确认，也可以判断自己的手法技术是否运用得当。
- 如果初期压力适当，画面下部的紧绷状图形即使无法显现为正弦曲线也没关系。
- 与此相对，初期压力过大或者 B 超探头加振过大，皮下脂肪会混杂红色、绿色和蓝色的弹性马赛克，胸大肌中混杂着红色的曲线 （**图2b**），所以有必要修正含有初期压力的 B 超探头使用方法及技术。

图2 初期压力差异导致 RTE 图像质量差异

50 多岁，女性。浸润性乳腺癌。

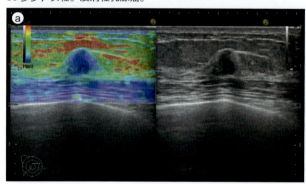 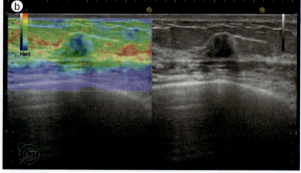

a：初期压力适当时。

筑波弹性得分 5。皮下脂肪的绿色和红色的横向条纹几乎左、右均等，胸大肌显示为蓝色。以这样的图像质量作为指标，可通过稳定的检查方法进行评估。此时 ROI 设定为充分包含正常的软组织。

b：初期压力过大时。

皮下脂肪中红、绿、蓝混合，胸大肌中混杂着红色曲线。

――――――――― **备忘录** ―――――――――

弹性成像检查方法总结

- **no manual compression（NMC）法**：将探头垂直贴在皮肤上，完全不进行有意的加压、加振法。探头保持轻轻接触皮肤的程度，保持适当的初期压力，注意不要压迫皮肤，这是关键。特别是在表浅的病变中，可得到分辨率较高的画质，但是在深部的病变中，有时很难得到可评估的画质。
- **minimal vibration（MV）法**：将探头垂直贴在皮肤上，给予极轻度激励的手法。在手腕整体不动探头和保持适当的初期压力的同时，用握着探头的食指、中指进行细微的（1mm 以下的）振动，这是重点。对于从比较浅部到稍微深部的病变，可进行广泛评估。
- **significant compression（SC）法**：将探头垂直贴在皮肤上，反复进行轻度加压、减压的手法。探头上下移动（1 ~ 2mm）使组织变形，激发组织变形是关键。与其他方法相比，虽然可对深部的病变进行评估，但有时很难对浅部的病变和小病变进行评估。

弹性成像检查的评估、诊断方法

- RTE 会将不规则、较小的、硬的组织呈现蓝色，将不规则、较大、软的组织呈现为红色。
- 利用 RTE 实时性的定性评估方法，**筑波弹性得分**作为半定量的评估方法，采用组织的弹性应变比值（SR）。

弹性分级（图3）

- 与 B 超图像上的低回声成分相比，根据弹性成像检查的弹性低下区域范围，分数评定为 1 ~ 5。
- 在乳腺肿瘤的良恶性诊断方面，判断分数 3 ~ 4 之间的话，报告上会显示敏感度为 86% ~ 93%，特异度为 86% ~ 90%。
- 特别是在分数 5 的症状中，超出低回声成分显示的弹性度低下，会显示病变的周围组织浸润和间质的增生。
- 在不确定是分数 3 还是 2 的情况下，如果在病变内部认为是"绿色较多"就是分数 2，如果认为"蓝色较多"就是分数 3。
- 在临床上，作为呈现分数 4 的良性结果，事先要考虑复杂囊肿和导管内乳头肿瘤。
- 另外，超声图像中将非肿瘤性病变显示出来的病变（非浸润性乳腺癌等）容易与周围组织的弹性差异混淆。像这样的病状需要由 B 超观察结果、彩色多普勒整合之后进行综合性判断。

strain ratio（SR，应变比值）

- 这是运用组织弹性应变比值（SR）的评估方法，特别是在乳腺区域内，是指病变部位和皮下脂肪层的弹性应变比值。乳腺肿瘤的良恶性判断上，截至 FLR ≈ 5 的话，报告显示敏感度为 89%、特异度为 89%。
- 因为要避开测定偏压，有必要对**目标 ROI 进行 B 超图像设定**：①病变部位（不含边界部高回声图像）中，低回声成分进行对接；②皮下脂肪层中，从乳腺边界线到皮下之下，尽可能画出更大的圆弧（**图4**）。

图 3　筑波弹性得分（tsukuba elasticity score）

与 B 超图像中的低回声相比，根据弹性成像图像中失真降低的区域范围，分为 1~5 分，并进行评估。

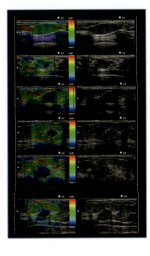

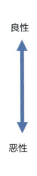

良性

恶性

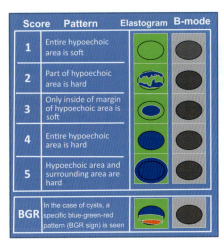

Score	Pattern	Elastogram	B-mode
1	Entire hypoechoic area is soft		
2	Part of hypoechoic area is hard		
3	Only inside of margin of hypoechoic area is soft		
4	Entire hypoechoic area is hard		
5	Hypoechoic area and surrounding area are hard		
BGR	In the case of cysts, a specific blue-green-red pattern (BGR sign) is seen		

图3 右乳腺癌（浸润性导管癌）

a：横断面像；**b**：矢状断面像；**c**：MIP像。

右乳房12点方向和3点方向区域性进展的乳腺癌。较横断面图像，矢状断面像12点方向的区域性增强更容易识别。在MIP像中，肿瘤整体形状容易展现。

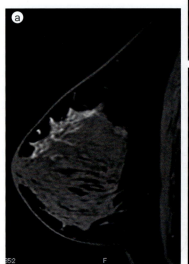
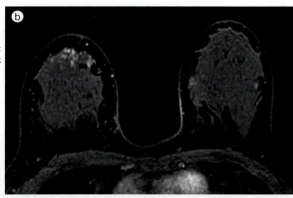
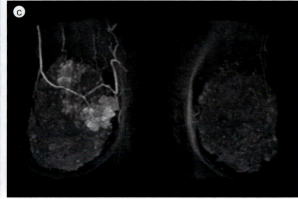

脂肪抑制 T2 加权图像

- 在T2加权图像上，乳腺癌可能呈现出和正常腺体相近的信号，所以乳腺癌的诊断存在一定困难。但能看见囊肿、囊肿内肿瘤等含水成分，看见黏液癌等黏液成分、黏液肿瘤间质、水肿等高信号，因为含有纤维化、慢性期的出血等稍低信号，所以对鉴别病变部位的性质和组织类型有一定帮助。
- 乳腺内的脂肪在T2加权图像中呈现高信号，使病变部位的信号难以区分，所以通常使用脂肪抑制法。

非脂肪抑制并用 T1 加权图像

- 因为大多数乳腺MRI使用了脂肪抑制技术，仅靠脂肪抑制图像是无法评估病变内部是否含有脂肪成分的。
- 错构瘤、乳腺淋巴结等良性病变内部可能含有脂肪成分。因此，脂肪抑制不应用于T1增强图像的扫描有时有效。

弥散加权成像

- 在指南上，弥散加权成像并不是必需的，但是如果时间充裕，是可推荐的扫描方式。乳腺癌在扩散加权图像上大多显示高信号，较背景乳腺的对比度良好。与造影 MRI 相比，容易发现潜在危险的病变。
- 另外，因为层厚比较厚，与切片数达到近百张的 MRI 设备相比，比较容易观察到乳腺内的情况，防止遗漏病灶。
- 而且和扩散加权图像同时获取的 ADC 图谱、ADC 数值也是鉴别良恶性的很有效的附加信息，所以 MRI 在判断良恶性的诊断时提供了参考价值。
- 但 ADC 数值会根据拍摄的设备类型、B 值、FOV 的设定而变化，所以机构和设备间无法进行严格比较，需要有一定的经验。
- 乳腺 MRI 的 B 值设定为 800 ~ 1500s/mm^2。高 B 值会导致背景乳腺的信号降低，与病变的对比度相似，SNR 较低。
- 把 B 值设定作为 1 个类型的情况是 1000s/mm^2，2 个类型的情况是 800s/mm^2 和 1500s/mm^2。

要点

推荐序列

- ●脂肪抑制合并 T1 加权像。
- ●脂肪抑制合并 T2 加权像。
- ●非脂肪抑制合并 T1 加权像。
- ●扩散加权像。

脂肪抑制合并 T1 加权像的推荐拍摄条件

- ●3D 或 2D 超声 T1 加权像。
- ●脂肪抑制并用副作用。
- ●快速静注、生理盐水注入。
- ●1mm × 1mm 像素，2.5mm 厚或者不满 3.0mm 厚。
- ●两侧乳房同时扫描：横断面像或冠状断面像。
- ●1 次扫描时间：60 ~ 120s 之间。
- ●造影前、早期相、后期相，至少 2 相以上。
- ●可选：早期相与后期相的矢状断面像。

PET/CT
伪影、正常变异

伪影

- PET/CT 是用 CT 来进行传输扫描的，存在 CT 特有的伪影。
- 根据金属等高吸收体引起的伪影（**图1**），根据运动引起的运动伪影（**图2**），因移动胳膊引发的超高速伪影（**图3**）。
- 除此以外，还有 PET 以及 CT 设备不良和 CT 扫描条件而引发的伪影。
- 在这里，重点叙述在日常工作中会遇到的伪影。

相互作用的伪影

- 相互作用的伪影是指为了修正吸收和取得融合图像的 CT FOV（50cm）和 PET FOV（70cm）的差异，因为没有 CT 的 FOV 外修正数据，所以会产生相互作用，伪影及定量值也会产生。特别是对于体型较大的被检查者和放下手臂进行扫描时是必须要注意的。

图1　高吸收体伪影

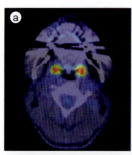
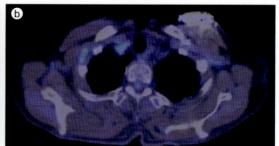

a：治疗牙齿的金属。　　b：起搏器金属。

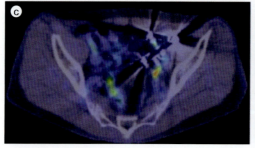
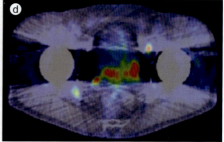

c：结肠憩室中残留的钡。　　d：双髋关节人工骨头中的金属。

图 2　运动伪影

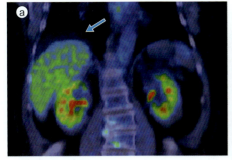

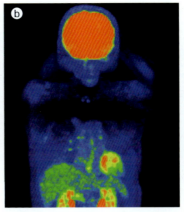

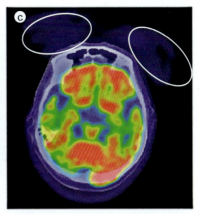

a：由于呼吸的不同，PET 时横隔膜的位置高于 CT
（→）。

b：PET 时，由于活动了手臂，图像缺损。

c：由于 PET 时手臂移动到 "○" 的位置，因此发生了与 CT 图像的融合不匹配。

图 3　超高速伪影

a：因为是抬起手臂进行扫描，所以头部 CT 发生的伪影在融合像中没有太大影响（但由于 CT、PET 摄像时的体位不同，会有位置偏差）。

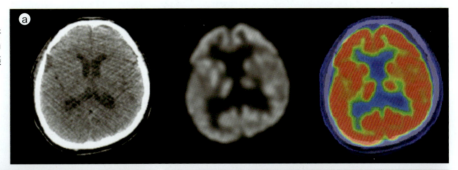

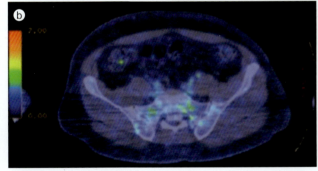

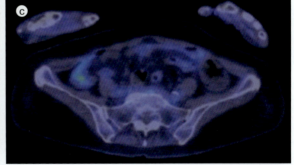

b：对象手臂上出现的伪影。

c：手臂不能上举时，将两肘靠近放在腹部上，将手放在腹部上，与 b 相比，可减轻伪影。

normal variation（正常变化）

- FDG 是将葡萄糖的一部分 OH^- 置换成 F 的构造体，和葡萄糖一样在体内动态循环。葡萄糖是脑部唯一的能量源，主要分布在脑部。另外，心脏因为能够利用脂肪酸、乳酸等各种能量源，所以根据禁食会显示各种形态。
- 不仅是糖代谢很快的肿瘤组织，即使正常组织也会生理性吸收，所以会浓聚在良性肿瘤和活动性炎症周围。另外，FDG 和葡萄糖相比，肾小管再吸收比较差，主要以尿液的形式排出体外，所以也会浓聚在尿路系统中。

■**正常聚集部位（图4）**
· 脑、口腔、唾液腺、扁桃体、心脏（特别是左心室）、肝脏、脾脏、消化管道（胃、小肠和大肠）、肾脏、尿管、膀胱、骨骼。

■**年龄、性别和月经周期的影响**
· 胸腺、乳腺、副肾、子宫内膜、卵巢、精囊。

■**外部气温的影响**
· 大多数**褐色脂肪**存在于偏瘦型·女性·年轻人中，根据低气温的影响会提高交感神经的兴奋度，呈现以颈部、旁椎体为中心的纵隔·后腹膜等出现 FDG 的现象，诊断上也会出现假阳性，与病变之间的鉴别要相当注意（**图5**）。

图4　正常聚集部位

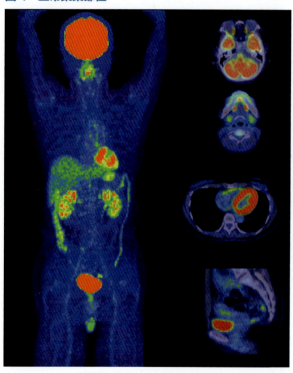

图5　向褐色脂肪的聚集

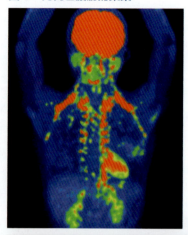

40 多岁，女性。身高 156.8cm，体重 43.9kg。可见为左、右对称性，CT 显示与脂肪组织一致（→）。

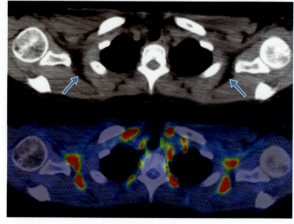

什么是 SUV

· 被注入的放射性医药品不能很好排出体外，假设平均分布在体内的状态成为 "SUV = 1"，每单位体重的注射量的聚集比，将作为评估的半定量所使用。

· 最近在很多领域中会用上 SUV 最大值。

$$SUV = \frac{肿瘤的放射线密度}{注射放射能量 / 体重} \times 相互校正系数$$

PET/CT
假阳性、假阴性等注意点

前言

· 一方面，判断为异常浓聚图像的情况下该如何解释？另一方面，某些实际存在的病变却无法呈现异常浓聚的情况，其原因以及观察到了哪些具体状况也有必要进行解释。
· 本章将在理解乳腺癌 PET/CT 的基础上，作为必备常识，对假阳性和假阴性做一些具体描述。

假阳性

· 列举多种原因（**表1**）。
· 因为乳腺自身属于生理上的浓聚脏器，所以浓聚程度的差异会将**患者信息、一直以来的检查作为参考对象**，做出合理判断。

表 1　假阳性、假阴性的原因

假阳性的原因	
生理影响	正常腺体，乳头 乳腺病，激素补充剂等导致腺体疾病，聚集积乳囊肿 会出现：左右差异 副乳腺：和 C' 病变的鉴别 女性化乳房
良性乳腺病变	乳腺炎：与炎症性乳癌的鉴别 乳腺脓肿，肿瘤形成乳腺炎（肉芽肿性乳腺炎） 纤维腺瘤的一部分，叶状肿瘤，良性管状血管肌肉上皮肿物
乳腺治疗后影响	肉芽肿 植入周围：反映异物反应伴有腋窝淋巴结浓聚的脂肪坏死术后早期 脂肪坏死 术后早期 放射线治疗后 伴随治疗的耀斑现象：TAM 赫赛汀治疗过程中的暂时性浓聚增加 化学疗法后的残余组织：残存肿瘤细胞和退行性病变的鉴别存在问题
乳腺外	胸壁：与淋巴结的鉴别 胸锁关节部：与胸骨旁淋巴结的鉴别 锁骨上部：与褐色细胞和锁骨上窝 LN 的鉴别 骨髓增生性浓聚：伴随化学疗法的骨髓抑制恢复中、慢性贫血等 胸腺反弹性增生（thymic rebound）
假阴性的原因	
	1cm 以下的病变 非浸润癌，小叶癌，管状癌，黏液癌 （设备性能）

- 呈现假阳性的良性病变，炎症性乳腺癌与乳腺炎和乳腺脓肿难以鉴别，纤维腺瘤和叶状肿瘤难以鉴别，所以有必要进行精细检查。

- 在对淋巴结进行评价的情况下，锁骨附近靠近血管和甲状腺，因为周围组织聚集容易发生混淆，所以不能忽视 **CT 检查**。另外，在比较寒冷的情况下，对于褐色脂肪*1 的浓聚相对容易发生的部位，一定要注意！（p.104，参照**图5**）

- 乳腺癌治疗后 PET/CT 显示浓聚的病例很多，但是要理解其浓聚原因。乳房切除数个月，由于组织的修复功能产生的白细胞浸润要摄取葡萄糖，所以局部会发生浓聚。但即使术后过了 1 年，浓聚仍会残留，特别是放射治疗后，脂肪坏死、肉芽组织呈现局部性聚集，与局部复发相鉴别存在一定困难（**图1**）。另外，根据皮下注射的荷尔蒙治疗中的病例，为了不和皮肤转移相互混淆，必须确认检查前的诊断（p.151 的**图1**）。

- 有时化疗后会导致前纵隔大范围的浓聚增加现象，这就是一过性胸腺反弹（thymic rebound）（**图2**）。

- 不仅是化疗，贫血等恶性病态会因为骨髓过度刺激，有时也会出现弥漫性骨髓聚集。

图1　向术后瘢痕部（脂肪坏死）聚集

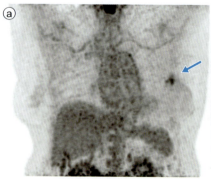

a：PET MIP 像。

b：PET/CT。

2 年前左部分切除，实施腋窝淋巴结清除术（pT2pN1pM0）。术后行化疗并于 1 年前行局部放疗。在 PET 中观察到 SUV 最大值 4.7（早期相）、6.2（延迟相）的聚集，怀疑是局部复发（→）。但在活检中观察到胶原纤维增生和淋巴细胞、吞噬细胞的聚集、脂肪坏死。

图2　thymic rebound

a：PET MIP 像。

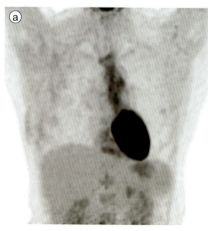

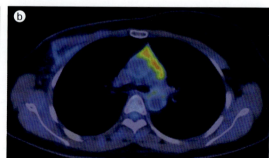

b：PET/CT。

右部分切除术（pT3pN3pM0）后的化疗。并且 4 个月后局部照射，荷尔蒙治疗开始 4 个月后的 PET/CT（b）。观察到前纵隔部整体的 FDG 聚集。没有形成向外侧凸的肿瘤，可判断为胸腺本身的 FDG 聚集。

＊2 部分容积效应
小于像素体积的阳性图像小于真实像素值的现象。如果不是空间分辨率有 3 倍以上，就会受到影响。而且由于 FDG 的背景聚集和运动的影响，导致聚集分布进一步平均化，导致低估。

假阴性

· 和假阳性不同，假阴性的原因比较明显，主要是**依存于肿瘤大小和恶性程度**。

· **1cm 以下的病灶**一般情况下难以聚集。这是因为部分容积效应＊2 影响较强，可显现 60%。

· 高分化型、发育较为缓慢的非浸润癌的敏感度只有 25%。**小叶癌是低集聚型的代表**（**图3**）。除了增殖程度以外，肿瘤细胞密度低下，周围组织弥漫性扩张性质的密度甚至更低。

· 组织型中有特征的黏液癌和囊肿内癌，在肿瘤细胞密度不高的情况下，不会发生高聚集。

图3　两侧浸润性小叶癌：腋窝淋巴结转移

ⓐ

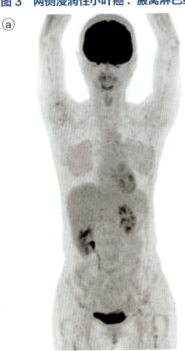

a：PET MIP 像。
未发现异常集聚。

ⓑ

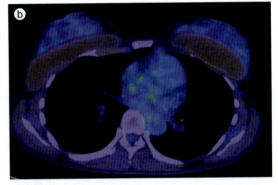

b：PET/CT。
隆胸术后乳腺为 SUV 最大值 1.7～2.1。在左右没有差异的均等 FDG 聚集中，很难辨别肿瘤。

ⓒ

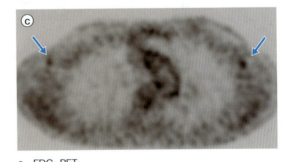

c：FDG-PET。
淋巴结在 PET 中呈淡聚集（SUV 最大值 2 以下）（→）。CT 诊断为弥漫性多发骨转移。

要点

● 决定癌聚集是在排除了疑阳性之后。

● 要注意左右差的乳腺聚集。

● 对于假阴性的组织型、恶性度、小病灶的评估要慎重。

图 10　FAD：分类 1

左侧 M 区域密度稍高的部分，内部混有脂肪，中心部分也存在低密度。在边界处也发现了凹面形成，可判定为分类 1。

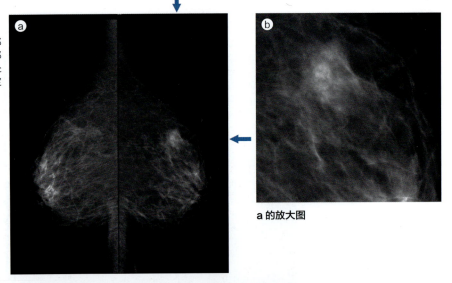

a 的放大图

图 11　腺体较少部位的区域性密度增高

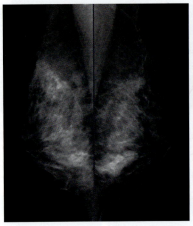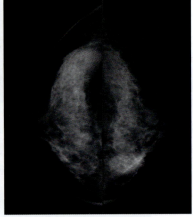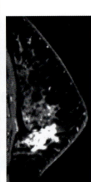

在左下部内侧发现密度较高的部分。内部结构与周围的腺体没有区别，但是在腺体较少的部位发现了区域性的密度增高，怀疑存在病变，判定为分类 3。病理：导管内乳头状瘤。

备忘录

仅允许一个方向的 FAD

· 在 2 个方向上发现的 FAD 很有可能是真正的肿瘤。

· 仅在一个方向上观察到的 FAD 中，其他方向上由于处于摄影范围外，或者与乳腺重叠而有可能无法描绘的情况，使用一个方向进行评估。

· 其他方向也应该描绘出来，但是在没有观察到的情况下，认为病变的可能性很低。

密度的变化不易察觉

· 在数字乳腺摄影法以及软拷贝诊断成为主流的今天，像屏幕·胶卷时代那样影像密度的变化不能直接描绘出来，使得密度变化很难理解。

· 对于边缘和正常腺体内部结构的变化、体积的增加等，阅片时需要比以往更加注意。

区域性的密度增高（图11）

· 沿着乳腺导管，有时会看到局灶性密度增加。钙化的非浸润性导管癌或者管内成分丰富的浸润性导管癌、多发性末梢性乳头肿块等病变会被隐藏，表现得不那么明显，所以要多加留意！

· 根据 FAD 的范围，对 FAD 进行评估。对于判定的正常乳腺，有必要进行追加检查或者确认病变。

要点

肿瘤与 FAD 怀疑肿瘤要检查边界、边缘

● 边界清晰光滑→BI-RADS® 分类 3。

● 微小分叶形和锯齿状，边界不清→BI-RADS® 分类 4。

● 带有毛刺→BI-RADS® 分类 5。

● 不明确是否为肿瘤时，根据 FAD 形态进行判定：部位、密度、内部构造、边界、边缘、伴随所见。

乳腺X线
钙化

- 观察钙化后，判断是明显的良性钙化还是需要鉴别良恶性的钙化。
- 如果认为是需要鉴别良恶性的钙化，则检查形态和分布（图1）。

明显的良性钙化

- 形态、大小、存在部位和分布是判定的关键（表1）。
- 判定为 BI-RADS® 分类 1 或 BI-RADS® 分类 2。

■边缘钙化
- 典型表现就是中央很透亮。在腺体重叠的情况下，良恶性钙化的鉴别非常困难。

■血管钙化
- 和血管流向一致的平行线或线状的管状钙化。可导致动脉硬化。

■纤维腺瘤的钙化（图2）
- 粗大或爆米花形状的钙化。在背景中伴随着边界明亮平滑的等～低密度肿块。看起来是萎缩后的纤维腺瘤。

■伴随导管扩张症的钙化（图7）
- 伴随着分支的大型管状、中心透亮的钙化。扩张后的导管内充满着斑块或者吸附在管壁上。和导管的走向保持一致。

■圆形钙化·中心透亮性钙化
- 小囊肿内充满着钙化或者吸附在管壁。可能有脂肪坏死。

■石灰乳钙化（图3）
- 囊肿内析出、沉淀后而形成的钙化。
- MLO 摄影下，呈半月状、月牙状或线状。CC 摄影下，呈淡圆形的阴影。

■缝合部位钙化
- 缝合材料的斑块沉淀。放射线照射后的乳腺容易产生。

■营养不良钙化（图4）
- 放射线照射后、外伤后所形成。不规整形且粗大，在中央区域呈现透亮图像，呈现蕾丝状。
- 乳腺癌手术后形成的情况下，最初认为是复发，但是会逐渐变大。

备忘录

分类 1、2
- 明显的良性钙化，有时会被问 BI-RADS® 分类 1 和 2 的区别。
  虽然没有明确标准，但是笔者在检查中，在下一年度读片时将不太成为问题的钙化作为 BI-RADS® 分类 1，将从上一年度开始就存在的钙化作为 BI-RADS® 分类 2。

图1 钙化诊断流程图

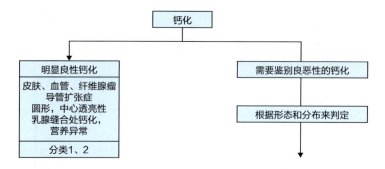

```
                          钙化
            ┌──────────────┴──────────────┐
   ┌─────────────────────┐      ┌─────────────────────┐
   │    明显良性钙化       │      │   需要鉴别良恶性的钙化  │
   │ 皮肤、血管、纤维腺瘤   │      └──────────┬──────────┘
   │     导管扩张症        │                 │
   │  圆形，中心透亮性      │      ┌─────────────────────┐
   │  乳腺缝合处钙化，      │      │   根据形态和分布来判定  │
   │     营养异常          │      └──────────┬──────────┘
   ├─────────────────────┤                 │
   │     分类1、2         │                 ▼
   └─────────────────────┘
```

分布		形态			
		微小·圆形	浅淡·不明显	多形性·不均一	微细线状、分支状
	弥漫性、领域性	BI-RADS® 分类 2	BI-RADS® 分类 2	BI-RADS® 分类 3	BI-RADS® 分类 5
	集簇性	BI-RADS® 分类 3	BI-RADS® 分类 3	BI-RADS® 分类 4	BI-RADS® 分类 5
	线状·区域性	BI-RADS® 分类 3, 4	BI-RADS® 分类 4	BI-RADS® 分类 5	BI-RADS® 分类 5

表1 良性钙化判定要点

形态	显示出可判定为良性的特征性形态（石灰乳钙化、纤维腺瘤的钙化等）
大小	乳癌的钙化是在导管中形成的，所以不能容纳在导管内的粗大钙化是良性的（5mm以上的粗大钙化大部分是良性的）
存在部位	乳腺外钙化是良性的
分布	如果双侧有相同种类的钙化，很可能是良性的

图2 纤维腺瘤钙化
有时很难与需要鉴别良恶性的钙化进行区分。

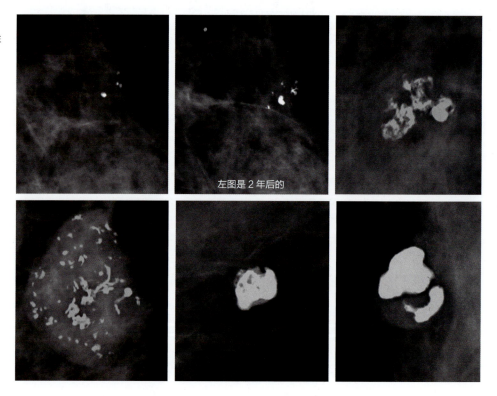

左图是2年后的

图3 石灰乳钙化

有时很难与需要鉴别良恶性的钙化进行区分。

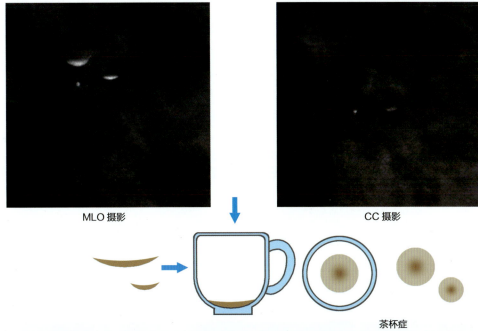

MLO 摄影　　　　　　　　　　　　　CC 摄影

茶杯症

图4 营养不良钙化

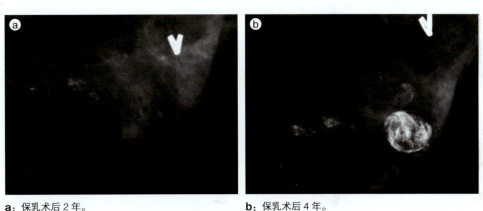

a：保乳术后 2 年。　　　　　　　　　**b**：保乳术后 4 年。

良恶性的鉴别

评估形态和分布，判定其分类（**图1**）。

形态（图5）

a）微小圆形钙化：1mm 以下的圆形、椭圆形的边缘有明显钙化。0.5mm 以下的称为点状钙化。孤立性的情况下就是圆形钙化。

b）很淡且不明显的钙化：圆形或者薄片状的钙化，非常淡且微小圆形或者多形性，但是不能进行明确的形态分类。

c）多形性钙化：典型代表是像打碎的啤酒瓶后的碎片的形状，呈多角形。即使没有角，也会将一个一个钙化的密度、大小、形状分散呈现。

d) 微细线状·分支状钙化：细长不规整形的钙化，看起来像线状和分支状的钙化。在导管内不断发展的乳腺癌里的钙化是将不规整乳腺内腔填满的状态。

■ **恶性的可能性：微小圆形 < 浅淡且不清晰 < 多形性 < 微细线状·分支状（图6）**

· 在乳腺内形成的钙化是多种原因形成的，不同的成因其形态也不同。

① 间质型钙化：因为间质的纤维化原因。会造成纤维腺瘤钙化、营养不良性钙化、动脉硬化等。比分泌型钙化、坏死型斑块要大。可认为是良性钙化。

② 分泌型钙化：由于导管、小叶内的分泌物及残留物而产生的钙化。对应的是微小圆形钙化、浅淡不清晰的钙化，1mm 以下。乳腺腺病的情况很常见，但是也会认为是非浸润性乳腺癌的情况，由良恶性各种病态产生。

③ 坏死型钙化：在导管内增殖的乳腺癌在扩张后的导管内中心部产生坏死状，斑块导致沉淀。对应的是多形性钙化、微细线状·分支状钙化。2 ~ 3mm 比较多，还有更加粗大的。非浸润性导管癌具有代表性。**原则上是恶性钙化**。

图 5 需要鉴别良恶性的钙化

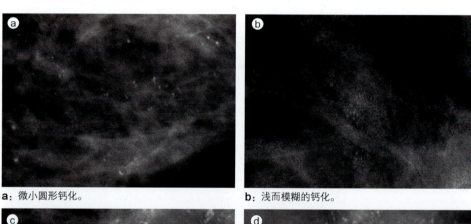

a：微小圆形钙化。　　　　　　　　b：浅而模糊的钙化。

c：多形性钙化。　　　　　　　　　d：微细线状·分支状钙化。

图 6 钙化的成因、形态与良恶性

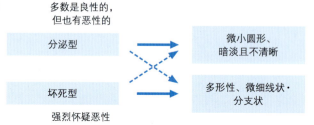

多数是良性的，但也有恶性的

分泌型 → 微小圆形、暗淡且不清晰

坏死型 → 多形性、微细线状·分支状

强烈怀疑恶性

──── **备忘录** ────

难以区分的钙化
- 导管扩张症的钙化 vs 微细线状、分支状钙化（**图7**）：两者都是沿着导管走向的钙化，有时难以区分。导管扩张症钙化角圆小而浓。边缘光滑清晰。微细线状、分支状钙化呈棱角，在一个钙化中有浓淡之分。周围伴随着淡淡的不清晰的钙化的情况也很多。
- 纤维腺瘤的钙化 vs 多形性钙化：纤维腺瘤的钙化与导管的朝向不一致，密度高而齐。在形成过程中表现出各种各样的形态，有时很难与需要鉴别良恶性的钙化区分开（**图2**）。

图 7　导管扩张症和乳腺癌钙化

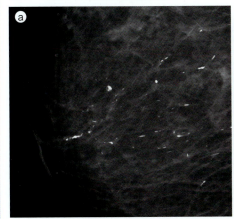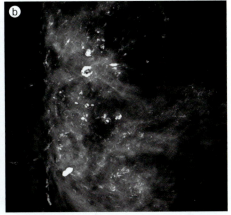

a：导管扩张症钙化。
边角圆而浓。边缘光滑清晰。

b：乳腺癌钙化。
棱角分明，边缘不规则。浓淡分明。

⟩ 分布（图8）

a）**弥漫性 / 散在性**：在乳腺没有特定分布，散乱存在。

b）**领域性**：大范围的钙化，但是分布和导管腺叶不一致。

- a）和 b）：钙化的长轴不朝向乳头方向。双侧较多。乳腺腺病的情况比较多。

c）**集簇性**：局限在小范围内，存在着大量钙化。

d）**线状**：钙化和导管走向保持一致而排列成线状。

e）**区域性**：和导管腺叶一致的钙化。多发同样形态的集簇性钙化，整体分布于区域性上。

- d）和 e）：钙化的长轴朝向与乳腺方向一致。乳腺癌的可能性比较大。

■**恶性的可能性：弥漫性 / 散在性、领域性 < 集簇性 < 线状、区域性**

　乳腺癌有沿着导管延伸的性质（导管内延伸）。

- 乳腺癌在最开始阶段，从小部位开始发生（集簇性），沿着一个导管叶腺到乳头侧和末梢侧逐渐扩开（线状、区域性）。
- 因为存在着大范围的导管腺叶，所以就存在着大范围区域性钙化（**图9**）。钙化不存在的部位在区域性上、大区域性上有存在钙化的可能。
- 要特别注意和乳腺腺叶保持一致的范围（线状、区域性）。和导管腺叶没有任何关系的钙化趋向于良性（弥漫性 / 散在性、领域性）。
- 即使是同一种分布，密度高的部位恶性可能性也高，低密度部位的良性可能性也就高。

图 8 钙化的分布

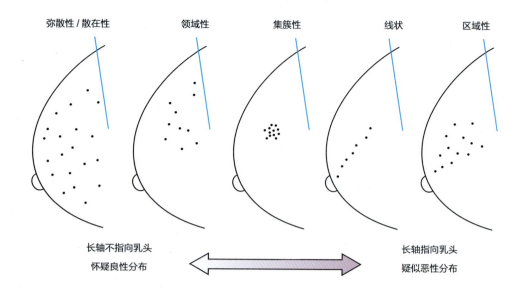

弥散性 / 散在性　　　　领域性　　　　　集簇性　　　　　线状　　　　　区域性

长轴不指向乳头　　　　　　　　　　　　　　　　　　　　　　　　长轴指向乳头
怀疑良性分布　　　　　　　　　　　　　　　　　　　　　　　　　　疑似恶性分布

图 9　广泛的区域性分布

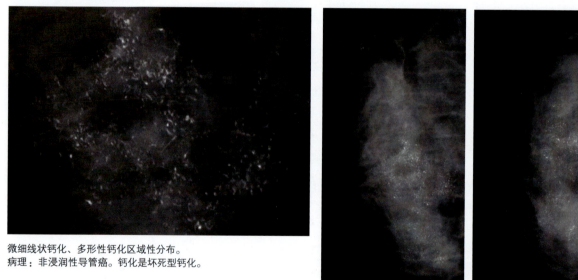

微细线状钙化、多形性钙化区域性分布。
病理：非浸润性导管癌。钙化是坏死型钙化。

MLO 摄影　　　　　　　　　CC 摄影

分类判定不明确时考虑钙化形态

· 按照分类表并不能辨认病变！！！（表2，图10）

坏死型钙化还是分泌型钙化？

· 坏死型钙化有恶性可能。要尽快治疗。但是，数量较少时或形态不典型时不能判定为恶性。
· 微小圆形钙化互相关联，要注意发现线状和多形性钙化。

表2　钙化的诊断

图像比流程图稍微恶性的情况
- 单侧性的弥漫性和领域性分布
- 多形性和模糊不明确的钙化

图像比流程图稍微良性的情况
- 去掉棱角的多形性钙化
- 数量少的多形性和微细线状·分支状钙化
- 密度低
- 领域性和模糊的区域性钙化
- 一部分密度高但两侧弥漫性有同样钙化

图10　去掉棱角的多形性钙化

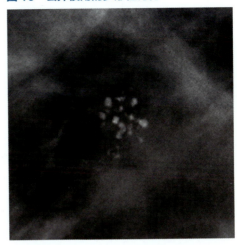

多形性钙化聚集。与典型的多形性钙化的形态不同，它的棱角略去变圆。分类 3。病理：非浸润性导管癌。

乳腺腺病？非浸润性导管癌？

- 反映乳腺癌细胞的增殖，**确认钙化的背景密度是否上升**。也要确认是否有肿块或者结构紊乱以外的其他发现。
- 乳腺腺病双侧发生的情况很多，所以在存在大范围分泌型钙化时也要注意单侧病变的情况。相反，能看到一部分钙化以高密度方式集簇，形态是分泌型，同样的钙化会在两侧以弥漫性方式存在，有可能也是乳腺腺病的一种表现。

看见钙化

● 要确切地判定良性钙化。

● 要观察需要分辨良恶性的钙化，将其分为 4 种形态和 5 种分布。

● 单侧性、高密度、背景密度上升的钙化，要考虑倾向恶性。

● 即使是怀疑恶性，也无法判定不典型钙化及少数非钙化。

● 除了钙化，观察有无其他变化。

乳腺X线
其他

- 结构紊乱（architectural distortion）是其他观察结果（**表1**）中最重要的。

结构紊乱

- 肿块不是很明显，**但是正常的腺体结构有弯曲状的。**
- 从 1 点扩散成放射状，凹陷（乳腺实质边缘的局部收紧），包含了狭义上的结构紊乱（弯曲）（**图1**）。

结构紊乱是什么原因引起的？

- 由于病变的纤维成分不断增多，比起正常组织会更硬，受到压迫而产生的现象。或者说卷入了周围组织，体积逐渐减少。
  但是，细胞成分的增加量比较少，所以密度也不会过高（**图2**）。

结构紊乱会导致什么病变？ （**表2**）

- 最多的病变是术后瘢痕。如果不是术后瘢痕，有可能怀疑是癌。如果存在明显的结构紊乱，将判定为 BI-RADS® 分类 4（**表3**）。
- 结构紊乱 ≠ 不是恶性病变。良性病变也可能呈现结构紊乱。
- 产生结构紊乱的乳腺癌不一定是发展中癌变。即使是非浸润性导管癌也会有纤维化产生的结构紊乱（**图3**）。乳腺癌初期的少许变化有时也是结构紊乱。

表1　其他观察结果

1：乳腺实质所见
- 管状影 / 孤立性导管扩张（tubular density/solitary dilated duct）
- 非对称性乳房组织（asymmetric breast tissue）
- 局部不对称阴影（focal asymmetric density；FAD）
- 结构紊乱（architectural distortion）
- 小梁增厚（trabecular thickening，coarse reticular pattern）

2：皮肤所见
- 皮肤病变（skin lesion）
- 皮肤增厚（skin thickening）
- 皮肤凹陷（skin retraction）
- 乳头凹陷（nipple retraction）

3：淋巴结所见
腋窝淋巴结肿大（axillary adenopathy）
- 乳腺内淋巴结（intramammary lymph node）

图 1 结构紊乱（architectural distortion）

正常结构	有毛刺	凹陷	结构紊乱

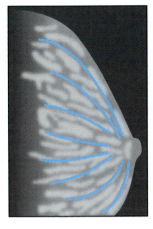 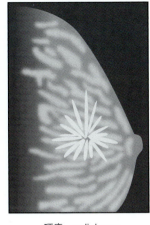 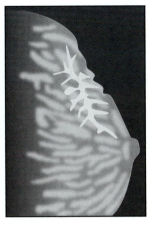

硬癌：radial scar　　　　　硬癌　　　　　乳头腺管癌·浸润性小叶癌

图 2 造成结构紊乱的病变（有螺旋状物）

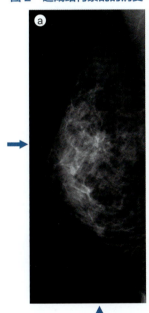

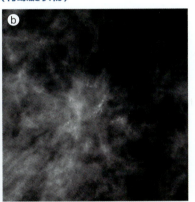

a 的扩大图

在右侧发现了螺旋状物。中心部位的高密度不明确，但发现了微细线状钙化。分类 5。
病理：浸润性导管癌（硬癌）。

图 3 FAD 结构紊乱

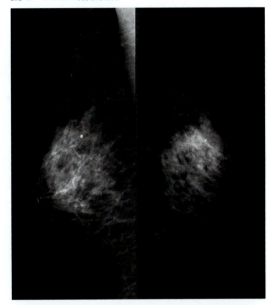

左侧与对侧相比，乳腺组织结构不良，可见结构紊乱。该部分密度增高，内部结构均一。分类 4。
病理：伴有轻微浸润的 5cm 大小的非浸润性导管癌。

表 2 结构紊乱导致的疾病

恶性	良性
· 硬癌	· 硬化性腺病
· 浸润性小叶癌	· 放射状瘢痕
· 乳头腺管癌	· 脂肪坏死
· 非浸润性导管癌	· 脓肿，等等
· 管状癌，等等	

表 3 结构紊乱的分类

明显存在结构紊乱的情况	分类 4
手术的既往病史明确，结构紊乱可用它来说明情况	分类 2
难以判断是否存在结构紊乱的情况	分类 3
当在结构紊乱中心发现高密度部分时（具有毛刺样的肿瘤）	分类 5

为了发现结构紊乱，该怎么做?

①观察整体，比较左、右部分：是否有伸展不良的情况，或者是否体积有减少。

②观察乳腺边缘的轮廓：是否是局部位置的收紧，还是直线性的急剧密度变化。

③是否存在与正常乳腺结构不同的构造：与结构紊乱保持一致，密度上升部分或者请确认是否存在必须要鉴别良恶性的钙化。

④对结构紊乱进行详细讨论：要清楚血管阴影。仅仅是交叉重叠的，还是集中在一点上的。

■结构紊乱区域有密度增高 （图4）

· 穿过密度增高部分、脂肪和乳腺的边界线是没有关系的。

· 集中的线状影从密度增高部的中心·边缘穿过，或者在进入密度增高部为锐角的情况下，病变的可能性比较高。

呈现双侧性结构紊乱的疾病（图5）

· 硬化性腺病等硬化性病变在双侧呈现结构紊乱。

· 因为是双侧性，所以只比较左、右是很难指出病变位置的，了解正常乳腺组织结构显得尤为重要。

· 虽然是良性病变，但是会合并恶性病变，所以要仔细检查。但即使只是良性病变也会产生很明显的结构紊乱，不要轻易定性为恶性。

图 4　怀疑结构紊乱的线

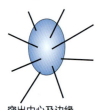 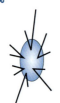

突出中心及边缘　　　含有锐角的腺体

结构紊乱（疑似病变）

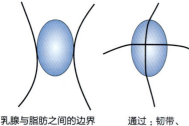

乳腺与脂肪之间的边界　　通过：韧带、血管重叠

不是病变

图 5　两侧性结构紊乱

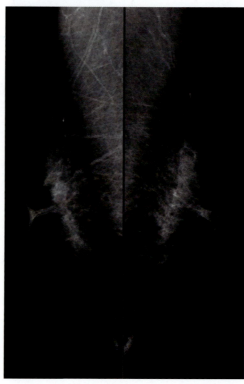

发现双侧乳房有结构紊乱。分类 4。在右乳房乳头附近密度稍高的部位，发现了浸润性导管癌。

大病变被隐藏起来......，解决的关键是拍摄条件！！（图6）

- 即使存在一侧乳腺的比较大范围的病变，DM 有时也不容易发现左、右乳房的差异。这是为什么呢？

- 通常情况下，我们是在适当的乳腺厚度和性状的情况下进行拍摄的，乳腺内构造显而易见，就算是隐藏在乳腺内的病变也会通过处理过的图像被发现。但是，乳腺内也有特别致密的部位，是不容易观察的，左、右乳腺也不会有太大差别，也就是说"精致的图像"是根据图像处理技术而制作出来的，左、右的密度差会变少，病变的判定也会变难。

- 在这种情况下，解决的关键是写在图像边上的拍摄条件：管电压（kV）、管电流量（mAs）、吸收线量（mGy）、乳腺厚度（mm）等。比如说，在左、右乳腺几乎相同、管电压也相同，管电流量数值如果相差 2 倍，左、右乳腺密度看起来一样，但其实一侧乳腺是以另一侧几乎 2 倍的射线量进行拍摄的，会推测出吸收 X 线大的增殖性病变存在乳腺中。剂量如果直接显示，会一目了然。应该会观察利用脂肪组织、胸大肌的左、右密度差，但是乳腺组织同样经过图像处理，密度差不会那么受关注。发现了图像中的左、右差别，再次确认拍摄条件很重要！

如何发现结构紊乱

● 左、右对比，乳腺组织是否倾斜，体积是否减少，边缘情况。

● 检查发现扰乱正常乳腺结构的不自然线状影。

● 每一个线状影都要检查，评估有无真正的结构紊乱。

● 注意观察病变及双侧病变。

图 6 一看就很难检测到的大病变

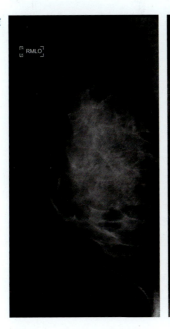
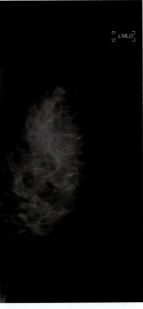

从经过数字处理的图像来看，左、右差非常小。但相对于右侧的 27kV、36mm 厚、1.26mGy 的照射，左侧是 28kV、48mm 厚、2.11mGy。这表明左乳腺内存在与右侧相比更加吸收 X 线的病变。该病例以左上外侧为中心，有 6.5cm×5.5cm 的浸润癌和包含该癌的 8cm×8cm 的非浸润部分。

结构紊乱伴随的其他表现

管状影

- 朝着乳头方向伸展的管状、树枝状的结构。扩张或者肥厚的导管。
- 伴随着怀疑是乳腺癌时，向乳头侧的导管发展的癌。

梁柱肥厚（图7）

- 乳腺的纤维性间隔肥厚，可显示乳腺内间质的水肿。可确认间质整体内的线状结构很多也很肥厚。对保留的乳房放射线照射后、转移的腋窝淋巴结肿大、心力衰竭而产生的淤血、炎症性乳腺癌也是原因。
- 观察结构仅仅因为梁柱肥厚，判定其为分类 3，进行精密检查。如果有良性表现，可判定为分类 2。如果伴随乳腺癌，则为分类 4 或 5。

皮肤（图7、图8）

- 包括皮肤病变、皮肤增厚、皮肤凹陷和乳头凹陷。
- 黑痣等皮肤病变如果明显，判定为分类 1 或 2。
- 伴随着分类 3 或 4 病变存在时，乳腺癌的可能性将增加。

备忘录

inverted nipple
（先天的乳头凹陷）
- 先天的乳头凹陷，乳头中心凹陷。判定为 BI-RAD® 分类 1。
- 注意不要误认为是乳腺癌伴随的后天乳头凹陷。

图 7　皮肤增厚、腋窝淋巴结肿大（转移）、梁柱肥厚

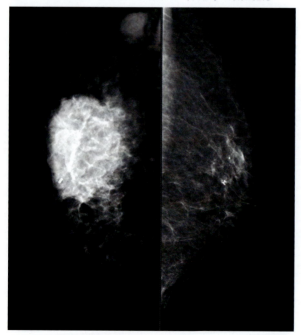

在脂肪性乳腺上发现有微锯齿状以及边缘边界不清的高密度肿瘤。皮肤增厚，并伴有腋窝淋巴结肿大，怀疑转移。梁柱肥厚也令人怀疑。分类 5。
病理：鳞状细胞癌。

图 8　乳头凹陷

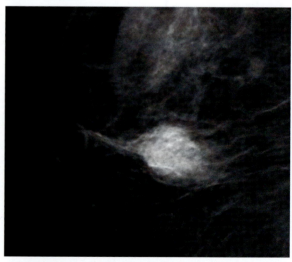

一种高密度肿瘤，具有微小的分叶状和边界不清的边缘。伴有乳头凹陷。分类 4。
病理：浸润性导管癌（硬癌）。

第 5 章 · 诊断的基本

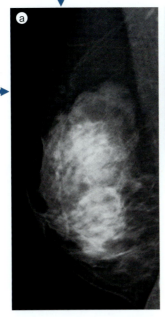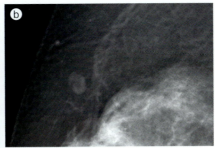

图9　正常乳腺内淋巴结

从右 M 到 U，与血管影相接，边界清晰平滑的椭圆形低密度肿瘤。内部有脂肪，是乳腺内淋巴结。分类 2。

a 的扩大图

发现淋巴结

■乳腺内淋巴结（图9）

· 沿着外侧胸静脉而存在。在典型案例中，内部还有脂肪的边界明显且平滑的椭圆形或肾形的低密度肿块，分类 2。

· 边缘不清晰及不平滑的情况需要与乳腺癌进行鉴别。

■肿大腋窝淋巴结（图8）

· 存在和乳腺癌原发灶一样的微细钙化时，怀疑转移。

· 不含脂肪、肿大的情况下，有转移的可能，但仅靠 MG 判定却很困难。不肿大的正常形态下的淋巴结判定为分类 1。

MG 阅片

●一处病变不代表只能看见一处。只要看见有异常，就要寻找其他异常。多个异常所见可提高病变的疑似度。

●区域性的病变要注意。区域性意味着沿着乳腺导管走行，是乳腺癌的疑似变化。

●靠分类表无法判定病变。要推测病变及组织学分型，判定分类。

129

超声
肿块

什么是肿块

- 所谓肿块（mass），就是和周围组织因成分不同而形成的块状图像。不同断面能够确认肿块，对于肿块可通过形状、边界以及大小进行判定。
- 关于肿瘤，良恶性鉴别的关键是形状、边界、内部回声、后方回声及其他可见结构，甚至看血流多寡的多普勒、看硬度的弹性成像检查也是很好的参考。
- 以良恶性的鉴别点为重点进行解释。

诊断良性肿块

囊肿

- 囊肿是日常诊断中经常遇见的疾病，是良性疾病的代表。
- **边界清晰且平滑，内部回声为无回声，后方回声增强**，这样的单纯囊肿没有问题（**图 1**）。形状稍许压扁，在特别小的囊肿上能看见的纵横比即使增大，或者在内部即使在隔壁、管壁上有点状高回声，全部诊断为囊肿，也没有任何问题。
- 如果在内部存在着黏稠度很高的、类似于奶酪状的复杂囊肿，诊断比较困难。
- 作为典型的复杂囊肿的超声检查（US），**边界清晰且平滑，并在前方呈现圆弧状的高回声，后方回声**也会减弱（**图2**）。这种情况下，诊断为复杂囊肿很容易。但是如果周围有很多囊肿，由内部回声等情况来判断是复杂囊肿比较困难。所以要并用彩色多普勒，确认是否有血流。
- 另外，因为有液面形成，所以在上层为低回声、下层为无回声的情况下，比重较轻的油性成分会在上层。这个也是显示在复杂囊肿或乳腺癌、脂肪坏死中的存在表现。
- 和混合性肿瘤相鉴别，还是无法发现血流。无法正确判断的情况下可将其视为复杂囊肿，不是直接活检，而是进行细针穿刺细胞诊疗，确认黏稠性物质缩水、肿瘤缩小或者消失就好了。

图1　囊肿

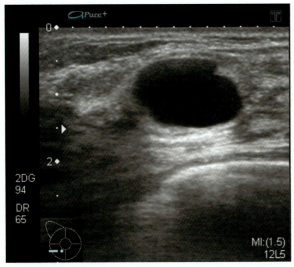

边界清晰平滑，内部回声无回声，后方回声增强，可诊断为单纯囊肿。分类 2。

图2　典型的小囊肿

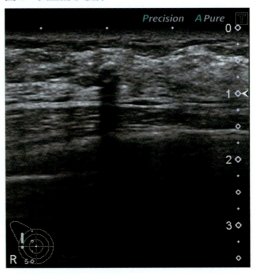

边界清晰平滑，前方有圆弧状的高回声，伴随后方回声减弱，可认为是典型的小囊肿。分类 2。

纤维腺瘤

- 用 US 能判断的纤维腺瘤有两种。
- 一个是 **2cm 以下，整体的边界清晰且平滑，纵横比很小的肿瘤**（**图3**）。很小的严格定义是没有的，可视为 0.5cm 即可。检诊流程图上规定是 2cm 以下，但从临床角度来看，2cm 以上、纵横比很小的也将作为纤维腺瘤来看待。
- 另一种是**内部含有粗大高回声的肿瘤**（**图4**）。纤维化且陈旧性的纤维腺瘤。从临床角度来看，因为拍摄 MG 的比较多，在 MG 上如果有爆米花样粗大钙化，即有助于诊断。

图3　典型的纤维腺瘤

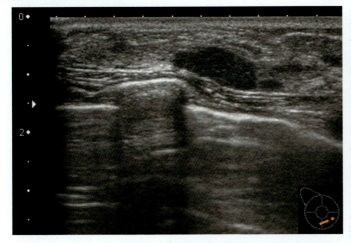

2cm 以下的全周性边界清晰平滑、纵横比足够小的肿瘤，可作为典型的纤维腺瘤，判定为分类 2。也可以像这个图像那样稍微分叶。

图4　有钙化的纤维腺瘤

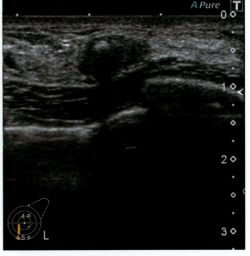

内部含有粗大高回声的边界清晰平滑的肿瘤，作为陈旧性纤维腺瘤，判定为分类 2。在 MG 中，典型病例表现为爆米花样钙化。

- 将叶状瘤分类为良性的情况另外讨论,但是叶状瘤在 US 中类似于纤维腺瘤的情况很多,所以在这里进行记录。
- 边界清晰平滑,但是和纤维腺瘤相比纵横比较大。另外,内部回声常不均匀,所以会形成液体淤积后的细长裂缝。
- 多普勒显示,血流很丰富,但短时间内急剧增大的情况也很多,所以现在的病理结果也很值得参考。

诊断恶性肿块

边界

- 一般情况下,边界清晰光滑是诊断良性病变的重要依据。
- **边界清晰、边缘粗糙或边界不清晰**提示浸润表现。
- 边界不清晰中含有**边界部高回声**的图像(**图5**)。
- 边界部高回声图像在周围组织中是因为浸润后的癌细胞混杂着脂肪组织、癌细胞、纤维组织等。
- 边界不清是考虑恶性肿瘤时最重要的表现。

乳腺边界线断裂

- 乳腺和周围组织之间的边界线定义为乳腺边界线,皮肤方向的是前方边界线,胸大肌方向的称为后方边界线。
- US 中,因为病变而导致边界线不连续时,认为是边界线断裂,这也是浸润的恶性肿瘤中最重要的表现(**图6**)。

图5　边界高回声图像

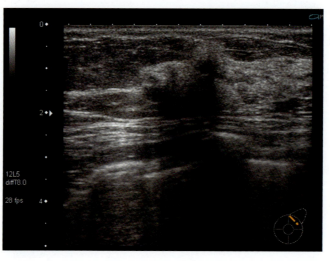

当发现边界部高回声图像时,可认为是癌细胞的脂肪组织浸润。这是考虑恶性的重要表现。

图 6　前方边界线断裂

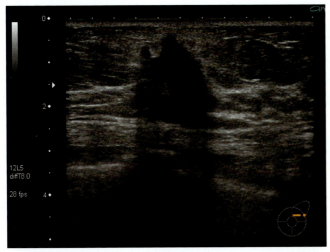

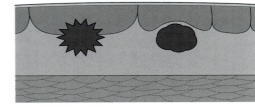

乳腺分界线断裂模式

乳腺边界线　　　　　有　　　　　　无
断裂

由于病变导致乳腺和脂肪组织之间的边界连续性中断时，表现为边界断裂，应考虑到恶性浸润的结果。

术语解释

＊1 纵横比

有时也使用"DW ratio，D/W，DW 比"等表述，表示最大直径截面中肿瘤纵向长度（深度；depth）除以横向长度（宽度；width）。纵横比是鉴别良恶性的指标之一，从其他观察结果可明显诊断为恶性的情况下，其重要性较低。也就是说，纵横比对于鉴别（比较）边界明确的良恶性肿瘤有意义。

大量极其微细的点状高回声

· 粗大高回声是上面所叙述的陈旧性纤维腺瘤的表现，但是有**大量极其微细的点状高回声的肿瘤可考虑为恶性（图7）**。

· 点状高回声不会伴随声影。

· 显示 MG 微细钙化的情况很多，引发 MG 的同样恶性。

· 点状高回声是否显示钙化，需要进一步确认 MG。

纵横比

· **纵横比**＊1 是在最大径面上测量出来的。对皮肤表面以垂直·并行的方式测定。

· 恶性病变的情况下，因为肿瘤很硬，很难扁平化，所以良恶性的判断基准是纵横比为 0.7，特别是在 5 ~ 10mm 肿瘤径观察上，有重要发现。

图 7　硬癌

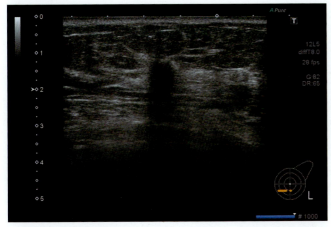

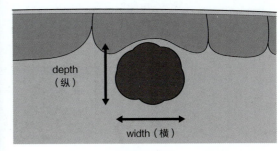

纵横比模式

depth
（纵）

width（横）

标准值：0.7

典型图像为不规则形状的低回声肿瘤，边界不清晰，具有边界部高回声图像。纵横比大，后方回声反映内部的纤维成分减弱。

形状

- 形状作为肿瘤良恶性的鉴别相当重要。但是主观成分比较多，所以因人而异，有圆形的，也有多角形的，及时观察同一个肿瘤也会有不同印象，很难作为客观指标。
- 一般情况下，椭圆形的纵横比也很小，因为是指边界清晰的肿瘤，所以良性可能性很高。但圆形因为包含了纵横比较大的物质，所以呈现压迫性生长的实质导管癌等会进入此组织。
- 分叶形肿瘤的分叶数为 3 以下，纤维腺瘤等良性疾病有很多。但是，4 以上的容易成为类似于不规则形的，多数为恶性疾病。
- 如果是多角形或者不规则形的，大多数要考虑为恶性。
- 最大径很小的物质，因为存在未知的边界部高回声图像、乳腺边界线断裂等浸润现象，10mm 以下的肿瘤纵横比和形状成了诊断关键。在此情况下，不规则形和多角形的可考虑为恶性，也成为是否要活检的关键。

其他参考

- 彩色多普勒图像的血流很丰富，不仅肿瘤边缘部位，若贯穿到内部，考虑为恶性。
- 伴随周边血流增加的情况。
- 另外，在弹性成像检查中，判定为应变率低下的情况下，认为其肿瘤很硬，怀疑是恶性的表现。

具有代表性的浸润癌的超声图像

术语解释

＊2 浸润性导管癌
在日本的《乳癌处理规约》中，浸润性导管癌分为硬癌、乳头样管状癌、实性管状癌这 3 种类型。这种分类在国外没有使用，只有日本才有。从发育形态来看，很容易与图像进行比较，在 MG 和 US 的解说中，多使用日本的分类。在日本以外则使用 WHO 分类。

- 总结了浸润性导管癌＊2 的硬癌、乳头样管状癌、实性管状癌以及黏液癌的特征。
- **硬癌**具有浸润性生长的特征，但是 US 也能显示其生长方式。**形状是不规则形、低回声的肿瘤，边界不清晰但粗糙，显示对周边脂肪组织的浸润的边界高回声图像很多。**纵横比很大，后方回声有内部纤维成分并衰减。衰减程度一旦很大，就无法进行测定（**图7**）。
- **乳头样管状癌**中，浸润癌的形态反映了管内的发展。**纵横比很小，内部有很多显示钙化的点状高回声**（**图8**）。
- **实性管状癌**因为显示了压迫性生长，所以**形状为圆形·分叶形·多角形，纵横比很大。边界清晰但粗糙的情况也很多**。后方回声显示了内部的**细胞增殖**并增强（**图9**）。
- 特殊型之一的**黏液癌**依旧显示膨胀·压迫性生长，所以**形状呈圆形·分叶形，纵横比很大**。但是，作为特征性的内部存在着癌细胞和黏液影响电阻抗不同的物质，所以**内部回声显示等回声、高回声**。内部回声根据癌细胞和黏液的比例，混合型的则内部回声显示为低回声。

图8　具有点状高回声的
　　　肿瘤（乳头样管
　　　状癌）

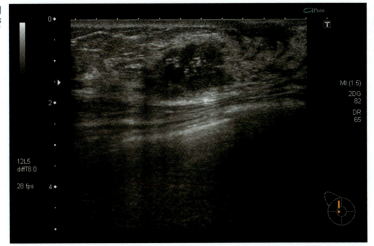

作为典型图像，纵横比
较小的低回声肿瘤，后
方回声不变，内部多有
显示钙化的点状高回声。

图9　实性管状癌

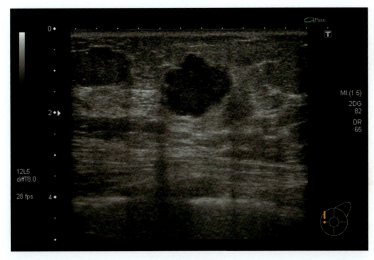

在典型图像中，为了表
现出压迫膨胀性发育，
形状为圆形·分叶形，
纵横比大。边界清晰但
粗糙，后方回声显示内
部细胞增殖并增强。

 要点

肿瘤的典型所见

● 记住典型的良性变化：囊肿，纤维化，陈旧性纤维化。

● 考虑恶性的改变：边界，形状，点状高回声，乳腺边界断裂，边界有无高回声区域，
纵横比。

● 彩色多普勒、X 线等可用来辅助判定良恶性。

超声
非肿块性病变

术语解释

＊1 非肿瘤性病变

在日本超声波指南中，本文列举的 5 个项目作为非肿瘤性病变被予以总结，而在美国的 ACR BI-RADS US 中，与之相当的有 duct change、architectural distortion、clustered microcysts、calcifications。但是没有"乳腺内的低回声区域"的概念，在日本，低回声区域包含在肿瘤（mass）中。肿瘤和低回声区域的差异有时会因判断者的不同而不同，但确实存在这样的概念：是否是必要的图像。

难以确定的肿块性病变

- 非肿瘤性病变＊1 是指在超声图像上作为肿瘤比较难辨识的病变。
- 到底是肿瘤还是非肿瘤性病变，实际是 US 方面的定义。
- 肿瘤和非肿瘤的不同很明显，但是非肿瘤性病变是病变还是正常的变化，常常难以辨别。
- 另外，据结构紊乱等少量乳腺流向的变化，难以诊断其自身情况很多。
- 作为良恶性鉴别的关键，同侧·对侧中是否有同样的发现尤为重要。在其他部位多发的情况下，可考虑为正常的变化。
- 另外，比起肿瘤，作为参考发现的点状高回声、彩色多普勒图像表现、弹性成像检查表现等也在诊断上发挥相当大的作用。

图 1　乳腺癌的进展模式

通过理解非浸润癌的发育方式，可理解从非肿瘤性病变到肿瘤的进展模式。

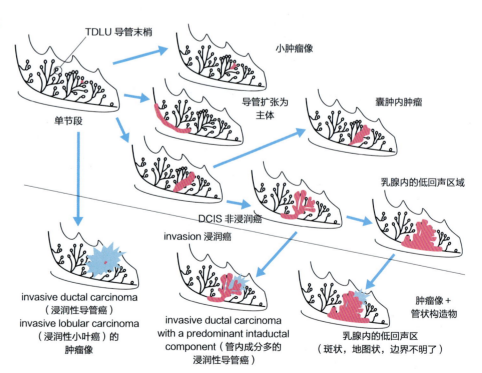

· 大部分是非浸润性导管癌等疾病，考虑到有非浸润性导管癌的存在，一边思考非浸润性导管癌一边推进诊断，也很重要（**图1**）

导管异常

· 为了发现导管异常，首先要确认扩张导管。
· 乳晕下范围的导管扩张、双侧性、多发性导管扩张作为正常变化没有问题。需要明确扩张导管内部是否有导管内回声、实性回声和点状高回声的存在。
· **实性回声表现为连续多发性、充实性、不规则且平坦，爬满管壁**。内部存在**点状高回声**时，应考虑恶性（**图2**）。
· 只有点状高回声存在的情况下，确认是否是两侧多发性。确认是局部性、区域性的情况下，怀疑非浸润性导管癌。

图2 乳管内病变：实性病变 + 点状高回声

在扩张导管内可看到多个多发性、连续性的点状高回声。考虑到更恶性，应该将其列为分类 4 的病例。该病例为 DCIS。

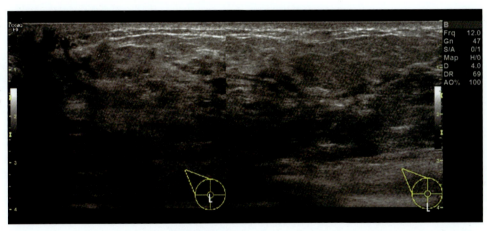

乳腺内的低回声区域

· 乳腺内有时会有斑状、地图状或边界不清的低回声区域。其中大部分为多发性、两侧性的乳腺病。
· 但当确认为局部性或区域性时，考虑为恶性非浸润性导管癌。
· 另外，低回声区域内存在钙化的点状高回声时，恶性概率会增大（**图3**）。
· 但是，特别是年轻女性，在非钙化的点状高回声图像多发时，有必要看清是双侧性还是多发性。
· 如果确认为低回声区域的乳腺厚度增加、可见多普勒的血流信号增加、弹性成像检查应变率低下等情况，病变的确信度将进一步增加。

图 3　具有点状高回声的低回声区域

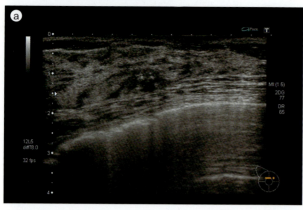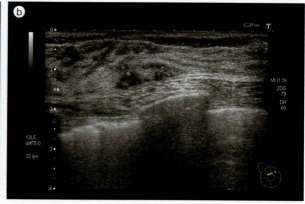

在乳腺内的低回声区域内存在多个可能引起钙化的点状高回声时，应考虑为恶性。类别为分类 4 或 5。

- 对闭经后的女性进行比较阅片，在出现了以前不存在的低回声区域时，有必要考虑其恶性程度，年龄因素也会为诊断带来很大帮助。
- 低回声区域的概念在日本以外并不存在，ACR BI-RADS® 中是作为肿瘤处理的。

结构紊乱

- **结构紊乱是指乳腺内的一点或者局部范围内集中的痉挛或弯曲现象（图4）。**很少见，只能通过 US 进行确认。但在大部分通过 MG 确认结构紊乱的病例检查中，应该是由 US 确认的。
- 静止画面很难判定，要动态观察，技师在操作时有必要进行动画摄影。
- 硬癌、浸润性小叶癌等被认为是显示浸润性发育的浸润癌的情况很多，但是硬化乳腺病、乳腺纤维症等伴随着纤维化的良性疾病也有很多。
- 以硬化性腺病作为背景的非浸润性导管癌的可能性也有。因此，良恶性的鉴别方面，应该合并考虑其他影像设备的图像表现、年龄等因素。

图 4　结构紊乱

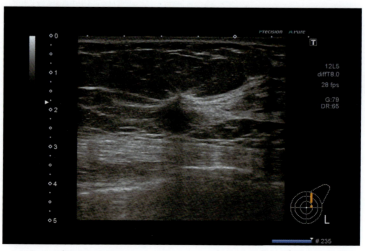

结构紊乱是指集中在乳腺内的一点或者局限范围内的痉挛或弯曲现象。像这样，很容易识别到中心有低回声肿瘤和低回声区域，但是仅仅是结构紊乱情况下，如果不参考乳腺摄影法，很多情况下是无法识别图像的。

多发性小囊肿

- 若几毫米的囊肿的肿瘤，在局部性或区域性上多发，考虑为非浸润性导管癌的可能性大（**图5**）。但只是在局部范围内考虑非浸润癌，通常情况下的多发囊肿都是良性的。
- 特别是在其周边伴随着低回声区域、导管异常、结构紊乱时，考虑其存在病变，但是容易过度诊断，所以要慎重观察。
- 彩色多普勒等确认血流有无的方法很有用。

图5 多发性小囊肿

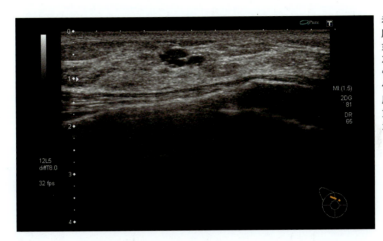

看起来像几毫米的囊肿的肿瘤，在局部性或者区域性多发的情况下，虽然有非浸润性导管癌的可能性，但是因为比较罕见，所以不要取太多也很重要。该病例为非浸润性导管癌。

点状高回声为主体的病变

- 仅依靠不伴随低回声区域、肿瘤的点状高回声的现象可显示钙化，还是只看到乳腺内的高亮度回声，做出此判断是很困难的。
- 点状高回声为主体病变最终通过 MG 确认其良恶性。用超声进行相关操作时，有时会存在与钙化一致的点状高回声（**图6**）。
- 临床中，如果确认为点状高回声，避免超声指引下的吸引式组织活检，具有能够进行超声指导下的组织活检的优势。
- 因此，这样终究通过 MG 确认其良恶性鉴别为主旨的钙化，是仅仅在用 US 确认点状高回声时使用的专业术语。

图6 以点状高回声为
主体的病变

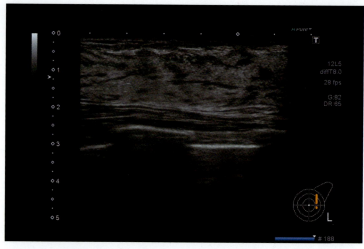

在需要用 MG 鉴别良恶性的钙化时，在一定程度上，当特定部位实施 US 时，有时只存在与钙化一致的点状高回声。这并不是通过筛查等方式寻找的结果。该病例为非浸润性导管癌。

要点

非肿瘤性病变的良恶性的鉴别要点

●作为非肿瘤性病变的良恶性鉴别要点，同侧、对侧是否有同样的观察结果最重要。

　在其他部位多发的情况下，首先考虑正常的变化。

●诊断有无比发现肿瘤更难，很大一部分要依靠经验。作为参考所见的点状高回声、彩色多普勒图像所见、弹性成像所见等起到了很大作用。

MRI
肿块

阅片前需要了解

- 乳腺 MRI 脂肪的影响。
- 乳腺 MRI 在 T2 加权图像和动力学上，并用脂肪抑制的情况很多，首先要确认是否能得到对阅片不产生影响的良好的脂肪抑制。
- 比较大的乳腺在进入专用线圈时，要注意乳腺边缘容易产生皱褶，从而成为脂肪抑制不良的原因（**图1**）。
- 脂肪抑制不良的图像与脂肪抑制良好的图像相比，造影剂的信号增强效果会有所减弱。
- 减去造影前后图像的剪影图像虽然有不受脂肪抑制不良的影响，但对于体质比较弱的患者，被检查者如果稍微一动，就会呈现不容易诊断的图像。

要点

大号乳房的处理

● 尽量不要出现褶皱，垂直放入环内。

● 最为关键的是身体不要动弹。

图1　定位不良导致脂肪抑制不良

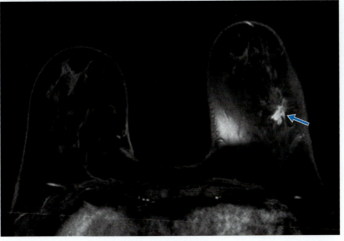

左乳腺内侧下部脂肪抑制不良。如果脂肪抑制不良的范围更广，那么 D 区域的乳腺癌（→）的染色评估会变得困难。

检查背景乳腺的密度

· 这里的"背景乳腺"可理解为正常乳腺或者非癌部分。乳腺是根据造影注射来达到信号增强的脏器组织。

· 但令人感到苦恼的是，对同年龄的 10 例患者进行造影 MRI 时，乳腺增强表现并不相同（**图2**）。

· BI-RADS®（第 5 版）中将背景乳腺的增强分类成 4 个阶段，推荐记录在阅片报告上。

· MG 阅片时，关于背景乳腺量，同样用造影 MRI 记录背景乳腺的增强程度，作为被检查者的**造影 MRI 结果的信赖度和可信度**。

· 特殊状态的乳腺包括哺乳期的乳腺。哺乳期乳腺因为小叶增生和间质混合性结缔组织肿胀的原因，比造影早期增强度更强。哺乳期乳腺在发生乳腺癌的情况下，比起癌部、**非癌部位增强更强烈**，故经常导致诊断困难 （**图3**）。

要点

背景乳腺增强

● 记录是阅片医生的可信度保障。

● 病变区域不一定比背景更加明显。

图 2　背景乳腺增强

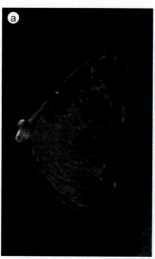 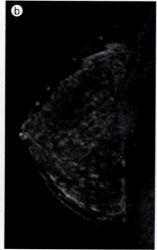 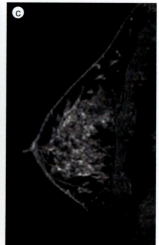

a：低度。　　　　　　　　b：中等。　　　　　　　　c：重度。

图 3 哺乳期乳腺发生的
乳腺癌

a：造影 MRI 早期相。
b：造影 MRI 后期相。

背景乳腺比乳腺癌（○）染
色得更强烈。

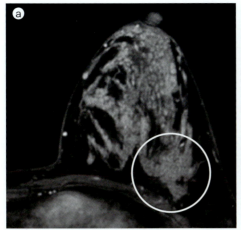 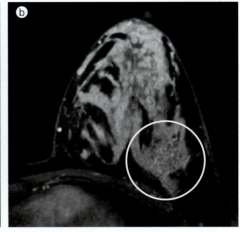

肿块阅片的基础知识

- 在 MRI 被检者中，大部分至少会在单侧乳腺的某一个地方诊断为乳腺癌组织。但在没有确定诊断或只进行了细胞诊断的情况下，也有可能造成误诊，所以检查主病灶时，要用 MRI 进行准确诊断。

- T1 加权图像不要并用脂肪抑制，因为了解肿瘤内部的脂肪成分和肿瘤边缘的性状也能做出评估，且效果更好。BI-RADS® 运用的表现肿瘤性状和边缘的专业用语在 MG 诊断中也会有，在日本已经普及了，推荐作为共通术语使用。

- T2 加权图像可得到肿瘤内部的性状信息。

- 通常的浸润性导管癌诊断中，T2 加权图像几乎没有作用，但是**硬癌的话，经常会看到肿瘤边缘的高信号、内部的低信号（图4）**。

- 纤维腺瘤中作为代表的良性肿瘤通过 T2 图像可呈现比乳腺癌更高的信号，对判别良恶性有很大帮助（**图5**）。

- 肿瘤内部中确认了有与水同等的高信号时，对比几个特征性的病理图像（**表1**），也能帮助诊断。

- 造影 MRI 的肿瘤"链状增强"在造影早期存在两种类型：一种是在肿瘤内部出现的厚链状增强，另一种是早期后在肿瘤周围出现的薄边缘状增强（**图6**）。造影早期的链状增强反映了肿瘤内部的病理组织图像，是乳腺癌的特征。在确认是肿瘤的情况下，经常在造影后期认为是"central ehhancement（中央增强）"（**图7**）。

表 1 T2 加权像中显示明
显高信号的肿瘤

- 囊肿
- 黏液癌
- 黏液瘤样纤维腺瘤
- 囊内肿瘤（囊内乳头瘤，囊内癌）
- 内部有变性部分的实性肿瘤（实性管状癌，恶性叶状肿瘤）

图 4　T2 加权像乳腺癌的 peripheral hyperintense pattern（边缘高信号模式）

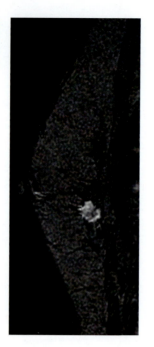

图 5　T2 加权像

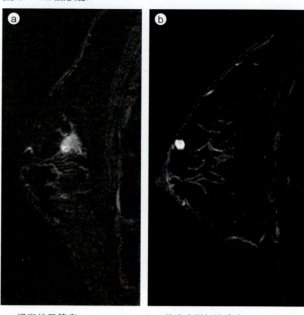

a：浸润性导管癌。

b：黏液瘤样纤维腺瘤。

图 6　环状深染的时间推移模式

EPE：early peripheral enhancement（早期边缘增强）。
DRE：delayed rim enhancement（延迟边缘增强）。

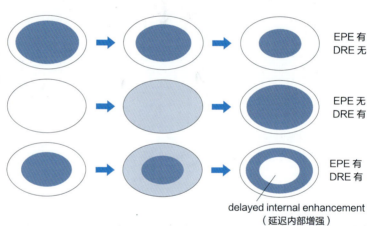

EPE 有
DRE 无

EPE 无
DRE 有

EPE 有
DRE 有

delayed internal enhancement
（延迟内部增强）

图 7　浸润性导管癌

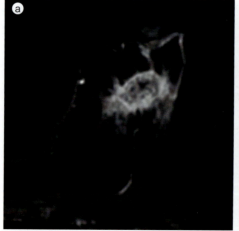

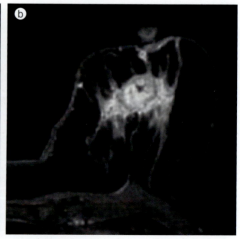

a：造影 MRI 早期相。

b：造影 MRI 后期相。

- 造影 MRI 的肿瘤信号强度随着时间的推移，着重于造影剂注入前后 1～2min 的信号强度增加率和其以后相的信号强度曲线的类型。**乳腺癌的造影峰值出现在造影剂注射后 2min 以内**，也有例外。
- 另外，乳腺癌的后期相信号强度曲线类型有 3 种。造影 MRI 上，良性肿瘤有着和乳腺癌几乎没什么差别的信号强度（**图8**），所以仅从信号强度变化判断良恶性很困难。
- 作为显示特征性造影类型的乳腺癌，要提前了解黏液癌。黏液癌在 T2 加权图像上呈现显著的高信号，但是造影 MRI 早期相上的信号增强效果非常差，后期相可在肿瘤内部慢慢填充（**图9**）。至少在 MRI 施行前的阶段，怀疑是**黏液癌时，要认真完成拍摄到造影**后期相。只观察到早期相结束，判断为无增强的病变，恐怕会带来误诊。

图 8　管状腺瘤

a：造影 MRI 早期相。
b：造影 MRI 后期相。
肿瘤早期染色，后期相显示 washout。

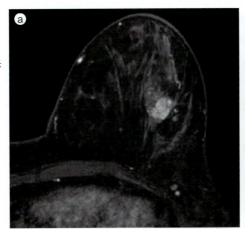
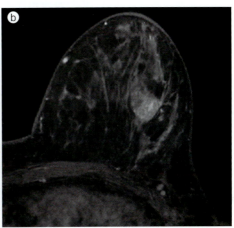

图 9　黏液癌

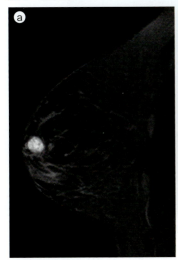
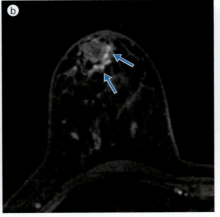
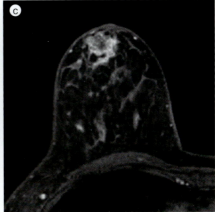

b：造影 MRI 早期相。

c：造影 MRI 后期相。

肿瘤在早期相中缺乏染色，在后期相中发现边缘部有染色。肿瘤周围的导管内病变（→）从早期就开始染色。

a：T2 加权像。
肿瘤显示明显的高信号。

图1 DCIS

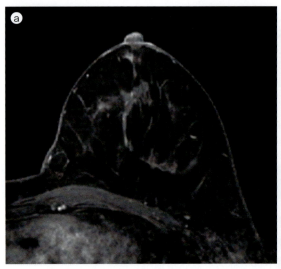

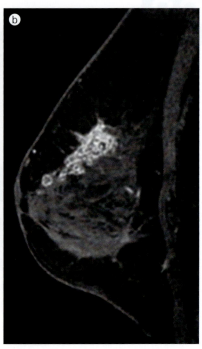

a：linear enhancement（线性节段）。

图2 DCIS（丛生模式）

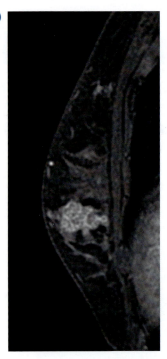

b：segmental enhancement（节段增强）。

实际的阅片

伴随着浸润癌的 DCIS 扩展诊断

· 应仔细观察浸润癌的周围。

· 很多情况下，浸润癌从造影早期相中看得很清楚，所以在早期相中，浸润癌周围是否有和浸润癌同程度的增强，需要确认。

图 3　浸润性导管癌

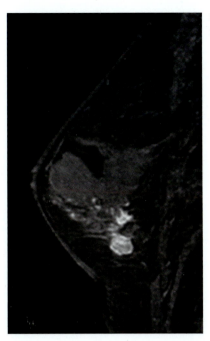

在浸润性导管癌的乳头侧，区域性地分布着疑似导管内病变的点状染色。

- 早期相结束后，即使是更晚的期相也要同样确认。**DCIS 造影峰值比浸润癌有迟缓倾向，所以慢相比较容易识别（图3）**。另外，也会存在慢相所叙述的 clumped 或者 clustered ring 的特征显得很清晰的情况。
- 进行大范围诊断时，从多个方向进行观察很重要。**因为从多个角度观察，区域性的扩展识别就变得容易**。在乳头浸润的评价中，**横断面像和矢状位图像**是很重要的。造影 MRI 的拍摄断面即使是单方向的，至少在重建图像上也要养成多方向观察的习惯。

　要点

DCIS 的诊断

- ●要看后期相。
- ●为了抓住分布，要多角度观察。

MRI 施行前的诊断是 DCIS

- 由于 MG 诊断的普及，被检查出钙化的 DCIS 增加了，没有肿块性病变的乳腺癌患者的术前精确检查 MRI 也增加了。
- 相比钙化的活检，事先进行 MRI 检查的医院也有，但为数不多。对于钙化进行细针穿刺活检，作为判断 DCIS 病例的术前 MRI 检查结果：

①钙化病变的部位，MRI 无法检查出来。

②只有钙化的部位，可用 MRI 增强。

③相比钙化病变的部位，大范围确认 MRI 增强。

以上 3 种类型。②和③问题不大。但是对①的情况中，诊断医生经常会困扰。

· ①中有各种各样的状况，用活检几乎可以取走 DCIS。DCIS 因为是低恶性，所以没法检测出。背景乳腺增强比 DCIS 强，也无法检测出。前两者的情况即使是用小手术来解决，在临床上也不会有什么影响。但会有一个问题，即是在背景乳腺中 DCIS 被隐藏起来，因为和其余部分会产生交叉。

浸润性小叶癌

· 浸润性小叶癌是近年来开始增多的特殊型乳腺癌。

· 由于 MG 检查的普及，以及对结构紊乱图像的认知度的提升，都和浸润性叶癌病例的增加有关系。

· 浸润性小叶癌通常和浸润性乳腺癌一样，呈现为形成肿块的局部性病变图像。但经常像地图状大范围分布在乳腺内，称为"跳跃性病变（skip lesion）"（**图4**）。高发生率的情况下会合并 DCIS 和 LCIS。个别病变很小，所以 MRI 很难检测出。

· 浸润性小叶癌的诊断被认为不是局部性类型时，要考虑**周围存在小病变的可能性**。

图 4　浸润性小叶癌

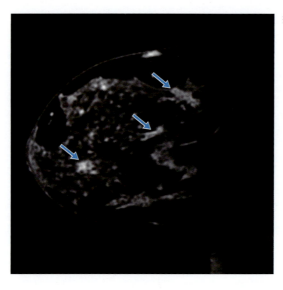

病灶（→）互相远离并多发。

PET/CT

PET/CT 的阅片方式

- 不仅仅是乳腺癌的阅片，PET/CT 的阅片主要基于 PET，CT 只起到辅助作用。
- 阅片的关键是 PET、PET/CT 融合图像以及单独 CT 图像。
- 简单的阅片法以下面实例作为参考（**图1**）。

图 1　右乳腺部分切除后病例

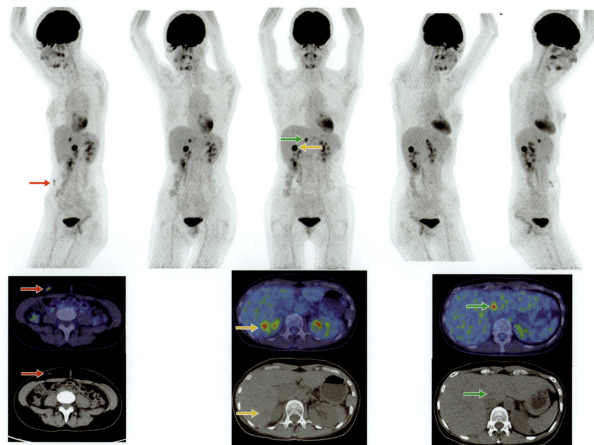

首先用 PET 的全身图像捕捉异常聚集比较好。
MIP 正面像上腹部中央有聚集（→）。右肾上方有杯状的聚集（→）。转过来都可判断为肝内聚集，通过 CT 与低浓度结节一致，可诊断为肝转移。
在侧面图像中，首次发现腹部表面有淡淡的聚集（→），可确认是皮下注射的痕迹。
向乳腺聚集的程度左、右相同，切除后的右侧没有问题。

- 首先，PET 全身图像可**显示异常聚集部分**。因为重叠的原因，为了防止遗漏，可以一边左右旋转，一边观察。
- 接下来挑出聚集部分，用 PET/CT 融合图像对**部位进行确定**。
- 最后思考**聚集的原因和含义**。此时，要参考 SUV 最大值或 CT 图像。特别是乳腺和所属淋巴结的评估，和以往方法并用后去思考。
- 着重于原发部位、腋窝、腋窝外淋巴结、远处转移、其他发现等，这样也有利于写报告。

术语解释

＊1 SUV 最大值
作为积分的判定量指标之一被广泛使用。但是要注意受各种因素和机制的影响，不是绝对值（参照假阳性、假阴性等注意点）。

PET/CT 的乳腺 · 淋巴结评价

- 乳腺每个人个体差很大。但一般乳腺的 SUV 最大值^{*1}为 1.5 以下，左右对称。对于没有生理性影响的左右差，要怀疑其是否是形成肿块的低集聚型病变、非浸润性导管癌或小叶癌。
- 另外，如果在乳腺内确认了局部性聚集像，应用超声等检查法进行积极确认。
- 浸润性乳腺癌概括来说呈现高聚集。乳腺肿块的良恶性鉴别界限是 SUV 最大值为 2~2.5。有时很大但是聚集度很低，或者不均匀聚集的病灶是含有某种程度的黏液、囊肿和坏死灶（**图2、图5**）。
- 仅以 FDG 聚集图像无法对原发灶的大小、边界及对周围的浸润进行评估，所以要优先考虑到 US 和 MRI 等形态图像的有限性（**备忘录①**）。但有时也会明确获取皮肤浸润或者对胸大肌的淋巴浸润的扩展信息。

图 2　黏液癌复发病例

备忘录

① 在局部评估中，具有高空间分辨力的乳腺专用 PETPEM 成了医疗保险适用对象。通过与全身 PET 检查的并用，加上局部评估，据说具有与以往局部检查的 US 和造影 MR 相匹敌的灵敏度和特异度。

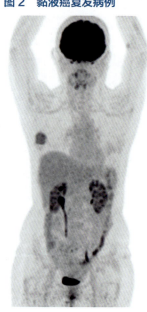

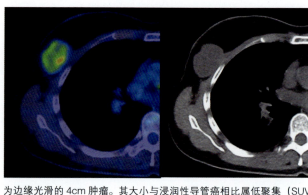

为边缘光滑的 4cm 肿瘤。其大小与浸润性导管癌相比属低聚集（SUV 最大值 3.3）。一般认为部分高聚集（SUV 最大值 4.7）反映了肿瘤部分。

- 术后数个月期间受到组织修复的影响，患侧乳腺的聚集比健侧高，从切除部位向着皮肤方向呈线带状聚集和皮下聚集。Seroma 形成病例或 Expander 再建后会围绕其周边进行聚集分布。

- 浸润性导管癌的腋窝淋巴结转移一般呈现高 FDG 聚集。但在早期癌的 PET/CT 敏感度较低 (**备忘录②**)。根据病理组织型和生物学上特征，发挥着高检出能力。试着理解这一点的话，呈现异常聚集的淋巴结的解释也能很好理解了 (**备忘录③**)。另外，与敏感度相比，特异度较高。在观察到高聚集腋窝淋巴结的情况下，影响淋巴回流的上肢病变、关节风湿病等基础疾病被排除的话，首先建议考虑转移性病变。目前，因为空间分辨能力的提升，不足 1cm 的淋巴结的聚集也能清晰地被检查出 (**图4**)。但在要求转移更加确实的情况下，应该考虑并用超声和 MRI 的观察结果后再进行活检。

- 腋窝以外所属淋巴结中，胸骨旁淋巴结在 PET/CT 的敏感度下是很有帮助的。但与腋窝不同，反应性肿大通常难以产生 FDG 聚集。

- 观察除此以外的淋巴结聚集，如果事先了解淋巴回流，会给出更加准确的判断 (**图3**、**图5**)。

图 3　左侧乳腺癌的胸大肌浸润、淋巴结转移

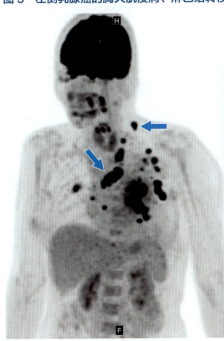
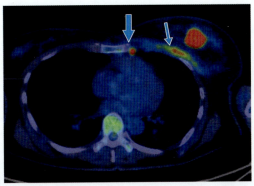

淋巴结转移广泛，左锁骨上窝、胸骨旁、副神经、纵隔淋巴结转移 (➡)。

与原发灶聚集不同，发现向胸大肌聚集 (→) (SUV 最大值 8.9)，并向胸大肌内淋巴系统发展。

图 4　左内侧乳腺癌腋窝淋巴结转移病

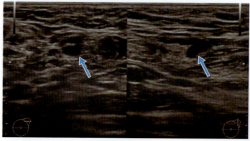

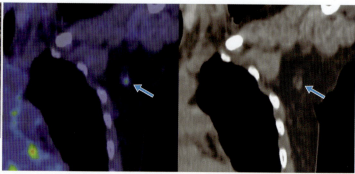

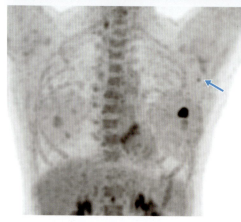

通过 US 在左腋窝 Level Ⅰ 发现脂肪沉积少的不均性肿大淋巴结，怀疑转移（→）。

通过 CT 观察到与肿大部一致的 FDG 聚集（SUV 最大值 1.8，延迟相 2.4）。

图 5　右侧乳腺癌多发淋巴结转移

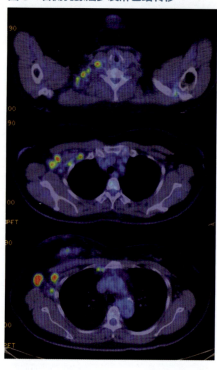

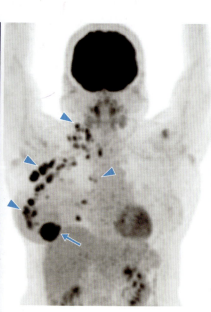

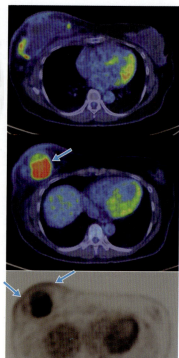

原发灶为巨大肿瘤伴坏死，发生整个乳腺水肿性改变和皮肤广泛肥厚（→）。通过 PET，皮肤、皮下聚集明显。

转移性淋巴结从腋窝向锁骨上、副神经淋巴结、胸骨旁淋巴结聚集，很好地表现出淋巴的流动（▶）。

备忘录
④延迟相摄影
· 延迟相中的聚集增强被认为是恶性特征,不过在炎症中也可能发生,未必能明确地鉴别良恶性。在消化道等有活动的内脏器官中,对确认再现性很有用。
· 通常早期相在注射后60min拍摄。延迟相一般为120min后拍摄。现状是,有的机构会在早期相结束时确认图像并决定延迟相,或者只根据早期相进行判断,或者只将早期相推迟一次拍摄等,摄影方法并不统一。

PET/CT 的远处转移评估

· 远处转移的评估,可能全身的 PET/CT 能够轻松发挥其能力;

· 转移中,骨转移率是最高的。PET/CT 融合图像或 PET 可怀疑在骨内有 FDG 聚集像,用 CT 骨窗来确认。溶骨性病灶呈现比较强烈聚集,但成骨性部分则是低聚集(**图6**)。在溶骨性病变、浸润性小叶癌等低聚集型情况下,有用 PET 也无法检测出的情况,也有没有骨破坏呈现异常聚集的情况。转移性骨肿瘤被确认后,建议进行造影 MR 检查或骨密度检查。

· 肝转移或肺转移通常呈现高聚集图像,容易做出准确判断。但小病灶的情况下,隐藏在实质性的生理性聚集里,运动也会造成遗漏情况。追加延迟相,让背景聚集减弱,调高和病灶的对比度进行评估,增加呼吸同期法等可提升检出能力(**图7、图8**)。

· 小病灶用 PET 进行慎重确认,与 CT 图像的对照比较有用(**图7**)。

· 另外,对于腹部病灶的再现性,要考虑延迟相摄影(**备忘录④**)。

图6 成骨性和溶骨性转移

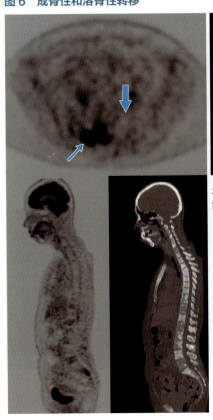
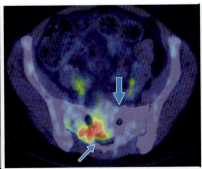
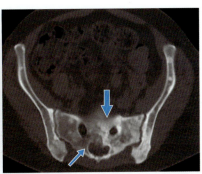

右骶骨溶骨性转移灶的聚集很强(→,SUV 最大值 8.3),但成骨性转移未被检测为异常聚集(➡,SUV 最大值 1.5)。其他椎骨的 CT 观察结果和聚集程度模式相同。

要点

基本是 PET

● PET 就是基本,特别是不熟悉核医学影像的话,很多时候看着漂亮的彩色画像却容易漏诊集聚处。

● 要记住含有变量的正常 PET 影像。

● 读片顺序举例。

  ① PET MIP 全身像进行观察,指出异常聚集。

  ② PET 轴位断像,PET/CT 融合像,CT 确认。确实是异常? 在哪里?

  ③给予诊断。

● 不要忘记 CT 上骨与肺的诊断。

图 2 MG 中的 FAD、肿瘤（DCIS 病例）

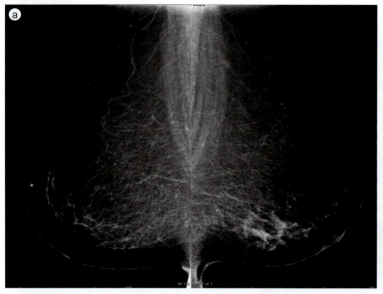
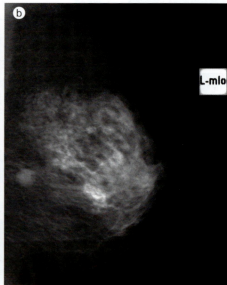

a：FAD。

b：肿瘤（左 MLO 摄影）。

非浸润性导管癌的超声影像表现

- 病变的乳腺癌分类以及各分类的 DCIS 病变的概率如**表1**所示。
- DCIS 的超声影像涉及许多方面，但是乳腺内的低回声区域、肿瘤、导管异常占据了 DCIS 的 98%，这个是很重要的发现。当然也有混杂存在的情况。
- DCIS 因为是导管腺叶区域内的病变，所以超声影像上可识别病变局部和病变内部的分布。但超声影像上因为无法识别乳腺区域，所以实际上把乳头为顶点的三角形区域作为病变分布区，再进行评估。
- 在超声检查中，检查者能很容易地观察到病变分布。但如果是静止影像，医生需要花时间去识别每个病变的分布情况。

表 1 DCIS 的超声像

＊：在呈现多个所见的病变中，选择 1 个作为主体的所见进行计数。

亚分类	n ＊
·实性肿瘤	·215（30.5%）
·混合性肿瘤	·062（8.8%）
·导管异常	·057（8.1%）
·乳腺内低回声域	·354（50.2%）
·小囊肿集簇	·003（0.4%）
·结构紊乱	·003（0.4%）
·点状高回声主体病变	·010（1.4%）

乳腺内的低回声区域

- 乳腺内的低回声区域占 DCIS 的 50%，概率最高。
- 亚分类为斑状、地图状、边界模糊（**图3**）。但实际分类时有很多难以辨认的病变，所以未必要进行亚分类。
- 低回声区域的诊断中，病变的分布很重要，呈现区域性和局部性分布的很多。也就是说，病变未必是连续性的，也有以乳头为顶点的三角形区域内分布着多发病变的情况。
- 病变的回声级别接近乳腺实质的情况也没法和明显的肿瘤进行区分，所以即使没有区域性扩张，也存在乳腺内的低回声区域。乳腺内的低回声区域诊断标准如**图4**所示。

图3 乳腺内的低回声区域（DCIS病例）

实际上有很多病例很难进行亚分类，不一定要进行亚分类。

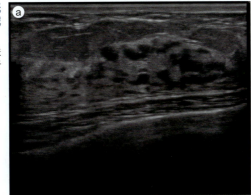

a：斑状低回声区域。

b：地图状低回声区域。

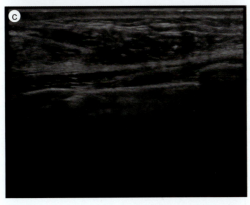

c：边界模糊的低回声区域。

图4 乳腺低回声区域诊断标准

＊：存在于低回声区域的内部，发现多个。

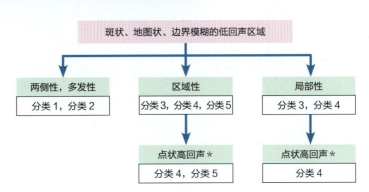

斑状、地图状、边界模糊的低回声区域

两侧性，多发性	区域性	局部性
分类 1，分类 2	分类 3，分类 4，分类 5	分类 3，分类 4
	点状高回声＊	点状高回声＊
	分类 4，分类 5	分类 4

- 没有确定的诊断标准，但临床上将彩色多普勒影像作为诊断的重要依据。
- DCIS 的情况下，确认低回声内有血流的情况很多，也很有必要在病理上确认低回声区域是否存在丰富血供。
- 细微钙化表现为点状高回声，提示恶性的可能性大。
- 伴随小型浸润的 DCIS 和单纯 DCIS，在超声检查中无法区别。

肿块（实性、混合型）

- 在 DCIS 中，肿块存在于低回声区域，占 DCIS 的 40%。其中，实性肿块为 3/4，混合型占 1/4。
- 典型的 DCIS 实性肿块边界很清晰，纵横比很大的、大小在 1.5cm 以下的肿块居多。
- 混合型病灶是囊肿内病变，所以 DCIS 的可能性很高（**图5**）。
- 实性和混合型，两者都可作为鉴别诊断，对于导管内乳头肿块的判别很重要。

导管异常

- 占 DCIS 的 10%。
- 伴随血性乳头分泌物居多。
- 影像上显示中枢侧扩张，导管内的实性病变显示连续性和多发性居多（**图6**）。但是，也有仅靠近末梢导管扩张的情况。
- 诊断标准如**图7**所示。导管内存在点状高回声时，恶性可能性很高。

其他

- 很少见，但是 DCIS 作为结构紊乱、小囊肿集簇和点状高回声的病变，经常被认为是病变的，其发生率各为 1% 左右。

图 5 典型的 DCIS 肿瘤

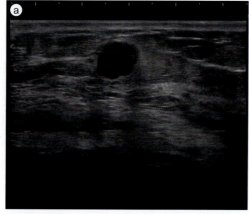
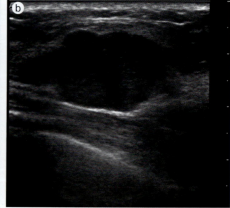

a：实性肿瘤。

b：混合型肿瘤。

图 6　导管异常

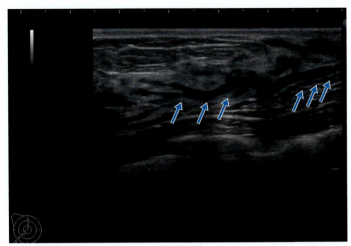

→部分可见导管内连续实性回声。

图 7　导管扩张的诊断基础

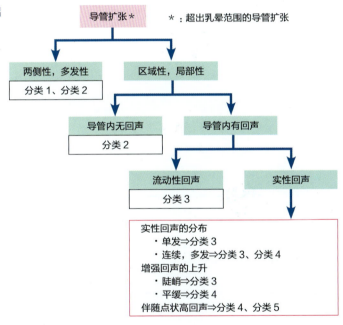

要点

●DCIS 诊断中，在 MG 上细小钙化的形状及分布是要点。超声中要理解"DCIS 可呈现多种多样的影像"。特别注意呈区域性或局部性的低回声区域或导管异常。

乳腺癌

非浸润性导管癌（DCIS）：MRI

前言

- 大部分作为非肿块性强化被认定。
- BI-RADS® 中，non mass enhancement 记载了某分布及内部强化效果。

分布（图1）

- 导管走向一直是线性（linear）、节段性（segmental）的，将被怀疑为恶性。

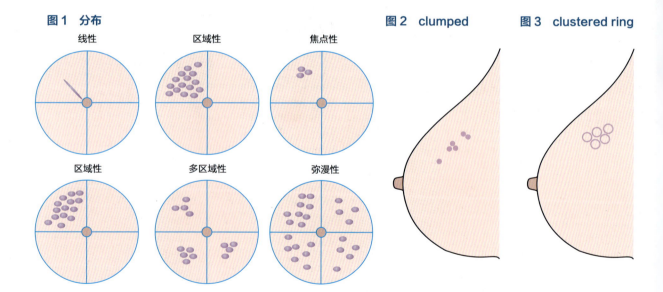

图 1　分布
线性　　区域性　　焦点性
区域性　　多区域性　　弥漫性

图 2　clumped

图 3　clustered ring

建议　　阅片注意点

- 强化病变和乳腺 X 线检查的钙化位置是否一致，要确认。
- MRI 影像要从多角度进行观察。
- 左右对称性时，BPE 和乳腺病等良性发现的可能性很高。
- time intensity curve（时间强度曲线）的优势很低。

内部造影效果

- 分为 4 种：homogenous、heterogenous、clumped、clustered ring。clumped、clustered ring 比较容易怀疑为恶性。
- clumped（图2）小结节状的增强效果集簇，会进行多次融合。
- clustered ring（图3）在导管内癌的导管周围间质中的造影剂会描绘出 ring 状，是 DCIS（图4）的特征，所以后期相很容易被观察到。

图 4　DCIS

40 多岁，女性。

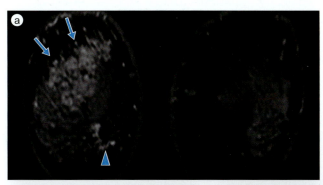

a：脂肪抑制 T1 加权冠状断面像（造影第 1 相）。

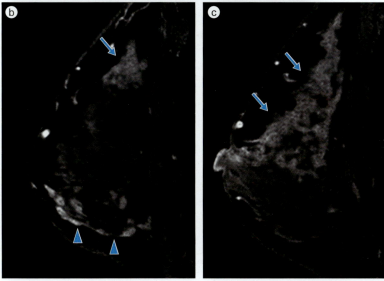

b：脂肪抑制 T1 强调矢状断面像。　　**c**：脂肪抑制 T1 强调矢状断面像。

在 AC 区域可见区域性 clustered ring 的造影效果（→）。另外，在 B 区域还发现了线性分布的 clumped 的造影效果（▶）。实施了手术，结果：两处都是 DCIS。

DCIS 的 MRI 所见

- 大多认为是 non mass enhancement。
- 沿着区域性导管分布的较多。
- clustered ring、clumped 的造影结节多。
- 看见区域性的 clustered ring enhancement 时强烈怀疑 DCIS！

乳腺癌／浸润性导管癌
硬癌

概述

■病理

- 癌细胞各自以分散状或者以小石块状呈现在间质中，或多或少伴随着间质组织的增生（p.171，**图4b**）。硬癌包括两种：狭义上的硬癌，导管内癌灶极少，间质浸润比较高的物质；除此以外的乳头样管状癌的小石块是实性管状癌的由来，弥漫性的间质浸润占据了乳腺较大范围。

- 病巢周围的纤维增生很明显，在间质的中心部伴随纤维化的情况很多（p.171，**图4a、c**）。

- 容易发病的年龄在 40 岁后半段至 60 岁前半段。

■鉴别

- 浸润性小叶癌、放射状瘢痕、CSL 等。

■临床信息

- 大约占全乳腺癌的 30%。在浸润性导管癌的硬癌、乳头样管状癌、实性管状癌的分类中，经常认为引起术后预后不良的原因容易导致转移。但最近因为大范围诊断且根据荷尔蒙受体（ER、PgR）、HER2 受体和 Ki-67 的影响，可建立针对性诊疗策略。

影像观察

- 病理组织影像。

- 各自的影像设备所反映出的病理学要素是不一样的，所以在理解影像所反映出的要素基础上，会对影像的再次理解有帮助。

MG

- 伴随针状的致密型肿瘤，首先怀疑其为硬癌。

- 肿块内部伴随纤维化时，因为纤维的收缩会牵拉周围腺体结构，形成针状。

- 中心密度根据细胞成分的量和压迫时的厚度决定。

- 因为细胞中水分很多，纤维的水分很少，所以细胞多显示为致密型，纤维多就容易成为低密度。不仅如此，即使用力压迫，因为有不容易挤压的厚度，所以密度会变高。密度靠此而定。

要点

● 肿瘤内部的纤维化会牵拉周围组织，形成毛刺。

● 细胞内含水较多，纤维内含水较少，细胞多呈高密度，纤维多呈低密度。

· 甚至卷入脂肪，含有脂肪密度。

· 因此，**在致密型中、低密度肿块伴随针状肿块的情况下，有硬癌的可能**。但如上所述，也会有**低密度的肿块** (**图1**)。

· 中心没有显示致密型的情况或呈现结构紊乱时，放射状瘢痕、CSL、脂肪坏死等良性病变会显示出来，也会显示出浸润性小叶癌和非浸润性导管癌等恶性病变。

· 另外，肿块影像上没有呈现清晰的针状类型时，与乳头样管状癌的鉴别很困难。

超声（US）

· 典型的病例是**不规则肿块，纵横比很大。内部的纤维化显示了低回声，后方回声可能减弱** (**图2**)。

· 内部低回声以及后方回声减弱的程度根据纤维的比例而不同。肿块边缘因为有癌灶、纤维性间质和脂肪组织的存在，所以成为回声的反射源，呈现边界高回声（halo）的情况很多，所以肿块直径应以高回声部为界进行测量。

图1 左 MLO 摄影

在 MLO 区域有伴有螺旋状物的浓度稍低的肿瘤。中心浓度更低。 肿瘤内未见钙化（M 区也伴有螺旋状物，为多发病变）。

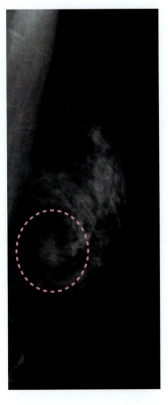

图2 B 超图像

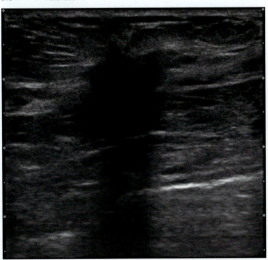

图1 中 MLO 区域出现的肿瘤。
纵横比大的不规则形低回声肿瘤。伴随着边缘高回声，可以看到后方回声减弱。

· 针状肿瘤结构紊乱会被显现出来。

· 纵横比很大，但是后方回声一旦减弱，纵向的测量会显得比较困难。

· 很小的不太有特征性，诊断时表现为低回声病灶。

· 少见的是肿瘤直径很小、脂肪组织浸润很显著的硬癌，呈现高回声。

· 乳腺边界线断裂、有无浸润有助于诊断，但是对于组织型没用。

· 若存在，会像进入胸大肌那样被显现出来。但由于声速不同，也会有影像扭曲的情况（p.23，**图10**）。

· 一般情况下，良性肿瘤的血供小，恶性肿瘤的血供丰富。有马赛克、穿入、周边的血流增加等血流形态分布的会考虑为恶性。

· 但后方回声减弱的纤维成分很丰富的硬癌有时会显示为乏血供。

· 弹性成像检查会显示硬癌。

· 鉴别：浸润性小叶癌、放射状瘢痕、CSL 和硬化性腺病等。

MRI

· 狭义上的硬癌是边缘不整齐的肿瘤，伴随毛刺情况（**图3a**）。

· **关于动态 MRI，典型病例是中心部的纤维很多，血流很少，且呈渐增型，边缘部的细胞很多、血流丰富，从早期就显示出很强烈的强化效果**。直到后期病变内部显影、边缘显影明显（**图3b、c**）。

· 也就是说，内部的造影效果一般情况下显示恶性特征（early delay），甚至可以看见 enhancing internal septation（内部强化分隔）等。病理像见**图4**。

· 根据纤维混杂的方式不同，也会显示整体均一或不均匀的强化效果。

· 点状、线状的强化效果在周围出现时，伴随导管内成分的组织像应多注意。

· 在针状肿瘤中癌细胞浸润性生长，这种情况要进行造影检查。

图 3　MRI

与图2同一肿瘤。

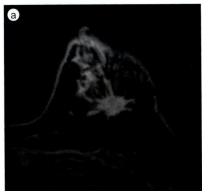
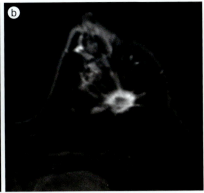
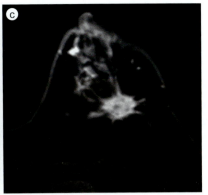

a：造影前 T1 加权轴位像。
椭圆形肿瘤伴毛刺状。

b：动态 MRI 轴位像早期相。
边缘部明显增强，观察到边缘增强。

c：动态 MRI 轴位像后期相。
虽然增强到了内部，但中心的强化效果稍弱。

图 4　病理像

a：放大像。
中心部纤维多，边缘部细胞
成分多。伴有毛刺。

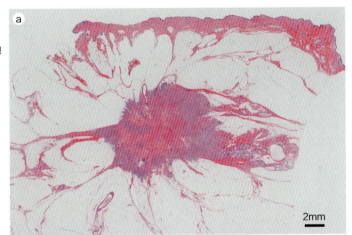

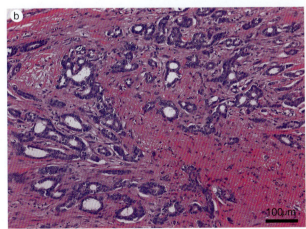
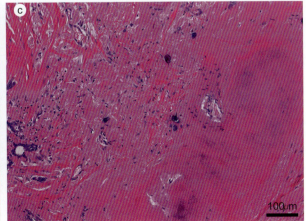

b：强放大边缘部。
癌细胞一边形成腺腔的小胞巢，一边浸润性扩散。也能看到纤
维增生。

c：强放大中心部。
纤维化很强，也能看到小钙化。

乳腺癌／浸润性导管癌
实性管状癌

概述

- 癌细胞浸润到间质中的乳腺癌叫作浸润癌。
- 在日本乳腺癌学会的乳腺肿瘤分类中，大致将浸润癌分为浸润性导管癌和特殊型。
- 浸润性导管癌根据癌灶的大小、形态和肿瘤边缘部的发展样式，分为乳头样管状癌、实性管状癌和硬癌 3 种。
- 分化度由低到高，按顺序分为硬癌、实性管状癌和乳头样管状癌。**这个分类是日本独有的，未在国际社会及论文中使用。但这个组织型分类将肿瘤边缘情况作为指标之一，和肿瘤的形态相关，对于各种影像对比有帮助。**
- 本章节将对实性管状癌进行梳理。实性管状癌的病理组织诊断特征，实性成分较多的病灶对周围组织没有压迫性，呈膨胀性生长。而且，**癌灶整体与周围组织的边界明显。**异型性较强的癌细胞在肿瘤中心部出现坏死。
- **荷尔蒙受体和 HER2 都是三阴性乳腺癌**[1]，在前面所讲的 3 种浸润性导管癌中，组织型最多的是实性管状癌。
- 另外，DNA 微观法则，基于基因发现组合基础上的乳腺癌 intrinsic subtype[2] 的 basal-like 型乳腺癌，90% 以上都是细胞异型强的实性管状癌。
- 甚至，**实性管状癌**也有术前**化疗有效**的乳腺癌组织型。
- **实性管状癌**术后期间会出现在硬癌和**乳头样管状癌**中。

术语解释

[1] 三阴性乳腺癌
ER 阴性、PgR 阴性、HER2 阴性的乳腺癌。

[2] intrinsic subtype
intrinsic 是"固有的"或"本质的"的意思，是通过基因分析得出的"固有的"或"本质的"亚分类的意思。

影像表现（图1）

- **实性管状癌的特征性影像呈现边界明显的实性肿瘤。**
- 关于以下各种设备的影像，进行相关描述。

乳腺 X 线检查（图1a～c）

- 如前所述，实性管状癌由于压迫性发育的原因，MG 上呈现以圆形、椭圆形或者轻度分叶状为主的边界清晰的肿瘤。

图1 右乳腺实性管状癌

30 多岁。

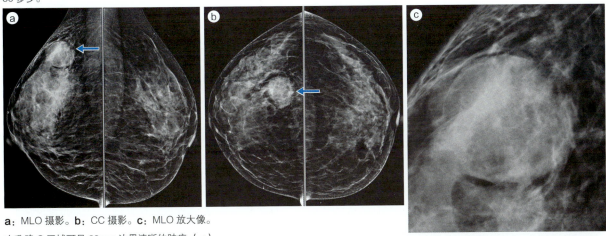

a：MLO 摄影。**b**：CC 摄影。**c**：MLO 放大像。

右乳腺 C 区域可见 28mm 边界清晰的肿瘤（→）。

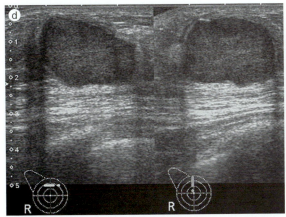

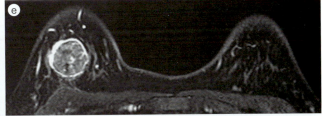

e：增强 T1 加权横断面像（后期相）

在右乳腺 C 区域可见 28mm 的强化肿瘤（圆形，光滑，环）（fast/washout）。

d：B 超图像。

右乳腺 C 区域的 28mm 椭圆形肿瘤，内部回声为低回声，边界部清晰、平滑，后方回声增强，可见外侧阴影。

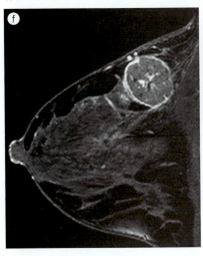

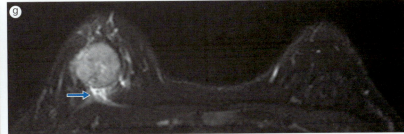

g：T2 加权横断面像。

肿瘤内部无明显坏死。在肿瘤边缘胸壁侧可见部分 edema（水肿）（→）。但由于肿瘤相对于乳腺较大，位于胸肌前，因此很难判断是 peritumor edema 还是 prepectoral edema。

f：增强 T1 加权矢状断面像。

虽然是与 e 的造影 T1 加权横断面像相同的结果，但可清楚地看出，这是一个全周性边界清晰的肿瘤。

图 1（续）

h：针活检标本的 HE 染色图像（h-1：弱放大；h-2：强放大）
间质贫乏、实性排列的高异型度癌细胞浸润性增殖。腺管型性也极少。是三阴性乳腺癌。另外，该病例实施了术前化学疗法，结果为 pCR。

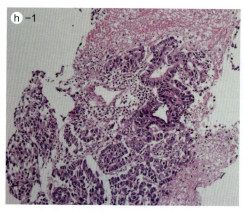 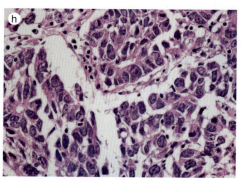

- 像这种情况，MG 范围按原则判定为分类 3，所以 MG 上的良性病变的鉴别会很困难，对其诊断要很注意。
- 但实性管状癌有时也有肿块密度为致密型的情况，所以乳腺实质很少的乳房中，含有实性管状癌的恶性病变的可能性也要考虑在内，边界明显的肿块也可判定为分类 4。

超声检查（图1d）

- 超声和 MG 一样，在压迫性生长且少有浸润的情况下，与纤维腺瘤等良性病变的鉴别是很困难的。
- 但是从 US 中怀疑是乳腺癌的可能性很多。特别是与 MG 不同，边界明显的肿瘤是实质性还是囊肿，判断就显得比较容易。
- 形状为圆形、分叶状和多角形。**内部回声也伴随着极低～低的囊肿变性。边界部也是清晰平滑～粗糙**。作为声像的特性，后方回声增强有外侧阴影的情况也很多。纵横比很大，动态检查上会缺乏弹性，导致可动性不佳。

乳房 MRI（图1e～g）

- 乳腺 MRI 所观察的结果和 MG 或 US 相同，呈现压迫性发育且缺乏浸润的肿瘤。而且，**delayed rim enhancement** 在实性管状癌中有明显的特征性造影乳腺发现。
- 另外，实性管状癌所包含的很多三阴性乳腺癌中，比较有特征性的乳腺造影病变能显示存在单发肿瘤、边界清晰、边缘增强、persistent enhancement pattern（持续增强模式）、中心坏死的区域 T2 呈高信号。

 要点

实性管状癌的影像表现特征

- 实性管状癌是压迫性发育、缺乏浸润的边界明确的肿瘤。
- 乳腺增强 MRI 最能反映肿瘤的组织学性质，边缘增强和 T2 加权像的肿瘤内高信号区域的观察结果对实性管状癌具有特异性。

乳腺癌／浸润性导管癌
乳头样管状癌

概述

- 《乳腺癌处理规约》认为，浸润性导管癌 I 型占据了乳腺癌整体的 20%。
- 病理组织学上大致分为两种类型。
- 一种是浸润癌灶显示为乳头状增殖或空腔形成的组织学高分化结构；另一种是以导管内的成分为主体，只有一小部分浸润到间质。导管内成分占主导的浸润性导管癌不论间质浸润灶的形态如何，浸润灶即使是硬癌或实性管状癌，也会诊断为乳头样管状癌。
- 导管内成分的结构显示为乳头型、低乳头型、筛状型、实性型和面疱型[*1]。但是面疱型与除此以外的形态进行比较的话，核异型度、局部进展快速，所以会被记录在病理组织的报告中。
- 肿瘤进展主要表现为导管内的进展。乳头样管状癌在浸润性导管癌的 3 个亚型中，淋巴结转移很少，预后良好。但是据发育进展模式，乳腺热疗的适应性必须要考虑在内。

术语解释

＊1 面疱型

在导管内癌病灶的中心发现凝血坏死物质（在坏死物质中通常是钙化）的类型。从切面来看，导管内堵塞的黄灰白色坏死物质看起来像是压碎粉刺的样子。

导管内进展和高分化乳头样管状癌的影像特征

- 乳头样管状癌在影像检查上会呈现怎样的影像，笔者试着从病理学背景中进行考虑。

导管内进展（图1）

- 导管内成分为主导的浸润癌可以认为是非浸润性导管癌的演进，就算被认为是非浸润性导管癌，也会呈现以下 3 种形态。
  - ①如果导管以及小叶内充满了癌细胞，会变大且融合。这些聚集在一起，作为一个整体会形成小肿块。
  - ②癌细胞在导管内大范围扩展，浸润到周围间质。
  - ③扩展至囊肿状的导管内的癌灶一部分超过了基底膜，浸润到周围间质。
- 间质内的浸润作为主体的病变，可认为其是肿块的形成，但是在肿块边缘的进展部位沿着导管延伸。

图 1　导管内进展的影像特征

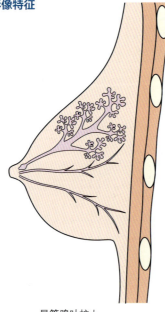

导管腺叶扩大

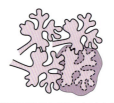

充满癌细胞的导管、小叶密集形成小肿瘤

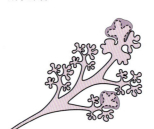

癌细胞在导管内广泛区域性地扩散，到处浸润周围的间质

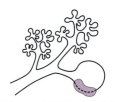

扩张导管（囊肿）中癌灶的一部分通过基底膜侵入周围基质

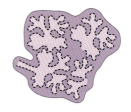

肿瘤边缘呈现向导管侧延伸的形态

术语解释

＊2 浅减弱系数

X 线通过物质时，在与光电吸收、康普顿散射、电子对生成等物质的综合作用下减弱的比例按组织显示。20keV 时乳腺组织的线衰减系数为 0.80/cm。

＊3 超声波衰减率

超声波在通过组织的过程中由于扩散、吸收和散射而减弱其强度的程度。

高分化

· 分化度很高的癌，是指近似于肿瘤细胞和组织结构为主体的组织。

· 组织结构差异会通过 X 线检查的线减弱系数＊2 和超声检查的超声波衰减率反映出来。乳头样管状癌会呈现线减弱系数和超声波衰减率＊3 接近于周围正常乳腺的数值。

· 另外，呈现空腔形成比较多的乳头样管状癌，和正常乳腺一样在腺腔内发现分泌物，这一部分会结晶并形成钙化。

备忘录

乳腺钙化

· 乳腺钙化按其成因可分为分泌型、坏死型和间质型。分泌型钙化是由于分泌物的浓缩而产生的结晶化，在良恶性两方面都可以看到。

· 良性是乳腺病，恶性是筛状型和低乳头型的乳管内癌灶以及浸润到间质的癌，可在腺腔内和黏液内看见。

· 坏死型钙化是癌细胞坏死导致的导管内坏死物质的钙化沉积引起的，以面疱型的导管内癌为代表，显示恶性。

· 间质型钙化是间质的硝化，是纤维腺瘤等良性肿瘤，恶性可看成是伴有骨·软骨化生的癌。

· 在乳头腺管癌中，分泌型钙化、坏死型钙化都有发生。

各种影像学表现的特点（表1）

MG

· 肿瘤影像中，会显示周围乳腺和等密度的不规则、边界不清晰的肿块，会发现局部非对称性阴影（FAD）（**图2**）。

· 肿块和 FAD 相互重合，另外超越一部分的区域内伴随着钙化存在，肿块无法确认，只

表 1　图像影像类型和观察结果

影像类型	诊断的关键所见
MG	钙化（分泌型，坏死型）
US	纵横比小的不规则形的肿瘤
	管状回声（提示导管内进展）
	点状高回声（提示钙化）
MRI	从肿瘤中连续可见区域性增强
	区域性的非肿瘤性增强

图 2　MG 显示 FAD 和钙化的病例

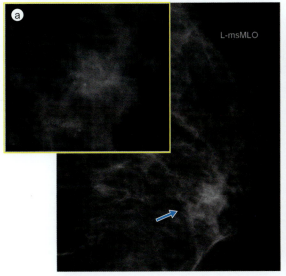
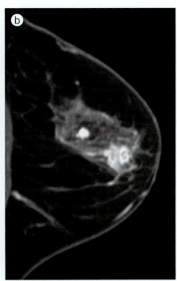

a：MLO 摄影。
FAD（→）重叠，观察到微小圆形、淡淡的不明确的钙化（左上为病变部位的放大像）。

b：增强 MRI。
观察到不规则形状、边缘粗糙、用造影剂增强的肿瘤。同一区域内有小结节（▶）。

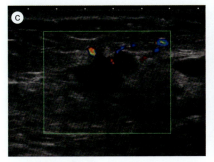
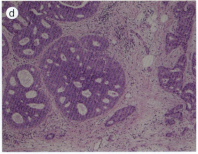

c：彩色多普勒图像。
发现内部伴有点状血流信号的不规则肿瘤。

d：病理组织像（HE，×10）。
导管内成分呈筛状型。浸润病灶可见管腔形成。

图 3　MG 显示大范围坏死型钙化的病例

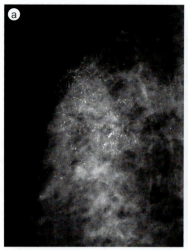

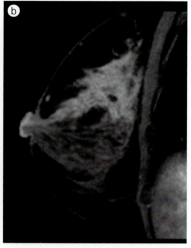

a：MLO 放大像。

向区域性蔓延的微细线状·分支状钙化。伴有背景乳腺密度升高。

b：增强 MRI。

区域性的非肿瘤性增强。

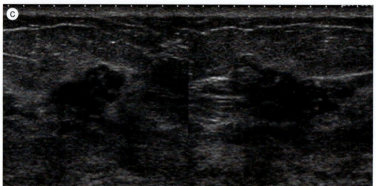

c：B 超图像。

识别伴随点状高信号的低回声区域。

能看到钙化的集簇现象。

- ②中通常伴随着导管内进展类型，因为面疱型钙化的微细线状·分支状钙化是局灶性改变，伴随着背景乳腺密度上升（**图3**）。
- 前面所叙述的③显示了边界明显的肿块。

超声波

- 在肿瘤形态上，不规则形和分叶形反映了横向生长且纵横比较小的肿瘤有很多（**图4**）。
- 但腺腔形成浸润的类型，与实性管状癌鉴别困难的压迫性生长肿瘤也会存在。
- 边界清晰但粗糙，内部低回声且不均匀质。
- 超声波衰减的程度和周围乳腺一样，后方回声不变。
- ②类型作为非肿瘤性病变（低回声区域）看待。肿瘤、非肿瘤性病变一起伴随着引发钙化的点状高回声。丰富的血管供应。
- ③显示了混合型类型的囊肿内肿瘤。

图 4　US 特征的肿瘤形态

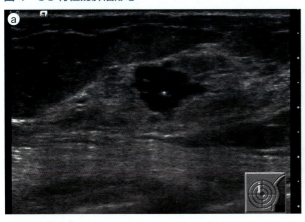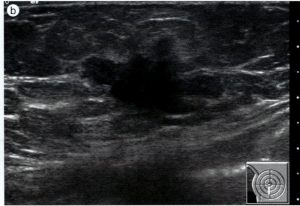

a，b：B 超图像。

MRI

- 肿瘤表现为不规则形、圆形和椭圆形，边界不清晰、不规整。
- 造影剂分布导致病灶内部不均匀强化，增强类型中的 fast-washout 较多。
- ②类型中，可见区域性分布的非肿瘤性增强。大范围内扩张的导管内成分和非浸润性
  导管癌一样，表现为小链状浓染的蜂窝巢状。MRI 无法对钙化进行评估。

综合诊断

- 3 种影像检查，最能反映其导管内进展和高分化特征的是 MG 的钙化和 US 的肿瘤形状。
- MRI 检查可以看见增强范围，MG 和 US 对很难显现的导管内进展范围的评估很有帮助。

 要点

乳头样管状癌特征

- ●乳头样管状癌特征是导管内进展及高分化。
- ●X 线的钙化及超声检查的肿瘤形状反映了病理学特征。

乳腺癌／特殊型浸润癌

黏液癌

什么是黏液癌？

- 黏液癌在乳腺上皮恶性肿瘤的浸润癌中，被分类为特殊型，占整体乳腺癌的 3%，很少见。
- 因其产生黏液的特性，以黏液状的癌灶占据几乎整个肿瘤。
- 分为单纯型和混合型两种。
- 单纯型不伴随浸润性导管癌的组织像，混合型伴随着浸润性导管癌的组织像。
- 单纯型大多存在于绝经后的女性中，混合型倾向于在年轻女性中发生。多半数是因为触诊肿瘤而被发现，在诊断上特别在单纯型上显示为与囊肿、纤维腺瘤相似，边界清晰且平滑。
- 单纯型发育很缓慢，浸润性导管癌相比之下，术后恢复较好。
- 有时，与**主病变分离，导管内成分大范围存在，需要对术前的较大范围病变诊断多加注意。**

影像和病理

- 黏液癌的特征就是"黏液"。
- 肉眼观察呈实性局部肿瘤，病理学上是癌漂浮在黏液湖中，肿瘤整体被黏液状癌灶占据（**图1a**）。
- 这里讲述单纯型的观察结果。

MG：与纤维腺瘤相似的影像

- 作为圆形边界清晰的分叶状等～致密型病变，如**图1b**所示。边界清晰平滑、微细分叶状、边界不清晰和散乱状。
- 作为 **pathognomonic 发现，在含有钙化的情况下，punctate ～ amorphous 形态很多。**因为是在黏液湖中形成的，反映了自由度非常高的形态（**图2**）。
- 一般情况下，认为是乳腺癌的导管内很少出现柱形生长的细长形态或者 pleomorphic calcification（**图3**）。

超音（US）：与脂肪同程度的内部回声、纤维腺瘤、叶状瘤相似的影像

- B 模式方法下，显示出椭圆形、分叶形、不规则形的肿瘤，边界清晰平滑或者显示粗糙。
- 大部分的乳腺癌和低回声区域进行对照，内部回声是和脂肪相比较高的回声，所以观察时要留心（**图1c 上**）。存在间隔和壁的构造，黏液以及浮游癌细胞不均匀混杂在一起，引起声像图混乱。

图1 【病例1】

80 多岁，女性。

a：活检病理组织像。

黏液湖中有漂浮着 carcinoma cell nest 的 mucinous carcinoma。无明显原位病变。未发现其他 invasive carcinoma component，诊断为黏液癌单纯型。

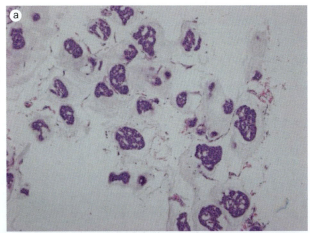

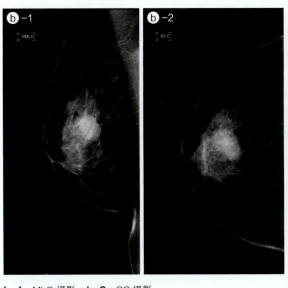

b-1：MLO 摄影；**b-2**：CC 摄影。

右乳房 middle—outer（C 区）有约 2.8cm×1.9×1.9cm 边界清晰的肿瘤。分叶形，高密度。在 CC 摄影中，边缘为细微分叶状。考虑浸润癌。分类 4。

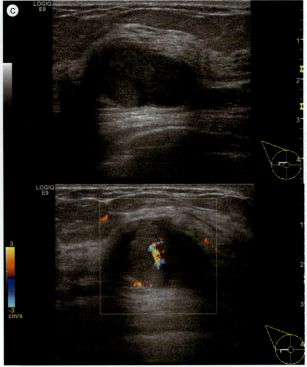

c：B 超法（上）与彩色多普勒法（下）。

在右乳腺 9 点方向发现边界清晰的低回声肿瘤。尺寸为 2.6cm×1.6cm×2.6cm。发现后方回声增强，考虑黏液癌。

图1（续）

d：错误图片。

测量为 elasticity score 5，FLR 5.4（GE）。发现扭曲降低。

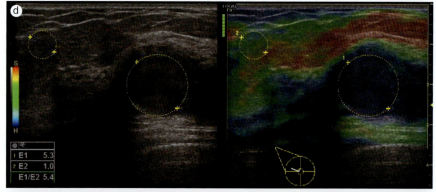

e：T2 加权像（左）和扩散加权像（右）。

在右乳房的乳头水平深部有约 2.6cm×2.1cm×2.2cm 的分叶状肿瘤。边界清晰平滑，T2 加权像中明显高信号，内部部分不均匀。病变背侧有线状的 T2 高信号，提示导管内成分以边缘为主体的局限性扩散。

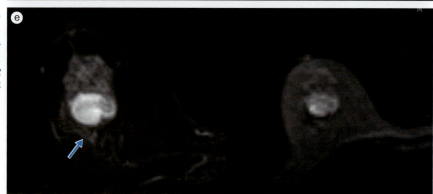

f：增强脂肪抑制并用 T1 加权像（左），time intensity curve（TIC）（右）。

造影后发现内部结节状结构愈合的造影增强区域。此外，边缘成像很薄。呈现 rapid-persistent 模式。这是典型的黏液癌。

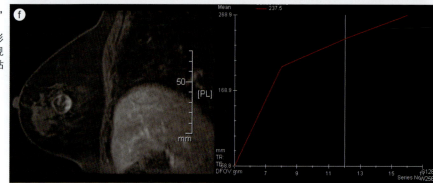

图2【病例2】

30 岁左右，女性，与非对称性阴影重叠的弥漫性 amorphous calcification 分布。通过病理标本，确认了肿瘤内弥漫性分布，是浮游于黏液湖内的分泌型钙化。

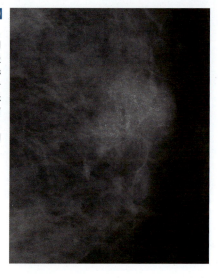

要点

黏液癌的注意点

● 反映黏液特征的影像所见：T2 加权呈高信号，逐渐加浓，扩散加权中等稍高信号略弱。超声中反映为比脂肪要高的内部回声。与后方超声增强需要进行鉴别。

● 有时范围很广，所以对于进展范围的评估很重要。需要注意主要病灶以外的地方。

- 另外，后方回声的增强是不能遗漏的（**图1c** 上）。这个是因为黏液自身中很难产生超声的吸收和衰减，声像学上的透过性比较良好。
- 彩色多普勒法作为显示血流比较丰富的病变而被使用（**图1c** 下）。
- 最近广泛普及运用的弹性成像检查和正常乳腺相比，反映了其弹性硬的性质，可以确认扭曲降低（**图1d**）。
- 多种机器类型或者评分的差异都存在，但是现在标准上都是使用 FLR 和 tsukuba score，对可信度的提升有帮助。

MRI：虽然显示为恶性，但是 TIC 逐渐增强

- 含有黏液成分的病变会导致 T2 影像上有明显的高信号（**图1e 左**），在脂肪抑制并用的 T1 增强影像上显示了低信号。
- 扩散加权图像上，与通常的乳腺不同，细胞成分的密度并不太高，异常高信号的程度稍微有点儿弱（**图1e 右**）。
- 造影加强后脂肪抑制并用 T1 增强影像上，显示为渐进性的增强（**图1f 右**）。
- 黏液部分的血管成分比较少，所以显影不明显，间隔和壁强化（**图1f 左**）。

图3【病例3】

70 多岁，女性。

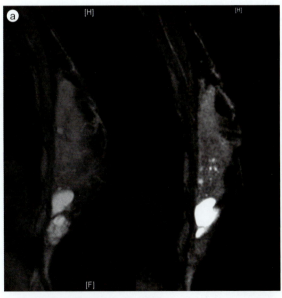

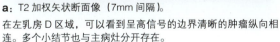

a：T2 加权矢状断面像（7mm 间隔）。
在左乳房 D 区域，可以看到呈高信号的边界清晰的肿瘤纵向相连。多个小结节也与主病灶分开存在。

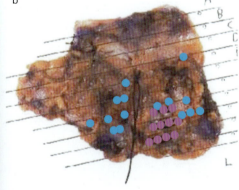

b：病理标本。
导管内成分存在于距浸润部分约 2.3cm 处。要注意远离主病灶存在的导管内成分。
- invasive carcinoma（浸润性癌）。
- in situ lesion（原位病变）。

乳腺癌／特殊型浸润癌
浸润性小叶癌

概述

- 浸润性小叶癌在《乳腺癌处理规约》中被分类为特殊型，占乳腺癌整体的 5%。与浸润性导管癌相比，多见于绝经后女性。荷尔蒙补充疗法据说与其有关。几乎所有患者的荷尔蒙都呈阳性，HER2 呈阴性，核异型度和 Ki-67 也处于低值。
- 作为病理学特征，癌细胞不形成肿瘤，不破坏已有的乳腺构造，引发浸透性浸润，也称为 "Indian file" [*1] 的形态。
- 主病变周围多发很多小浸润灶，这些多浸润灶间的导管内病变也呈现 flat type 和 pagetoid spread 的形式，明确病变范围是很困难的。
- 影像上也很难在术前进行病变范围的判定，保乳手术实施时的断端阳性率和浸润性导管癌相对比较高。但根据病理结果进行追加切除等适当的治疗，可避免保乳的乳房内复发。
- 对于浸润性导管癌采用以保留乳腺为目标的术前化疗。浸润性小叶癌在组织学上的判定是 Grade 1a、b，但无法得到癌细胞密度低下的向心性缩小，除了有重大淋巴结转移的病例外，术前化疗的实施作用很小。

术语解释

*1 Indian file
"排成一列"的意思。癌细胞沿着已有的纤维结构排列成一排，这是浸润性小叶癌的特征。

画像所见

MG

- 因为癌细胞的浸透性浸润，MG 上的结构紊乱很多。左、右不认真比较的话，会存在局部小范围的结构紊乱（**图1a**），或是整个乳腺的结构紊乱（**图2**），细胞密度高的病灶中难以识别针状肿瘤的存在。病变的背景密度提升，但是脂肪性乳腺也只能通过少量 FAD 作为观察结果（**图3**）。
- 病变作为单独存在的情况也有，主病变周围存在局部小范围结构紊乱。另外，30% 呈现单发的局部肿瘤影像（**图4**），但是病理学上确认周围有浸润灶以及导管内发展的情况也很多。

**图1　呈现结构紊乱的
　　小叶癌**

a-1：MLO 摄影。

左 U 区域发现轻微的结构
紊乱。

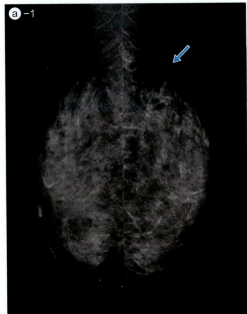

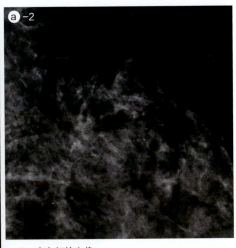

a-2：病变部放大像。

由于不伴随病变部位的放大点摄影浓度上升，因此很
难被指出。

b：B 超图像。

b-1：主病变呈现横向生长
的低回声肿瘤像。

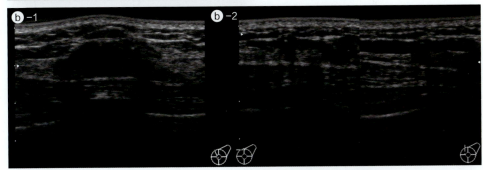

b-2：在主肿瘤周围发现的小肿瘤。
US 可指出 MG 无法捕捉到的病变扩散。

c：增强 T1 加权像早期相。

发现主肿瘤和周围的小病
变。与 MG、US 相比，可
进行正确的扩展诊断。

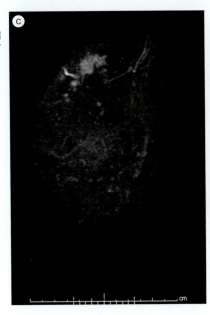

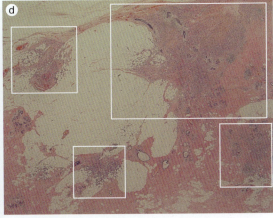

d：病理组织像。

在主肿瘤（右上）周围，小浸润灶多发。其间发现导管内病变。

· 甚至极少数的，但是也存在仅呈现钙化的浸润性小叶癌的病例（**图5**）。这种情况下的钙化在小叶内因为引发了所有癌细胞的 comedo 坏死，所以成了坏死型钙化。病变的主要位置不是在导管内，而是在小叶内，所以大多呈现的不是线状·分支状钙化，而是多形性钙化。浸润性小叶癌中几乎不合并存在分泌型钙化。

图2　整个乳腺的结构紊乱

a：MLO 摄影。

发现波及左乳腺整体的结构紊乱。

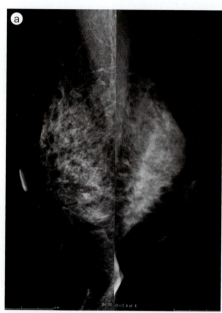

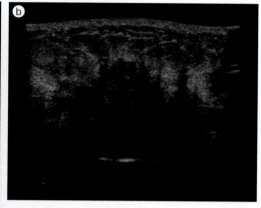

b：B 超图像。

观察到横向生长的、伴随后方回声衰减的边界不清晰的低回声。

图3　很难确认的浸润性小叶癌

a：MLO 摄影。

在左 M ~ U 区域发现 FAD 和结构紊乱。如果不比较左、右，很难被发现。

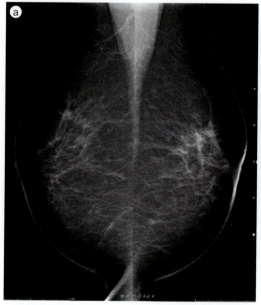

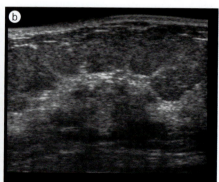

b：B 超图像。

脂肪性乳腺内有轻微的低回声区。

图 4 呈现局限性肿瘤的浸润性小叶癌

a：MLO 摄影。

椭圆形，边界不明确，可见局限性肿瘤。

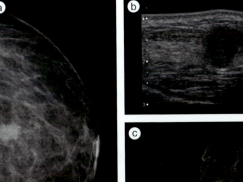

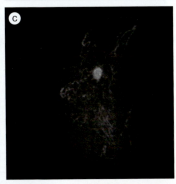

b：B 超图像。

观察到椭圆形、边界清晰粗大的局限性肿瘤。

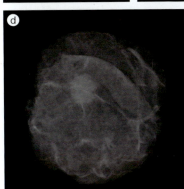

c：增强 T1 加权像后期相。

只有主肿瘤被造影显现。

d：标本摄影。

发现局限性肿瘤。

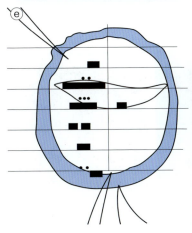

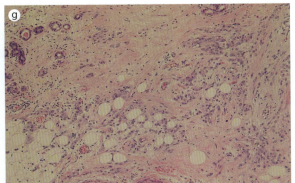

f：病理组织像。

主肿瘤在病理上也是比较局限的病变。

e：病理切图。

浸润灶也在主肿瘤周围广泛扩散。

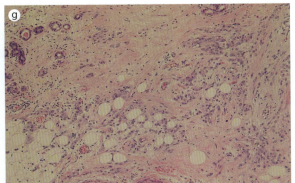

g：放大像。

发现主肿瘤周围的小浸润灶。

乳腺癌／**特殊型浸润癌**
其他浸润癌

概述

- 日本《乳腺癌处理规约》中，作为特殊型乳腺癌，记录有 13 种类型。在这里讲述了之前没讲到的特殊型浸润癌。
- 这些癌几乎都是 ER、PgR、HER2 阴性的三阴性乳腺癌，但是临床特征有很大区别。
- 腺样囊肿癌、管状癌的进展程度很慢，预后良好。皮脂腺癌对化疗很敏感，术前化疗也容易得到 pCR。相反的，伴随纺锤细胞癌和骨、软骨化生的癌，化疗对基质化生癌效果不好。

影像所见

- 伴随纺锤细胞癌和骨、软骨化的癌在影像上比较有特征，称为基质化生癌。
- 乳腺 X 线片上表现为圆形、边界清晰、致密型肿瘤，内部回声很不均匀，混杂存在略高回声区，后方回声增强（**图1**）。
- MRI 图像上，边界清晰肿瘤的中心部分增强无强化，边缘部分早期强化，整体呈环形增强（**图2**）。
- 其他特殊型、皮脂腺癌和腺样囊肿癌等根据组织型不同，影像上没有特征性表现。所以，比起影像，推断组织型更为困难。

— 备忘录 —
化生癌
- 原本是发生于导管上皮的浸润性导管癌转移为与其性质不同的癌。
- 因为有各种各样的化生癌混在一起的情况，所以在组织学上被分类为肿瘤中面积最大的组织型。

要点

环形增强
- MRI 较容易诊断化生癌。
- 中心部分在 T2 加权像中容易看见。
- 基质化生癌中的边缘区增强后出现强化。
- 边界明确的肿瘤出现这样的增强形态，要鉴别伴随中心坏死的实性管状癌或化生癌。

图 1　化生癌

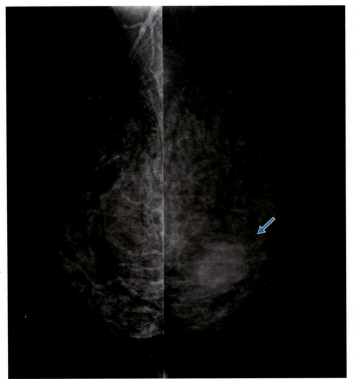

MLO 摄影

比较大的圆形，边界清晰
～难以评价，发现高密度
肿瘤（→）。

图 2　被环形增强的化生癌

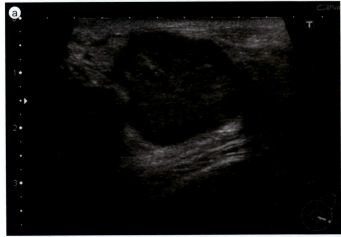

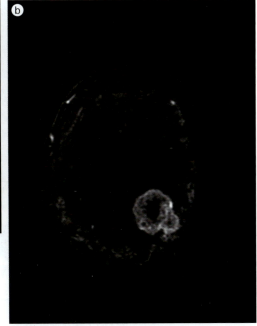

a：B 超图像

可见内部不均一、边界清晰、平滑的肿瘤。

b：增强 T1 加权像

中心部分没有强化，观察到被环形增强的肿瘤。

良性疾病
纤维腺瘤

组织学背景

- 在乳腺良性肿块中发病率最高，20 ~ 30 岁年龄段最多见。临床上会触及无痛的、活动性良好的肿块。
- 上皮成分和间质成分都是肿瘤性增殖的肿瘤，是与周围组织边界清晰的肿瘤。
- 通常长到 2 ~ 3cm，其增殖会停止，也会自然退缩 15% ~ 59%。没有自然退缩的纤维腺瘤大约占 5%，年轻人中很少会形成巨大的纤维腺瘤。

纤维腺瘤的分类

- 纤维腺瘤据病理组织形态分为**管内型、管周围型、类脏器型和乳腺病型。影像上鉴别这些很难**。

病理上容易和恶性混淆的病变

- 乳腺病型纤维腺瘤在上皮成分增生时，组织诊断和针刺活检也会误诊为恶性。
- 有必要将影像和病理进行充分对比。

影像表现（图1 ~ 图3）

MG

- 圆形、椭圆形或者分叶状的边界清晰且平滑的肿瘤会被显示出，与乳腺实质等密度的情况很多。背景乳腺密度高时，不能认定为肿瘤的情况也时有发生。
- 对于陈旧性纤维腺瘤，在肿块内**会看到粗大钙化（爆米花状）**。

US

- 通常情况下伴随**纵横比小**的椭圆形或轻分叶状的肿块，边界清晰且平滑，内部回声很均匀。

· 水分充足的纤维腺瘤的内部回声显示稍微高低~等水平，后方回声增强。同时存在纤维化和玻璃化时，内部回声降低，后方回声减弱。

· 陈旧性纤维腺瘤会伴随带有声像阴影的粗大钙化。

备忘录

US 的判定
· 具有伴随阴影的粗大钙化，2cm 以下并且纵横比、边界清晰平滑的，可放心判定为良性。
· 纵横比大的和分叶倾向强的，边界全周性不能看清楚的，内部稍微不均匀的，有增大的存在，在癌和叶状肿瘤的鉴别上有困难，需要详细检查。

图 1　纤维腺瘤（典型病例）

30 多岁，女性。

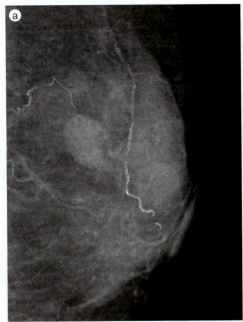

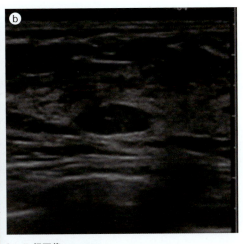

b：B 超图像。
发现边界清晰光滑的椭圆形肿瘤。肿瘤内部显示均质等回声，后方回声增强。

a：左 MLO 摄影。
边界清晰、平滑的椭圆形，等密度肿瘤。

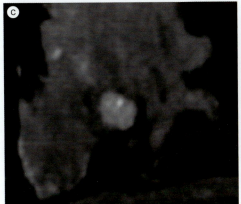

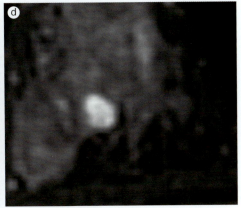

c：增强 T1 加权横断面像。
发现边界清晰、平滑的肿瘤。肿瘤内部均匀增强，可见低信号的隔膜状结构。

d：T2 加权横断面像。
发现边界清晰、信号高的肿瘤。

图2 陈旧性纤维腺瘤

60多岁，女性。

a：左MLO摄影。
可见伴有粗大钙化（爆米花状钙化）的肿瘤。

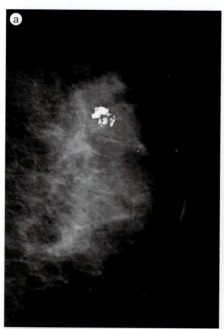

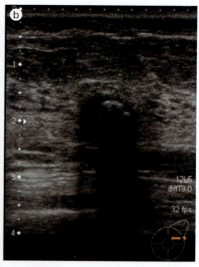

b：B超图像。
在肿瘤内部可见粗大的高回声点（钙化），后方回声减弱。

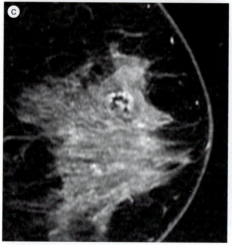

c：增强T1加权矢状断面像。
发现边界清晰、平滑的肿瘤。肿瘤内部存在不均匀的增强缺损部分。

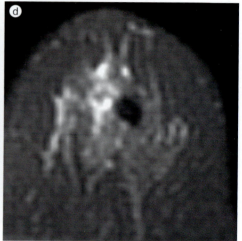

d：T2加权横断面像。
肿瘤因钙化而显示低信号。

图3 巨大纤维腺瘤

30多岁，女性。

a：左MLO摄影。
发现左乳腺有巨大肿瘤。

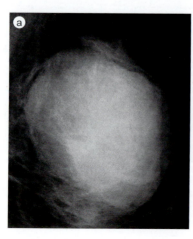

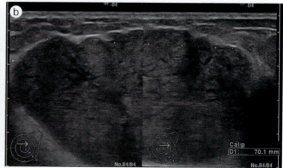

b：B超图像。
发现边界清晰、平滑的分叶状肿瘤。肿瘤内部回声显示不均一的等高回声。

图 3（续）

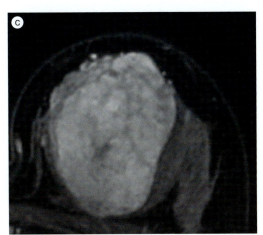

c：增强 T1 加权横断面像。

发现边界清晰、平滑、分叶稍强的肿瘤。肿瘤内部基本均一增强，发现低信号的隔膜状结构。

通过活检、手术诊断为纤维腺瘤，但仅通过图像很难与叶状肿瘤进行鉴别。

MRI

· 通常情况下，作为**边界清晰、平滑且实性的肿瘤**，用增强动态 MRI 在**渐增型中会呈现内部均一的强化表现**。

· 肿瘤内有相当于**纤维性间隔的低信号隔壁样结构**。

· 水分充足的纤维腺瘤在 T2 加权影像上，呈现高信号比较多；但纤维化、玻璃化不断进展，会形成低信号。特别是在年轻人中呈现丰富的血流，呈现 fast-washout 类型的增强效果。

备忘录

纤维腺瘤 MRI
· dark internal septation 是纤维腺瘤的特征性结果，不过有时在叶状肿瘤和乳腺癌中也能观察到。
· 当部分纤维化、玻璃化和钙化较强时，增强效果不良或缺损，有时会误认为是恶性。
　⇒在进行乳腺MRI阅片时，有必要同时进行乳腺摄影、超声检查的综合判定。

良性肿瘤的纤维腺瘤

● 纤维腺瘤是出现率最高的良性肿瘤。

● MG\US\MRI 都可显示出边界清晰、光滑的肿瘤。

● US 中出现边界清晰、纵横比十分小、典型的纤维腺瘤时，建议诊断为良性。

● MG 及 US 发现肿瘤内存在粗大钙化时，建议诊断为陈旧性纤维腺瘤。

● MRI 常为人知的是渐增型的增强模式或者 dark internal sptation，但是也存在影像表现不典型的情况。

15

良性疾病
错构瘤

概述

- 错构瘤混杂着乳腺组织、脂肪组织和纤维腺瘤，是边界清晰的良性病变。
- 三者共同混杂导致其影像的差异。
- 组织学上，和乳腺周围组织间有边界清晰的被膜。整体和脂肪肿瘤一样，一部分包含着乳腺组织。
- 影像上边界清晰且诊断在肿瘤内是否含有脂肪，是很有必要的。
- MG、US、MRI，无论哪一种检查手段都是对脂肪成分检出的诊断关键。特别是 MRI，T1WI 和脂肪抑制 T1WI 图像可联合应用，帮助检出脂肪成分。

影像表现

MG（图1）

- 含有脂肪成分的椭圆形肿瘤。

超声（图2）

- 边界清晰的椭圆形肿块，内部回声和皮下脂肪组织一样。
- 内部回声会根据脂肪成分的多寡有所不同，但是高回声和低回声混杂是其特征之一。

MRI

- T1 加权像（T3）（图3）呈现高信号肿瘤。
- 脂肪抑制 T1 加权像（图4）信号降低，提示为脂肪成分。含有脂肪成分的边界清晰的肿瘤，诊断为错构瘤。

结语

- 在边界清晰的肿瘤含有脂肪成分的基础上，T1WI 和脂肪抑制 T1WI 图像有助于检出脂肪，脂肪在 T1WI 抑脂图像上呈低信号。
- 含有脂肪肿瘤的鉴别，一般有脂肪瘤和脂肪坏死等。

图 1　CC 摄影

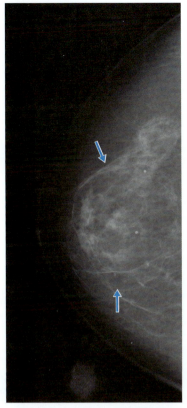

发现内部有脂肪密度的椭圆形肿瘤（→）。

图 2　B 超图像

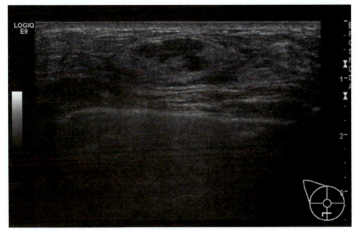

观察到边界清晰的椭圆形肿瘤，内部回声与皮下脂肪同样描绘出来（→）。

图 3　T1 加权像

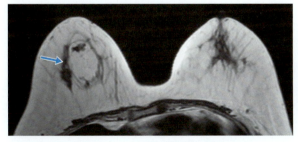

发现与皮下脂肪等信号的、边界清晰的椭圆形肿瘤（→）。

图 4　脂肪抑制 T1 加权像

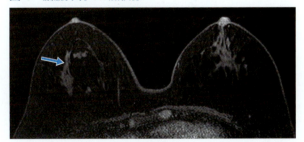

肿瘤内部的信号降低，提示含有脂肪成分（→）。

要点

关于错构瘤

● 边界清晰、含有脂肪的肿瘤要考虑是错构瘤。

● 根据 T1 加权像及脂肪抑制 T1 加权像，可进行诊断。

良性疾病
叶状瘤

组织学背景

- 以间质增生为主的肿瘤，经常伴随叶状结构，分为良性叶状瘤、恶性叶状瘤和交界性病变。
- 良性叶状瘤是细胞异型，核分裂象不是很明显，但是超过 20cm 的巨大肿瘤也是存在的。
- 恶性叶状瘤的细胞异型很显著，间质的细胞密度很高，可通过腺体成分判断增殖速度，还会伴随出血和坏死现象。
- 主肿瘤周围存在很多小型叶状瘤。也会复发，反复此过程会逐步进展为恶性。

影像表现

MG

- 椭圆形~分叶状、边界明显平滑的肿瘤，与纤维腺瘤等以外的良性肿瘤之间的鉴别很难。

US

- 形态上如上所述，和纤维腺瘤类似的发现很多。会形成液体之间裂缝，是一种常见特征（**图1**）。
- 尺寸比较大，可能会被认为是囊肿的形成（**图2**）。

MRI

- 大部分在 T2 加权影像上呈现稍高~高信号，T1WI 增强图像上显著强化，与纤维腺瘤之间的鉴别很困难。
- 在囊肿形成很明显的病例中，T2WI、T1WI 影像会描绘出囊肿部分，要怀疑是叶状瘤（**图3**）。
- 良性叶状瘤和交界性病变、恶性叶状瘤都呈现同样表现，所以根据影像诊断导致鉴别困难，针刺活检或切除活检可进行最终诊断（**图4**）。
- 另外，主肿瘤周围的多数小型叶状瘤的显示与 US 类似（**图5**）。

鉴别叶状瘤

●叶状瘤的影像表现很多时候与纤维腺瘤影像相同，检查出纵横比较高的纤维腺瘤时，

要与叶状瘤进行鉴别。

图 1　良性叶状瘤①

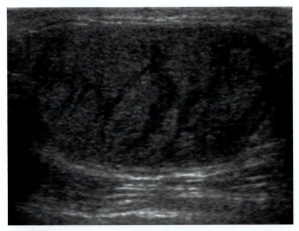

B 超图像

卵圆形、边界清晰、光滑的肿瘤，内有狭缝。

图 2　良性叶状瘤②

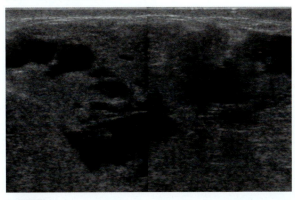

B 超图像

巨大肿瘤，内部伴有多个囊肿。

图 3　良性叶状瘤③

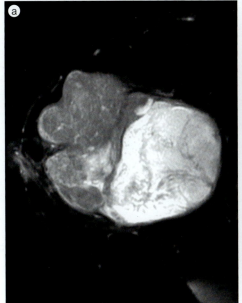

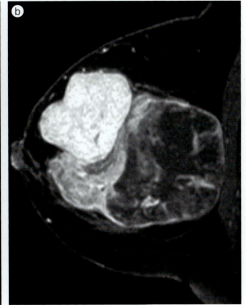

a：T2 加权像。　　　　　　　　　　　　　　**b：增强 T1 加权像。**

巨大的肿瘤用 MRI 很容易捕捉全貌，背侧伴有大的囊肿变性。

图 4　恶性叶状瘤

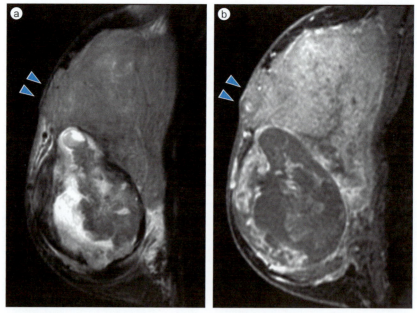

a：T2 加权像。　　　　　　　　　　　　　　　　**b**：增强 T1 加权像。

头侧有实性，尾侧有伴随囊肿变性的结节状结构。在该结节状正上方可观察到皮肤浸润（▶）。

图 5　叶状瘤"芽"的增大

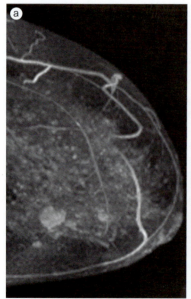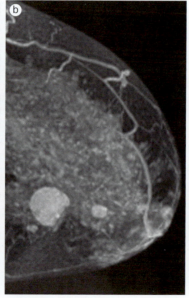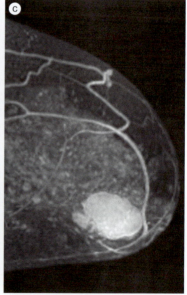

a：初诊时。

根据背侧 14mm 肿瘤的针刺活检组织
很难鉴别纤维腺瘤和良性叶状瘤。

b：8 个月后。

背侧的肿瘤增大到 20mm，摘除后诊断
为良性叶状瘤。乳头侧的小肿瘤也略有
增加。

c：约 3 年后。

乳头侧的肿瘤增大到 36mm，被摘除后诊
断为良性叶状瘤。这就是所谓的叶状瘤的
"芽"增大的例子。

良性疾病
导管内乳头肿瘤

组织学背景

· 是伴随导管内发生的树枝状血管混合性结缔组织的乳头状肿瘤。
· 导管扩张至囊肿状称为囊肿内乳头肿瘤，但是组织上没有区别。
· 独立存在于乳头附近，也有在末梢发生的情况。
· 临床上因为肿块和乳头血性分泌液被发现。

影像表现

MG

· 椭圆形 ~ 分叶状的边界清晰且平滑的肿瘤，与其他良性肿瘤的鉴别比较困难。
· 另外，很多肿瘤的病灶较小，当然也有不少在影像上无法显示。

US

· 囊肿内乳头癌时，囊肿边缘清晰平滑，囊肿壁内的乳头肿瘤大体表现为隆起状的实性肿瘤（**图1**）。
· 一般情况下，呈现同样形态的囊肿内癌，实性部分是广基性的。
· 囊肿不是特别清晰时，沿导管发育（**图2**、**图3**）。

MRI

· MRI 的囊肿内乳头肿瘤时，和 US 表现类似，为快速生长的实性肿瘤（**图4**）。
· 液体成分是血性，T1 加权像显示高信号、T2 加权像显示低信号，在实性部分无法界定的情况下，可通过增强与平扫图像剪影评估。
· 不含囊肿成分时，T2 加权像呈现高信号，增强剪影拥有血流丰富的 vascular stalk（血管柄），所以呈现 fast-washout/plateau 类型。另外，因为压迫性生长，伴随着环形增强，MRI 上会怀疑为恶性（**图5**）。

- 囊肿内乳头肿瘤的鉴别疾病，有非浸润性导管癌、乳头样管状癌（微小浸润癌）。若无法确认是否存在囊肿，可用 US 鉴别黏液癌，MRI 鉴别实体管状癌。
- 另外，在分泌症状中，MG、US、MRI 中无法指出病变时，若导管造影（**图6**）有效，大部分是在第二次 US 下或导管内镜（**图7**）下进行活检。

要点

年龄是诊断指标

● 囊肿内乳头肿瘤是乳头肿瘤还是囊肿内癌，很难分辨。

● 前者多发生于年轻人，后者多发生于老年人，年龄是诊断标准之一。

图 1　囊肿内乳头肿瘤

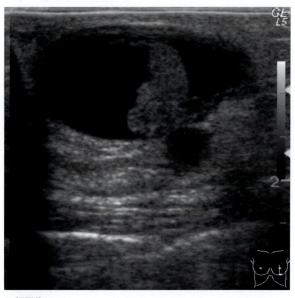

B 超图像

通常显示从囊肿壁上升的陡峭的实心回声图像。

图 3　导管内乳头肿瘤②

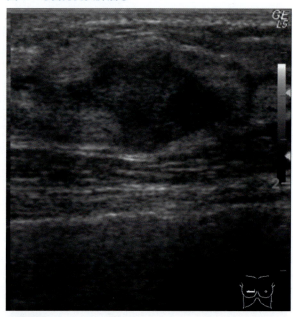

B 超图像

虽然有时被认为是圆形肿瘤，但内部回声稍高的情况较多。

图 2　导管内乳头肿瘤①

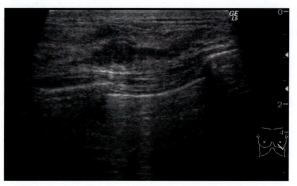

B 超图像

在导管中进行，但没有囊肿成分。

图 4　导管内乳头肿瘤③

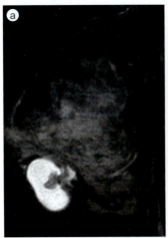

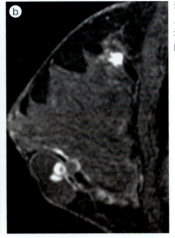

和 US 一样，显示是从囊肿壁上升的陡峭的肿瘤。肿瘤部的动力学模式有时为 washout/plateau type。

a：T2 加权像。

b：增强 T1 加权像。

图 5　乳管内乳头肿瘤④

a：T2 加权像。

肿瘤显示等信号，有时可见周围稍微高信号的液体。

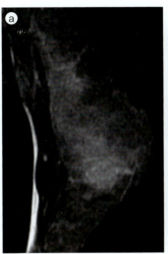

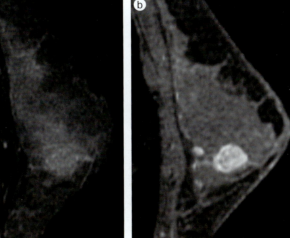

b：增强 T1 加权像。

边缘增强，在动力学模式中也显示恶性，因此在 MRI 上与实性管状癌的鉴别成为问题。

图 6　有分泌但不能确定病变的病例

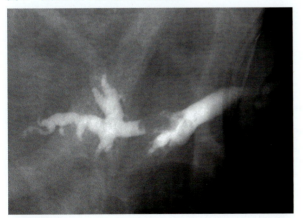

导管造影像

虽然有分泌，但通过 MG、US、MRI 无法确定病变。乳头正下方可见单发缺损阴影（solitary filling defect）。

图 7　通过 US 等无法鉴定病变的情况

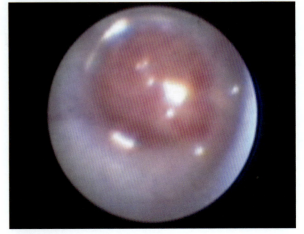

导管内镜像

用 US 等不能确定病变时，用导管内镜像确认病变进行活检有可能确诊。

良性疾病

导管腺瘤（硬化性导管内乳头肿瘤）

导管腺瘤

- 导管腺瘤在 1984 年由 Azzopardi 和 Salm 提出的，论文的副标题是**容易和癌混淆的良性疾病**，因而受到大家的关注。。
- 临床和病理学上都和癌有紧密联系，因此了解此疾病很重要。

病理影像特征

- 导管内乳头肿瘤的硬化性变化是一亚型，和硬化性导管内乳头肿瘤一样。
- ①**中心部的纤维化和间质的钙化**；②导管外的**伪浸润像**；③**异型性很强的大汗腺化生**。这些都是临床或病理容易和癌混淆的因素。

影像特征

MG（图1）

- 通常情况下，呈现边界清晰且平滑的肿瘤，但是因为伪浸润会观察到边缘呈微细锯齿状，在较高年龄者中显示脂肪性乳腺内有致密型肿瘤。
- 内部的间质中伴随钙化，认为是 comedo 的案例也有，但是又粗、数量又少，在周围并不含有微细钙化。边界清晰的肿瘤内斑块与 comedo 不同。

US（图2）

- 基本上是和导管内乳头肿瘤一样，类似于圆形肿瘤，但是纵横比较大，有时呈现多角形、不规则形及粗糙边缘，有必要和实性管状癌进行鉴别。

图1 MLO 摄影

椭圆形～轻度分叶形，边界清晰的肿瘤。虽然先考虑良性，但由于体积较大，浓度较高，也可与黏液癌、囊肿内癌、实性管状癌等相鉴别。

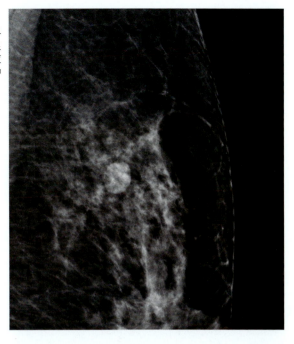

图2 B超图像

边界明确，纵横比大，稍呈分叶形，是与实性管状癌鉴别困难的肿瘤。向前脂肪侧略有突出，但前方边界线仍存在。

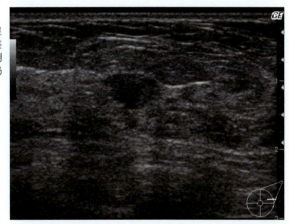

 要点

导管腺瘤诊断要点

● 导管腺瘤在影像上与实性管状癌很难分辨。

● 怀疑是边界明确的肿瘤时，要注意组织学影像与检查影像是否一致，不一致的情况下要考虑疾患的种类。

良性疾病
腺肌上皮瘤

- 腺肌上皮瘤在 1970 年被提出是很少见的乳腺良性疾病之一。在绝经后的女性中常见，表现为急剧增大的肿瘤并伴有疼痛。
- 因为在报告中会显示复发时的恶性化和肺部转移，要进行肿瘤切除。
- 组织学上腺上皮细胞和筋上皮细胞的增殖很明显，所以会进行诊断。有小叶性、腺性、管状、梭形这几种亚型。
- 在针刺活检检查时，与浸润癌的鉴别很困难。治疗性切除活检也常会作为检查的方式之一。

影像表现

- 影像特征是无论哪种影像设备都会呈现肿块性病变，MG 大部分呈现圆形或者分叶状、边界清晰的肿块。US 比较典型的是实性肿瘤（**图1a**），但是也会显示囊肿性肿瘤（**图2**），血流丰富（**图2**）。弹性成像检查会呈现扭曲降低。
- MRI 增强早期，肿瘤显著强化（**图1b**），但是并不固定。
- 无论哪种设备，都和浸润癌之间的鉴别很困难，与病理表现进行对比很重要。
- 肿瘤以外也存在着类似于导管内病变、非浸润性导管癌的低回声发现（**图3a**）和钙化（**图3c**）。

要点

- ●影像所见和组织学不一致时，不要犹豫，进行活检，有时需要再检。

图 1 ［病例 1］

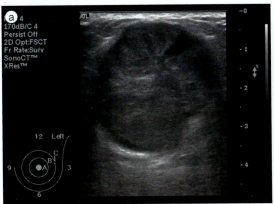 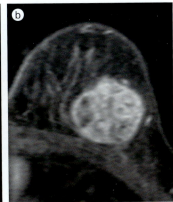

a：B 超图像。

周围压排性发育的内部回声不均一的肿瘤，纵横比大，后方回声增强。考虑为浸润癌。

b：增强 MRI 早期相。

显示从早期开始从边缘强化的肿瘤。

图 2 ［病例 2］

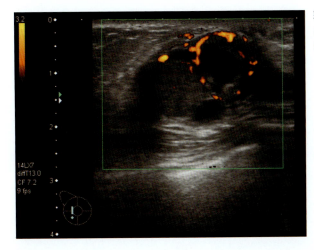

彩色多普勒图像

呈现囊肿内肿瘤，实性部分检测出丰富的血流信号。

图 3 ［病例 3］

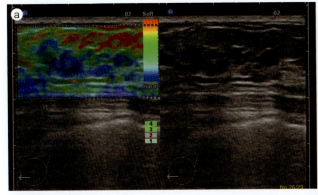 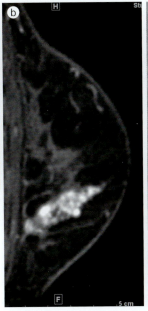 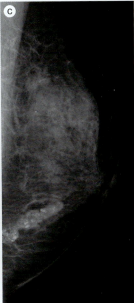

a：超声光谱成像。

b：增强 MRI 早期相。

DCIS 也考虑到了区域性的增强效果。

c：MLO 摄影。

发现区域性伴随钙化的密度上升。

良性疾病

硬化性腺病、放射状瘢痕 / 复杂性硬化性病变

前言

- 随着 MG 诊断的普及，据钙化、结构紊乱等影像表现可诊断为腺病和硬化性病变。是良性增生性病变，其病理表现更有助于理解。这些良性病变可伴发导管原位癌或小叶原位癌，影像表现会类似乳腺癌。另外，这些病变通常由对影像学检查发现，只能用显微镜才能看清结构特征。
- 本章节主要讲述通过影像反映其变化的疾病。

硬化性腺病（screlosing adenosis；SA）

- 所谓腺病，是相对于病理学上正常的小叶腺泡，数量增加，而无小叶结构扭曲。
- 另外，硬化性腺病会为小叶中心性小腺管 / 小管的增生伴随间质增生、小管挤压变形（**图1a-1~a-3**）。
- 这些变化归根到底都是镜下的变化，影像上可能无法鉴别。病变达到某种体积后，MG 上才可见肿瘤、结构紊乱（**图1b**）。分泌型的钙化可帮助诊断腺病。US 上可表现低回声区域（**图1c**）。
- 病例1，在 MG 诊断上检查出了轻微的结构紊乱。如果看病理影像，**图1e** 类型的硬化性腺病广泛存在，与非浸润癌共存（**图1d**）。其他部位存在 5mm 的放射状瘢痕（RS）（**图1f**），但是通过影像无法诊断。
- 有大范围的硬化性变化，病理上结构紊乱，提示只有良性病变或良性病变共存的可能性。根据密切随诊观察病情变化，对患者进行说明。
- 有时仅仅靠粗针穿刺进行术前化疗，但是过度治疗的可能也要考虑，应进行密切检查和随诊。

图 1 ［病例 1］伴随广泛硬化性腺病的非浸润癌

50 多岁。

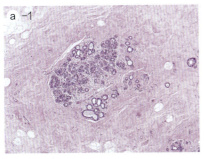
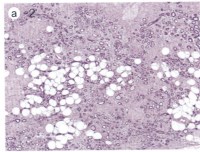
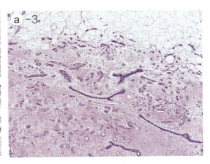

a：中放大病理像（a-1：正常乳腺的小叶；a-2：腺病；a-3：硬化性腺病）。

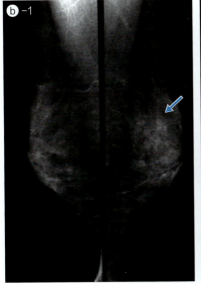

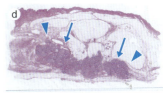

c：B 超图像。

· 在 M、G 区域指出的结构紊乱部分发现了低回声区域。

· 左乳施行了全切除术。

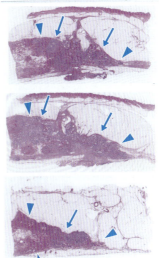

b：第 2 次 MLO 摄影（b-1），CC 摄影（b-2）。

左 M、O 区域发现结构紊乱（→）。

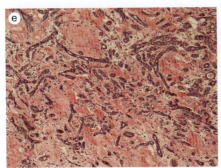
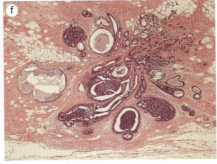

e：广泛的硬化性腺病的放大病理组织像。

在间质牵引下伸展变长、变细的腺病表现。

f：6 号幻灯片上有 5mm 左右的 RS。

图像无法显现。

d：从上到下（11、13、15 和 17 号）制备放大像。

在全切除术中，制作了宽度为 6.6mm、水平断面为 1 → 21 的制剂，在 9、11、13、15、17 号中，硬化性腺病和非浸润癌共存（33.3mm）。→为苏木精嗜性部位；▶ 为伊红嗜性部位。

放射状瘢痕（radial scar；RS）/复杂性硬化性病变（complex screlosing lesion；CSL）？

- 病理学上 RS 中心部是瘢痕纤维弹性组织和放射状的导管，如果是良性增殖性病变，一般不超过 10mm。

- 因此，在影像上无法诊断 RS 存在的情况很多。病理医生可在标本上诊断出的情况也很多（**图1f**）

- 10mm 以上的病灶称为 CSL，虽然有 RS 特性，但是尺寸比较大，病变的边缘也伴随着导管增生。

- 另外，常伴有乳头状瘤病、皮脂腺化生、硬化性腺病等。

- RS、CSL 在 MG 上组织结构比较紊乱，或表现为星芒状致密影。影像上与乳腺癌鉴别是比较困难的（**图2**）。

- 虽然，存在这些病变，并不是构成乳腺癌的风险因素。合并 ADH（非典型性导管增生）等增殖性病变会使双侧乳房增加 2.6 倍的发病风险。

图2 ［病例2］
60 多岁。

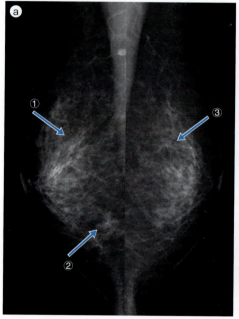

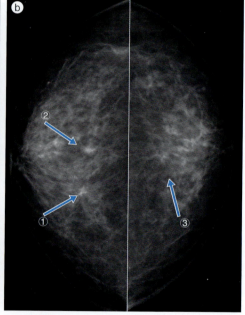

a：MLO 摄影。
发现①结构紊乱、②结构紊乱密度增高；①从 7 年前开始进行病程观察，通过针活检诊断为伴有 ADH 的 RS；②的 density 在第 7 年出现；③这次指出了结构紊乱。

b：CC 摄影。
①从 7 年前开始存在的 RS；②新出病变；③此次显示的结构紊乱。

点

● 腺病、硬化性腺病、放射状瘢痕、复杂性硬化性病变，MG 检测出来的较多。

● 随着对疾病的理解，确切的影像诊断标准。

- [病例 2]，7 年前，右 A 区域的结构紊乱的针刺活检中诊断为伴随 ADH 的 RS，从病理医生角度来看，不只是发病部位，两乳房还存在着 2.6 倍的乳腺癌风险。这个事情要和患者说明，必须 1 年进行 1 次检查。右 A 区域的结构紊乱虽然没有特别大的变化，但是 7 年后 MG 上发现了 B、D 区域的新病变，需要进行精确检查并手术。病理医生进行了病理结果的相关解释，让患者更容易理解，患者也会配合地进行 1 年 1 次的检查，所以不会对术后康复带来其他影响。

图 2（续）

c： 造影 T1 加前额断层摄影（①、②、③病变的造影部位）。双侧造影 T1 加冠状断面图像的造影早期相和后期相）。

右侧 7 点位拍摄的病灶从早期相开始造影，延迟到后期相。右 2 点位的病灶在早期相造影较弱，在后期相造影增强。

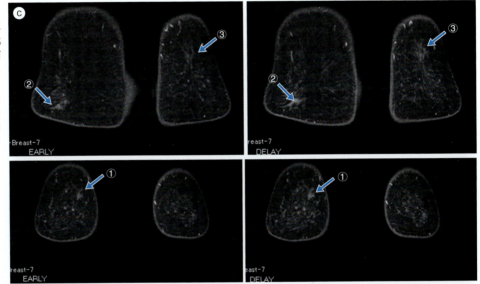

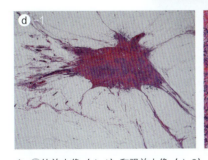

d： ②的放大像（d-1）和强放大像（d-2）。

侵袭性小叶癌 associated with wide-spread high-grade LCIS，t：6mm，HG2，f，ly（-），v（+），ER：100 %，PgR：70 %，HER2：score 1，MIB-1：< 10%，E-cadherin（-）。

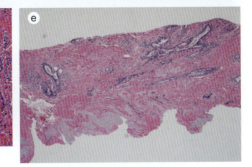

e： ③中病变的乳腺切片活检病理像。

sclteroelastic lesion（硬化弹性病变），B3。

结语

- 了解这些良性病的病变影像，也理解了乳腺的合并、一侧多发病变、双侧病变的可能性，以及今后乳腺癌的风险性，有利于诊断和治疗。

良性疾病
囊肿

概述

- 单纯囊肿是乳腺病的一部分，在乳腺影像检查中也是发病率最高的。
- 单纯囊肿和囊肿壁中含有实性成分的混合型囊肿，甚至有致密囊肿等。在超声检查中发现的单纯囊肿或者致密囊肿，可确认为良性（分类 2）。
- 单纯囊肿多为多发。
- 致密囊肿是有内部回声的囊肿。超声检查显示为实性成分，所以经常用于超声诊断。致密囊肿的内容液体呈茶褐色的混浊液，在欧洲被认为是相当于复杂囊肿。
- 也就是说，数毫米大小的小囊肿集簇在一起的情况，被称为小囊肿集簇，p.225 进行了讲解。

影像表现

MG

- 致密型乳腺背景，或难以辨别。但是，囊肿是境界清晰的圆形肿瘤，大小也各不相同（**图1**）。
- 囊肿内部的压力高，MG 摄影时的压迫也不会导致损坏，中心致密型的肿瘤可以显示。但根据 MG 摄影时的压力，也经常有稍微暗淡、边界明显的肿瘤。
- 但仅凭 MG 诊断囊肿比较困难。诊断是实性的还是囊肿性的，需要进行超声的检查。

US

- 典型的单纯囊肿呈现边界明显的椭圆形、内部无回声、后方回声增强的肿瘤（**图2**）。
- 有时内部有间隔或和囊肿壁相连，也存在点状高回声的情况，这种情况下多为良性。
- 单纯囊肿可仅靠 US 来判断良性，所以很重要。

- 致密囊肿，内部呈现回声。典型的致密囊肿仅靠超声影像就可以判断良性，边界明显的圆形肿瘤，整体都是圆弧状的高回声以及后方回声衰减的部位可判定为致密囊肿（图3）。
- 大小为1cm或1cm以下的很多。致密囊肿的确定需要用彩色多普勒影像或能量多普勒影像判断其内部是否有血流。

图1 囊肿的 MG

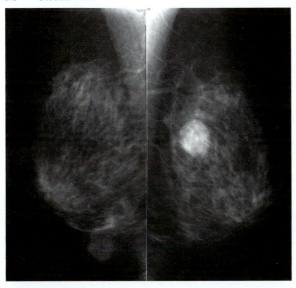

图2 单纯囊肿的典型 B 超图像（与图 1 同一病例）

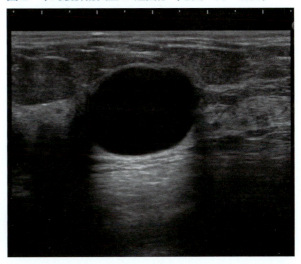

图3 致密囊肿

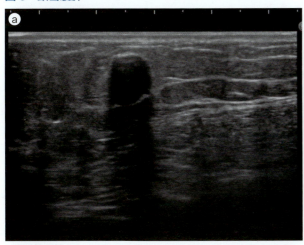

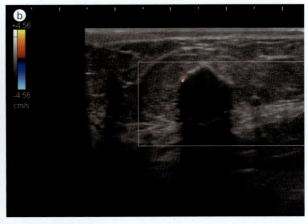

b：彩色多普勒图像。

a：B 超图像。

在典型的致密囊肿中，后方回声减弱。通过彩色多普勒图像确认内部血流，进行更准确的诊断。

要点

- 囊肿的影像诊断要点是致密囊肿的正确诊断。为此不光要使用 B 超，还要使用彩色多普勒。

良性疾病
乳腺病

概述

- 乳腺病在临床上表现为乳房硬结节、肿块、疼痛及乳头分泌的症状，病理学上会以导管增生、腺症、囊肿、小叶增生、纤维腺瘤的变化等组合形式出现。与其说是疾病，倒不如说是伴随年龄增长的变化。
- 影像检查上呈现多种不同的影像，与乳腺癌之间的鉴别很有必要，所以对乳腺癌诊断来说，正确理解乳腺病影像很重要。
- 一般情况下，乳腺病可显示为双侧性、弥漫性改变，这也是判断良恶性的关键所在。

影像表现

MG

- 在 MG 上，乳腺病出现钙化、肿瘤的比较多。

■钙化

- 要评估钙化形状和分布，乳腺病的钙化一般呈现微小圆形且暗淡、不清晰的比较多。
- 钙化的分布呈弥漫性和范围性的比较广，也有少数为集簇性和局限性分布，需要与恶性进行鉴别诊断（**图1**）。
- 对弥漫性（两侧性较多）的微细钙化，乳腺病方面归为分类 2 比较好。
- 另外，钙乳沉着性钙化（**图2**）也可判定为乳腺病。乳石钙化在囊肿内是因为析出·沉淀后的钙而形成的钙化，MLO 摄影中呈现月牙形。

■结构紊乱

- 很少见，但是硬化性腺病一般表现结构紊乱。

US

- 在 US 检查中，乳腺病在乳腺诊断特别是 DCIS 诊断上是一种很重要的病变。
- 作为 DCIS 的超声发现，肿瘤、非肿瘤性病变是存在的，但是乳腺病可能会有多种影像表现，所以鉴别诊断很重要。
- 囊肿体也是乳腺病的特征性表现。另外，小囊肿集簇是由几毫米的小囊肿集簇而成的，基本上可认为是乳腺病（**图3**）。

图1　微小圆形钙化的 MG

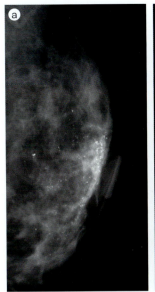 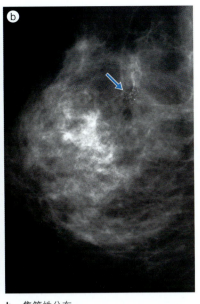

a：弥漫性分布。　　　　**b**：集簇性分布。

图2　乳石钙化（milk of calcium）的 MG

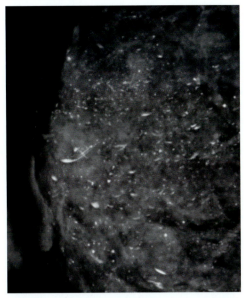

囊肿内析出·沉淀的钙引起的钙化像，在 MLO 摄影中呈现被称为茶杯征的新月形钙化像。

图3　乳腺病的 B 超图像

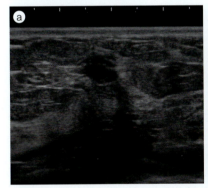 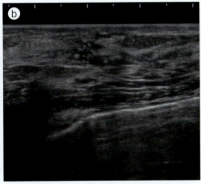 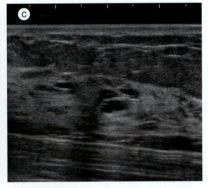

a：肿瘤。　　　**b**：具有点状高回声的低回声区域。　　　**c**：小囊肿集簇。

a、b 不是乳腺病的特征，可认为是恶性的。c 考虑为乳腺病。

●MG 中乳腺病的影像诊断要点是，微小钙化呈弥漫性分布。US 中乳腺病和 DCIS 多数表现为相同的影像。

良性疾病

糖尿病性乳腺病

概述

· 糖尿病性乳腺病是长期患有糖尿病患者常见的乳腺良性纤维性疾病，发生机制不明，但与自身免疫疾病有关。

· 欧美报道称，30 ~ 40 年龄段的胰岛素依赖性糖尿病患者很多，但是在日本，绝经后以及非胰岛素依赖性糖尿病的女性患者也很多。

影像表现

· MG 显示很明显的肿块，会显示局部非对称性阴影（FAD）。可能无明显异常改变。

· 超声经常显示边界不清晰、低回声区域或不规则形低回声肿物。纵横比很小，后方回声减弱，类似于浸润性小叶癌和硬癌。虽然低回声病变也会有正常乳腺构造，没有发现前方边界线断裂或边界部高回声像等浸润。乏血供，不合并钙化。

· MRI 病变呈渐进性增强。扩散加权图像上不显示高信号，但是有报道指出，对乳腺癌的鉴别有用。

病例

备忘录

· 用彩色多普勒能得到明显的血流信号可作为怀疑恶性的根据，但是浸润性小叶癌中也有血流不足的病例，确诊时需要针刺活检等组织诊断。

· 经过几年的病程观察，在对侧和其他部位也能观察到本病。

· 60 岁，女性。

· 右乳腺肿瘤，20 年前非胰岛素依赖型糖尿病（2 型），接受过胰腺治疗。

· 发现同部位有弹性的硬结节。

· 影像表现：MG 表现是分类 1，US 表现见**图1**，MRI 表现见**图2**。

· 针刺活检：会发现伴随纤维化的乳腺组织，构成的上皮无法确认异型性。可诊断为糖尿病性乳腺病。

要点

● 对于长期患有糖尿病的患者，在超声下看见低回声区域时要与本病进行鉴别。

图 1　B 超图像

在右乳头附近 11 点方向发现边界不清的低回声区域。后方回声减弱。怀疑是乳腺纤维化，但也不能排除浸润性小叶癌。

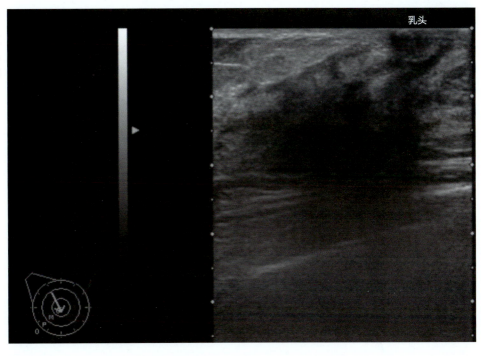

图 2　动态 MRI（dynamic MRI）

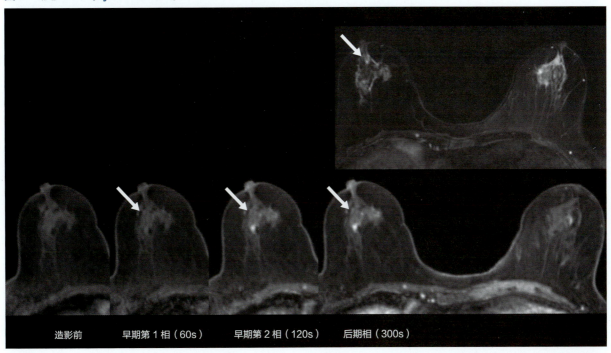

造影前　　早期第 1 相（60s）　　早期第 2 相（120s）　　后期相（300s）

通过 T2 加权像，在右乳头深部发现低信号区域，周围伴有高信号区域。在动态 MRI 中，也在该部分发现渐增型不均一的非常弱的强化效果。

良性疾病
导管扩张症

概述

· 含有嗜酸性物质、泡沫细胞的主导管发生中度导管扩张，导管周围可发现炎症细胞浸润和显著的纤维化。

· 乳头血性分泌物、疼痛、肿块、乳头凹陷，有时会有乳晕下脓肿和窦道形成。

影像表现

MG

· 沿着导管走向的**管状、粗杆状、点状钙化**（**图1**）。

· 乳头、乳晕方向的肿瘤形态表现为沿着乳头、乳晕方向的**管状密度增高影**（**图2**）。

US

· 靠近中枢侧的病灶可见扩张导管，导管内能发现浓缩分泌物。

MRI

· 反映出导管内的高蛋白、血液，T1、T2 加权影像上显示高信号的管状和分支状结构。

· 目前没有强化特点的相关报道，但本病例可以显示渐进性强化。

备忘录

· 有两种说法：一种是最初由导管周围炎引起导管扩张，另一种是最初由导管扩张和内容物停滞引起导管周围炎。

要点

导管扩张症的鉴别诊断

● 与乳腺癌的恶性钙化相鉴别。

● 导管扩张症的钙化，边界清晰、形态不一，大部分钙化偏粗大。

图 1　导管扩张症①

50 多岁，女性。

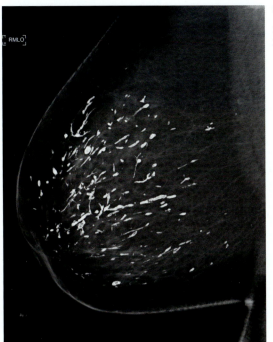

右 MLO 摄影

沿导管走行的管状、杆状钙化。既有分支状也有粗杆状。

图 2　导管扩张症②

80 多岁，女性。

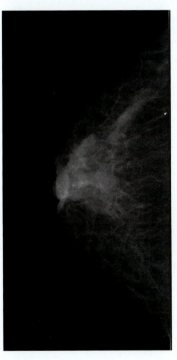

右 CC 摄影

从乳头后至外侧、乳晕部皮肤增厚、乳头凹陷。

良性疾病
MLT（乳腺黏液囊肿样瘤）

概述

- MLT 由多个囊肿构成，囊内含有大量黏液，囊内黏液破入间质内形成黏液湖。
- 出现黏液渗漏的乳房上皮如果没有异型，则是良性 MLT、导管上皮上可确认异型。但是不能断定为恶性的情况下，若认定为断定困难的 MLT、导管上皮认定为恶性，则认为是非浸润性导管癌。无论间质的黏液量多少，但是一旦确认为有癌细胞，就判定为浸润癌。
- MLT 大部分可在 MG 上发现钙化。因此，在 X 线指引下诊断为 VAB（真空辅助活组织检查）比较多，但是超声影像上发现病灶时进行超声下 VAB 可获取病变的中心。这时拍摄切除标本的 MG，再确认钙化比较好。

影像表现

MG

- 大约 80% MLT 伴钙化。也就是说，钙化是诊断 MLT 的重要依据。
- MLT 的钙化，存在于渗漏到间质的黏液糊内以及导管内的黏液内。钙化密度很淡、不清晰·微小圆形或多形性钙化。但与 comedo 的多形性钙化不同，它带有圆弧（**图1a**），钙化浓淡不一，就像在水里面滴入了墨汁的感觉。
- 钙化的大小与黏液部分的大小呈比例关系，导管内的很小，渗漏到间质的黏液糊内的也会形成粗大的钙化（**图2a**）。

US

- MLT 主要影像表现为钙化，因为伴随黏液糊，所以能够在超声中被发现。
- 文献中半数以上将其作为伴随钙化的囊肿性病变而被识别。
- 囊肿部分是单发的，但是大部分是小囊肿集簇或区域性存在，内部有钙化（**图1b**）。另外，低回声区域内确认有钙化（**图2b**）。
- 通常 MG 上怀疑是 MLT 的钙化时，用 US 来断定病变部位，和超声波下 VAB 有关联。

图 1　MLT 的区域性钙化

a：CC 摄影。

可见去角的多形性钙化。

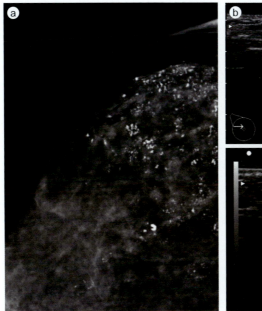

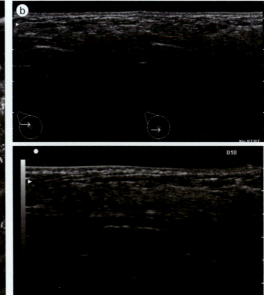

b：B 超图像。

小囊或低回声区域内可见点状高回声。

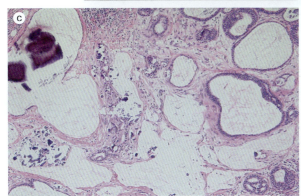

c：病理组织像。

发现漏到间质的黏液湖及充满黏液并扩张的导管。在导管内的黏液以及间质漏出的黏液湖中，都发现了钙化。

> **MRI**

· MLT 是以黏液糊为主体的病变，无论导管内成分是良性还是恶性，都称为 flat type、low papillary type 的 non-comedo。所以，MRI 的 T2WI 影像上可发现黏液湖，造影可检出黏液成分，呈轻度强化（**图2c**）。在 MRI 确认病变显示清晰时，要用 VAB 来进行诊断。

备忘录

如果诊断为难以鉴别的 MLT

· 在针刺活检中诊断为 MLT 时，有时会被归类为鉴别困难。对于钙化病变，若在其他图像中不能指出病变，以钙化为指标进行病程观察，增加时再考虑 VAB。

· 其他图像中指出病变，或钙化在区域性分布，这时应改变部位进行再VAB，或考虑外科的活检。

· 但即使是癌，也几乎都是 non-comedo 的 DCIS，没有必要慌张。

图 2　MLT 的钙化

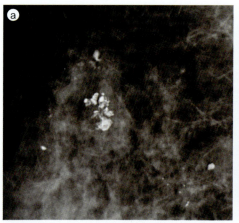

a：MG。

发现有浓淡不一的、稍微粗大的去角的多形性钙化。

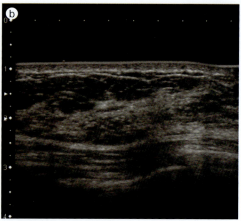

b：B 超图像。

在低回声区域内观察到钙化的点状高回声。

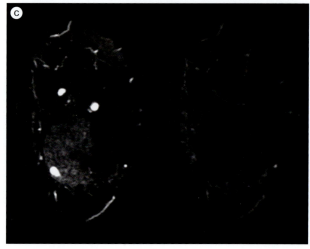

c：T2 加权像。

黏液湖看起来像是高信号。仅在黏液湖的边缘观察到轻微成像。

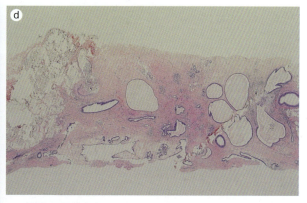

d：病理组织弱放大像。

在扩张的导管和间质中发现黏液渗漏。

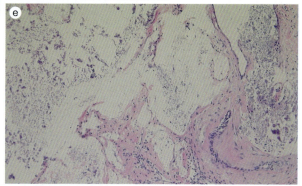

e：病理组织强放大像。

在间质漏出的黏液内发现了钙化。

要点

黏液的钙化

●伴随黏液的钙化，在 MLT 或黏液癌中可见。

●存在于漏到间质内的黏液内，所以大小不等。

良性疾病
脂肪坏死

概述

- 脂肪坏死是脂肪组织因为炎症性变化而产生的良性病变。除乳腺以外，其他软组织也可发生。主要原因是外伤、热疗等放射性治疗、活检和手术、乳腺炎症。原因不明的病例也很多。典型的临床发现是板结，也会伴随皮肤的褶皱、肥厚、乳头的凹陷和淋巴结肿大。受到外伤后，形成硬结的平均时间是 68.6 周。

影像表现

- MG 呈现光滑、大小不等钙化、局部非对称阴影、毛刺肿块。超声表现伴随后方回声衰减实性低回声肿瘤，在内部伴随结节状或带状回声的囊肿内肿瘤等很丰富，实性肿瘤伴随乳腺实质的结构紊乱。MG 和 US 都会难以与乳腺癌相鉴别（**图1**）。

图 1   保留治疗后的脂肪坏死（经组织检查证实）

a：MLO 摄影。
有肿瘤样的构造，中心部在低密度下伴随稍微粗大的钙化，在边缘部发现了毛刺状物（▶）。

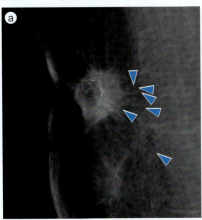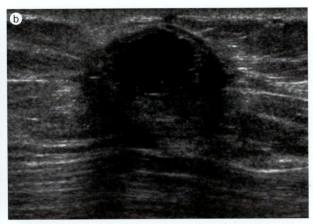

b：超声图像。
在中心部发现伴有无回声部（囊成分）的低回声肿瘤，边缘部伴有轻度结构紊乱。

要点

- 脂肪坏死的影像表现多种多样，易误诊为乳腺癌。

良性疾病
乳晕下脓肿

概述

- **乳晕下脓肿**是乳头、乳晕下或乳晕旁的皮下形成**脓肿**的炎症性疾病。
- 输乳管上皮明显鳞状上皮化生角化，阻塞导管开口，由于细菌感染，**形成脓肿**，甚至形成瘘孔。
- 乳晕下或旁边有肿瘤，经常伴随疼痛。
- 脓性的**乳头分泌**或瘘孔形成。
- 和哺乳没有任何关系。
- 合并**乳头凹陷**的情况不少见。
- 慢性且复发的情况很多。

影像表现

- 诊断上经常利用超声、MG 和 MRI 显示非典型的变化情况，鉴别诊断时几乎不考虑乳腺癌以外的其他情况。

MG（图1）

- 乳晕下可见肿瘤或局部非对称性阴影，但是未见的异常情况也不少见。

US（图1，图2）

- 乳晕下低回声的肿瘤。
- 脓肿有时伴随高回声。
- 由于炎症波及，周围的脂肪组织回声水平也会升高。

图 1　乳晕下脓肿①

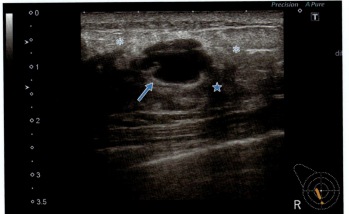

B 超图像

乳晕下分叶状超低回声肿瘤（→）。后方回声增强。肿瘤周围的脂肪组织（＊）和乳腺实质（★）出现回声等级增加。脓水检出金黄色葡萄球菌。通过穿刺排脓和使用抗菌药物缓解。

图 2　乳晕下脓肿②

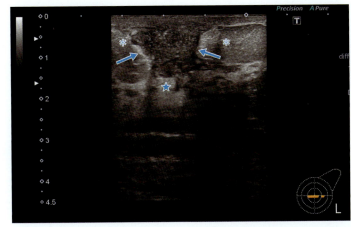

B 超图像

乳头、乳晕下出现具有流动性的点状高回声区域并伴有低回声区域（→）。周围的脂肪组织（＊）和乳腺实质（★）出现回声等级上升。脓汁中检测出细菌。通过切开排脓和使用抗菌药物得到缓解。

MRI

· 脓肿在 T2 强调影像、扩散加权影像上显示高信号，增强后环形强化。另外，脓肿周围可见由于炎性变化而产生的轻度强化效果。

· 因为影像分辨率高，所以增强病灶性扩张导管和瘘孔的管状构造也可以显现。

要点

与哺乳无关

● US 中在乳头、乳晕下或乳晕旁发现的低回声肿瘤，由于周围的炎症使得回声等级升高。

235

良性疾病
乳腺炎

概述

- **乳腺炎**是一种在**哺乳期**女性中常见的乳腺炎症性疾病。
- 导管口的皮肤病变和乳汁硬化会引起导管堵塞，乳汁分泌有障碍的导管会导致乳汁不流通，产生滞留性乳腺炎。
- 合并细菌感染会形成**化脓性乳腺炎**，甚至形成**脓肿**。
- 感染会根据乳头发生逆行性，病原菌多为金黄色葡萄球菌和链球菌。
- 第一次怀孕生产导致导管的发育不成熟，以及不习惯哺乳，容易引发乳腺炎。
- 作为主要症状，乳汁逆流乳腺会导致乳腺小叶为中心的乳房肿胀、硬结和疼痛。
- 化脓性乳腺炎不仅是局部症状，还会有发热、发冷等全身症状及血液检查的炎症发现。
- 与**炎症性乳腺癌**之间的鉴别比较困难，仅从影像上更难鉴别。
- 抗菌药的反应性、囊肿穿刺，对脓的检出和肿瘤组织活检的鉴别有帮助。

> **备忘录**
> 乳腺炎的治疗
> - 使用镇痛消炎药和抗菌药。脓肿形成时，在超声引导下进行穿刺吸引和引流。
> - 一般对治疗反应良好，过程良好。

影像表现

- 诊断上经常采用超声、MG 和 MRI 显示非典型病变进程，鉴别时除外乳腺癌以外的其他疾病。

MG

- 乳腺炎会确认为局灶性非对称阴影，伴随皮肤增厚和肥厚。

超声（图1，图2）

- 点状、线状的高回声区域混合的低回声区域很多。
- 导管堵塞产生的**导管扩张**和炎症波及的周围乳腺组织·脂肪组织的回声水平会上升，皮肤随之增厚。
- 多普勒影像可观察到病变部位的血供增加。
- 脓肿在 US 下显示低回声肿瘤。

图 1　淤积性乳腺炎

B 超图像

右乳房 C、A 区域的病变被认为是点状、线状高回声区域混合的低回声区域（▶）。周围乳腺实质可见回声水平（★）升高。用抗菌药缓解。

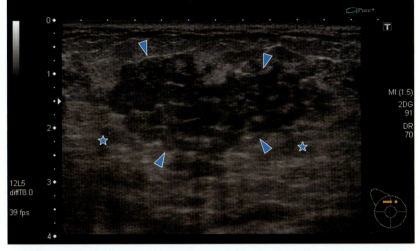

图 2　化脓性乳腺炎

B 超图像

左乳房 A、C 区域的病变被认为是不均一的低回声区域（▶）。病变周围的乳腺实质（★）出现回声水平升高。对其他部位进行引流及使用药物可使其缓解。

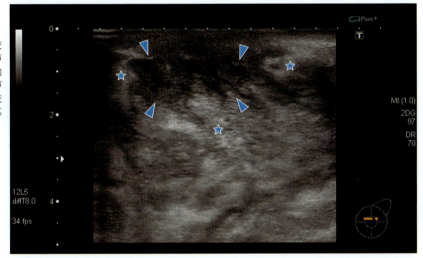

MRI

· 病变部位在 T2WI 影像上，呈现弥漫性高信号，增强后见强化。

· 脓肿在 T2WI 影像上、扩散加权影像上显示高信号的病灶，增强后**环形强化**。

 要点

乳腺炎诊断

● 好发于哺乳期。

● 治疗后没有反应，并且是非典型性的，US 上没有发现脓肿的情况后考虑为炎症乳腺癌。

良性疾病
肉芽肿性乳腺炎

概述

- **肉芽肿性乳腺炎**在 1972 年由 Kesseler 等第一次提出，是一种比较少见的良性炎症性疾病。
- 在亚洲，在初产、哺乳后 2 ~ 3 年的大部分年轻女性中容易发生。
- 病因不明，但是近年诱发 *Corynebacterium kroppenstedtii* [1] 感染的报道在增加。
- 病理组织学上是伴随 Langhans 型巨细胞的**肉芽肿**和**脓肿**。
- **并发脂肪坏死**也是特征之一，在炎症中产生。
- 实性肿瘤、**皮肤发红**、**腋窝淋巴结肿大**等类似于乳腺癌的临床表现很多，与乳腺癌之间的鉴别比较困难。也有由于误认为乳腺癌而进行手术的案例报道。
- 诊断中，穿刺是脓液和活检组织诊断的重要环节。

影像表现

术语解释

* 1 *Corynebacterium kroppenstedtii*

在皮肤和黏膜等常在菌中，具有脂质嗜性的特征。通常的培养检查很难检测，在进行诊断时需与细菌检查室进行周密联系。

- 病变部位中混杂肉芽肿、脓肿和脂肪坏死等病变，在影像诊断上呈现多样性。另外，即使是同一患者，也会根据病变阶段、时期发生变化。

MG

- 表现为局部非对称性阴影，有时伴随结构紊乱。
- 肿瘤、水肿可确认**皮肤的肥厚**、**腺体结构**的情况。

超声（图1a）

- 边界不清的低回声或高回声肿瘤或非肿瘤性病变。

图 1　肉芽肿性乳腺炎

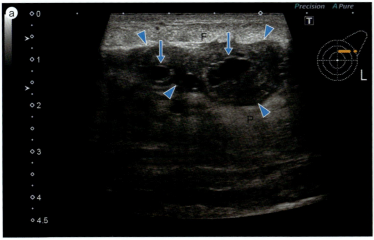

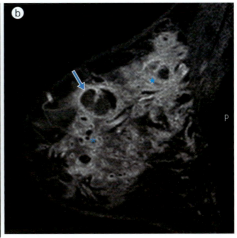

a：B 超图像。

地图状的低回声区域（▶）内判定两个有脓肿或脂肪坏死的肿瘤（→）。由于炎症波及，肿瘤周围的乳腺实质（P）和乳房皮下脂肪（F）的回声水平上升。

b：造影脂肪抑制 T1 加权像。

脂肪坏死的边缘出现增强效果的肿瘤（→）。扩散到周围乳腺实质的炎性病变，以淡的、不均匀的 non-mass enhancement（★）形式出现。另外，clustered ring enhancement（*）也被认可。一边反复进行穿刺引流，一边用抗菌药和类固醇进行治疗。之后在对侧乳腺复发，从当时得到的脓汁中检测出 *Corynebacterium kroppenstedtii*。

MRI（图1b）

- **脓肿、脂肪坏死**可能被误诊为肿瘤。
- 脓肿、脂肪坏死的周围会有多种表现，内部强化呈非肿块，反映出病灶周围的炎症性细胞浸润、间质水肿和血管增生。
- 微小的脓肿或肉芽肿瘤会显示**环形强化**、clustered ring enhancement。

备忘录

脓肿的 MRI 所见
- 由于内部含有黏稠度高的液体，T2 加权像和扩散加权像呈现高信号，增强后边缘多强化。

脂肪坏死的 MRI 所见
- 影像表现因炎症时期而异，但典型的是反映内部脂肪组织，T1 加权像显示高信号，脂肪抑制 T1 加权像显示信号降低，造影后边缘强化的圆形、椭圆形肿瘤较多。

注意多种表现

- 好发于生育后 2 ~ 3 年的女性。

- 肉芽肿、脓肿、脂肪坏死等病变混杂存在。特征是在影像上存在肿瘤及非肿瘤混杂在一起的情况。

良性疾病
硅胶肉芽瘤

概述

- 硅胶肉芽瘤是由于丰胸中的硅胶破裂和渗漏，组织上会有反应，形成的炎症性的板结和肿瘤。目前日本不能进行硅胶的注入。

影像表现

- MG影像上显示致密型的边界清晰的肿瘤，伴随边缘钙化。超声影像非常有特征。呈现**伴随向深部减弱的高回声**，从其特征性形态中可称之为"**snowstorm（硅胶假体外破裂表现假体周围组织内散在强回声及混杂回声区域，其前缘边界清，而后界不清）**"，硅胶肉芽瘤即可判定（**图1**）。硅胶本身是无回声的，但是被注入后产生身体反应时，形成身体组织和小型反射体，带来强散乱。不仅是乳腺内，在腋窝和乳腺后隙等处也能呈现同样的表现。

图1 硅胶肉芽瘤

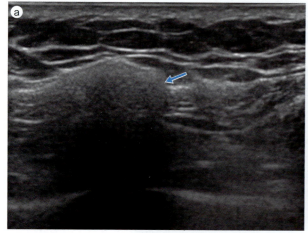

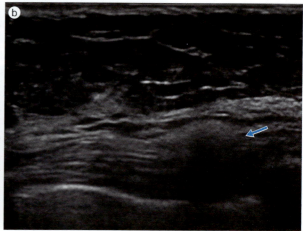

a：B超图像。
乳腺内发现高回声肿瘤（→），伴有强烈的深部衰减。甚至看不见后方的构造物，这就是所谓的"snowstorm"。

b：B超图像。
在乳腺更后方出现肿瘤的高回声（→ 数处），伴有强烈的深部衰减。在乳腺组织以外（腋窝和乳腺后隙）也有这样的表现，具有特征性。

● 高回声伴随强深部衰减是硅胶肉芽瘤的特征。

良性疾病
纤维瘤病

概述

· **纤维瘤病是纤维母细胞 – 肌纤维母细胞的瘤样病变，也称为 "desmoid"。**

· 腹壁、其他地方发现的局部浸润性纤维瘤病很少在乳腺内发生。在乳腺下的胸肌筋膜发生，波及乳腺。发生此症状的年龄范围很大，但高龄者中很少。

· **乳腺纤维瘤病在临床诊断、影像诊断上与乳腺癌的鉴别很难。** 表现为质硬的肿块，边界不清晰。有时伴随疼痛。也可能皮肤发红、皮肤·乳头凹陷。另外，也有胸壁固定的情况。不伴乳头异常分泌和腋窝淋巴结肿大。

· 病理组织诊断特征呈线束状，异型和核分裂象匮乏的纺锤细胞增生，像围绕小叶、导管那样在周围组织进行浸润性增殖。与瘢痕、纤维瘤病样梭形细胞癌的鉴别很难。β –catenin[*1] 核阳性。

· **关于治疗，外科切除是基本，皮肤、筋膜肌肉等直接浸润时需完全切除，将肿瘤全部整体摘除很重要。** 另外，局部复发率大概 30%，在术后 2 ~ 3 年内再发的可能性很高，不会转移。

影像表现（图1）

术语解释

* 1 β –catenin
一种 92kDa 的蛋白质，与钙黏蛋白的细胞质结构域直接结合，钙黏蛋白是一种免疫染色方法，是细胞间黏附因子。在纤维瘤病诊断中，根据有无核的阳性像来鉴别。

· 乳腺纤维腺瘤病的影像诊断类似于乳腺癌。但由于含有的细胞、纤维、黏液变性比例的差异呈现各种不同的影像，故乳腺纤维瘤病没有特征性影像。

MG（图1a、b）

· 边缘不整的肿瘤和边缘毛刺会引发结构扭曲等恶性征象，没有特征性表现。

超音（US）（图1c）

· US 和 MG 一样，可能会有恶性表现，但没有特征性表现。

- 乳腺 MRI 也和 MG、US 一样，可能会有恶性表现，但没有特征性表现。另外，动力曲线类型也各种各样。但乳房 MRI 最能准确诊断乳房纤维瘤病进展范围。

图1　右乳腺纤维瘤病

50 多岁。

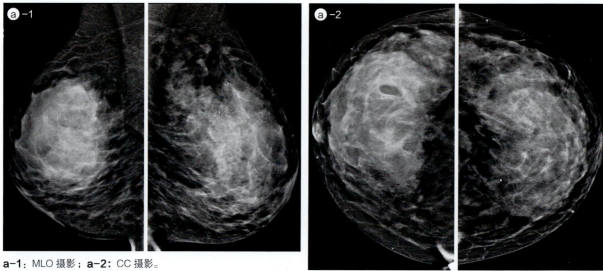

a-1：MLO 摄影；a-2：CC 摄影。

致密型乳腺，很难发现病变。

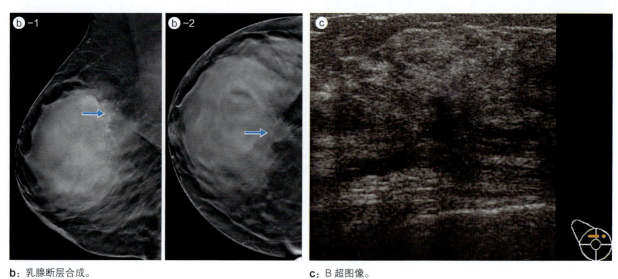

b：乳腺断层合成。

右乳腺 A、C 区域有 17mm 的螺旋状肿瘤（→）。

c：B 超图像。

右乳腺 A、C 区域可见 17mm halo 和前界线断裂。可见伴有后方回声减弱的不规则形肿瘤。

图 1 （续）

d：乳腺 MRI。

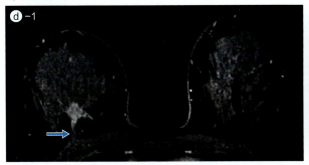 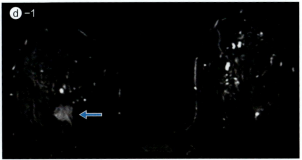

d-1：造影 T1 加权横断像（后期相）。

在右乳腺 A、C 区域可见 17mm 的强化肿瘤（round，irregular，hetero）（medium/persistent）。伴有胸肌拉入（→）。

d-2：T2 加权横断像。

与周围乳腺相比，是信号比较高的肿瘤（→）。不认为是 peritumor edema，或 prepectoral edema。

e：切除标本的 HE 染色像

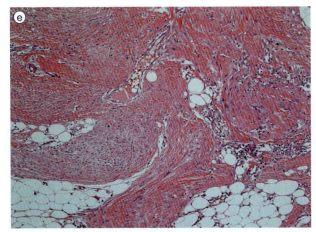

可见围绕脂肪和小叶导管的纺锤形间质细胞的束状增殖。缺乏细胞异型和核分裂象。β -catenin 在核中呈阳性。

> ## 要点
> **与乳腺癌的鉴别诊断很重要**
> - 乳腺纤维瘤病是纤维母细胞浸润的良性肿瘤，但在临床和影像诊断方面，均难以与乳腺癌相鉴别。
> - 局部复发率高是指向癌的特征。

良性疾病

男性乳腺发育

概述

- 男性乳腺的肥大，组织学上仅有乳管的增生和囊状扩张，伴有纤维脂肪组织的增生，很多情况下不存在乳腺小叶。
- 青春期、60 岁前后容易发生。
- 临床上和男性乳腺癌的鉴别很难。通常会触及肿块。
- 伪女性化乳腺、脂肪性乳腺肥大也会被纳入鉴别范围。
- 大多为双侧发病，有以雌性激素和泰斯托斯为主的荷尔蒙环境的不平衡而产生的症状。
- 在肝硬化、慢性肾衰竭、甲状腺功能亢进、雌性激素制剂、洋地黄等药物注入、内分泌性肿瘤、胚细胞肿瘤患者中比较常见。

影像表现

- MG 中乳晕后方中央区呈扇形或锥形对称性致密影。乳腺内的脂肪混杂、向边缘平滑的脂肪转移。一般看不到钙化和肿瘤（**图1**）。
- MG 有时像肿块样表现，超声中内部回声呈片状不均匀低回声区域，或类似于女性乳腺增生表现，很柔软（**图2**）。

图1　两侧 MLO 摄影

60 多岁，男性。
左乳房的乳头后方有乳腺结构的椭圆形阴影。未发现肿瘤和钙化。右边也有一点儿类似的阴影。认为是双侧女性化乳房。

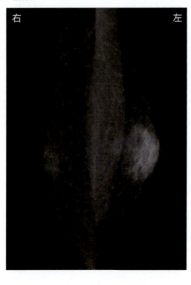

图2　相同病例的 B 超图像（左乳房）

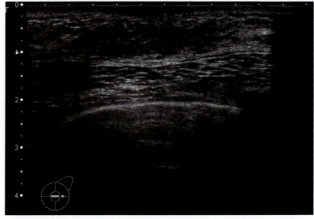

钼钯在乳头背侧发现边界不清晰扁平的阴影区域。无法诊断为钙化肿瘤。

植入
乳房硅胶植入（SBI）的破损

前言

- 本章节讲述诊断乳房硅胶植入的破损，进行替换手术的时机要向外科医生提出。

- 关于硅胶植入的破损，在各种书籍上也有相关表述。但几乎都是关于内容物在成为分裂硅胶（**图1**）之前的SBI的。现行第5代的SBI*1中，因为破损表现不同而导致影像表现各异，涉及这方面的很少是线状。

不同版本硅胶破损的情况以及影响诊断的差异

- 稍早时候的SBI是硅化橡胶壳一旦破损，流动性很高的硅胶内容物就渗漏出来。现在所用的硅胶就算shell破损，内容物也会维持原形而不渗漏。

- 因此，早些时候的SBI一旦shell破损，影像上会有"表面征"（**图2**），破损的诊断比较容易，但是现在的SBI破损，靠MRI诊断极其困难。

图1　硅胶

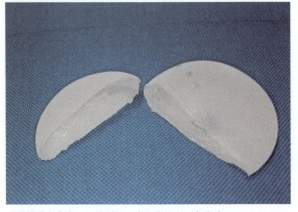

硅胶的填充率高，即使裂开一半内容物也不会流动。

图2　linguine sign（意面征）

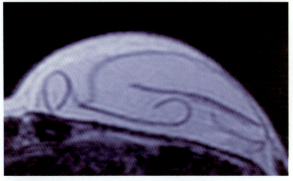

T2加权像
高流动性的内容物（硅凝胶）中漂浮着破损的壳。与熟的意大利面相似（意面征）。

- 对于现行的 SBI，是否必须进行定期的影像检查？
- 首先来看看 SBI 的破损样式。
- 因为种种 SBI 破损的原因 * 2，SBI 破损应考虑是因为 shell 中有 pinhole（小孔）。
- 因为持续的外力，pinhole rupture（图3、图4），容易向 linear rupture 发展（图5）。
- 这个变化中，内容物中的硅胶中是不变的，shell 一旦产生破裂，MRI 很难捕捉其变化。
- 笔者认为现行的硅胶破损只有 shell 破损，内容物不变化。也就是说，在现行 SBI 上，影像检查用不上。
- 但 SBI 再建后的过程若用 MRI 进行跟踪，就会呈现图6那样的影像。
- 怀疑破损进行替换手术，发现类似图7的破损。

图 3　SBI 植入 3 年后

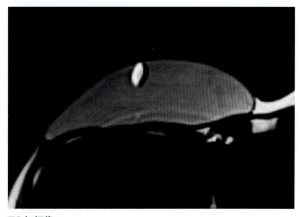

T2 加权像
有乳头重建、脂肪注入史。shell 正下方有一个高信号区。

图 4　从孔中漏出水分（→）

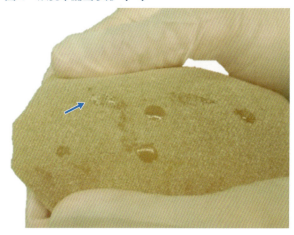

图 5　向 linear rupture（线性破裂）发展

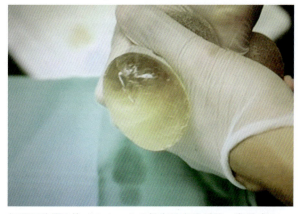

如果压迫图4 的 pinhole，shell 很容易出现裂缝，发展成 linear rupture。

图 6　超出 shell 的硅胶

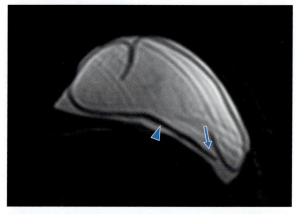

被膜下 shell 作为无信号线分离并显现（▶），还伴有断裂（→）。在 shell 之间也有硅胶。

为何会带来破损

- 现行的 SBI 也和以前的 SBI 一样呈现出 linguine sign。
- SBI 内容物的硅胶比起缝合硅胶，前者流动性更高的硅胶发生变化。
- 原因是，在发生线性破裂之后，内容物的硅胶因为遇到液体而渐渐膨胀和软化。
- 之后，内容物的硅胶溢出囊（capsule）*3 壁，渗漏到外侧，会形成囊外破裂，引发了称为异物肉芽肿*4 的并发症。

在发生重度合并症状前需要进行替换手术

- 在发生异物肉芽肿等并发症之前，有必要进行 SBI 置换手术！
- 其时机为 extra-capsular rupture 之前，为了减少替换次数不要保持在移植初期阶段，必须要保证能在破损的初期阶段就可以灵敏诊断。

进行替换手术的最佳时机

- 在孔样、线性破裂的阶段，很多情况下在影像上看不到重要发现，诊断破裂很困难。
- 对患者来说，SBI 的终生替换次数，越少越好，rupture 初期的替换手术对患者来说没有任何优势。
- 基于此，替换手术的最佳时机是内容物硅胶超出 shell 的阶段，但是用更敏感的检查方法进行破损诊断是否可行？

用哪种更敏感的检查方法诊断破损？

- 图7 的 rupture 阶段是内容物的硅胶进行了膨化软化、超出 shell 的阶段。MRI 可拍出图6 的影像。
- SBI 的 rupture 诊断上，T2WI 是最基本的成像方法。
- 甚至将硅胶用高信号显现出来的拍摄很有必要。
- SBI 的边界区域中，为了更容易地检出发现物要进行脂肪抑制。但是硅胶和脂肪组织的组织周波数很接近，可以利用周波数差的方法，将硅胶信号抑制，成为低信号。因此，利用缓和时间差的 STIR 法很有效。

图7　硅胶泄漏

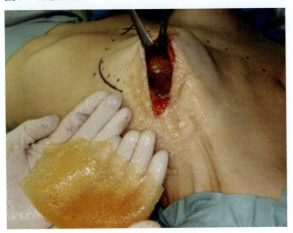

植入物一分为二，内容物的硅胶变得黏稠，泄漏到 shell 外。

T2 加权影像表现及建议提案

- 硅胶用高信号显现出来的摄影方式可进行诊断，如图8 所示。
- 存在于 shell 外部的物质是什么需要正确诊断，用更高信号将硅胶显现出硅胶影像（图 9），可以用更高敏感度的 rupture 诊断。

结语

- 2013 年 SBI 列入医保，在更多的医疗机构可进行因为 SBI 引发的乳房再建手术。
- 因为 SBI 不是持久的，所以破损是不可避免的并发症。
- 随着时间的推移，SBI 的破损诊断，会变得更加重要，希望本书能帮助患者进行乳房再建。

图 8　替换手术后

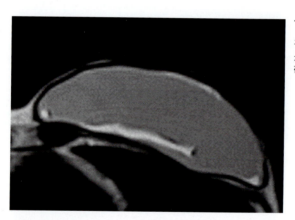

T2 加权像

在硅胶内部和 shell 周围发现高信号，怀疑是破损，进行了置换手术。实际上没有发现破损，只是 SBI 的边缘处积液。

图 9　边界破损的诊断

silicone image

选择性地激发硅胶的共振频率，呈现高信号，并且加上脂肪抑制的硅胶。

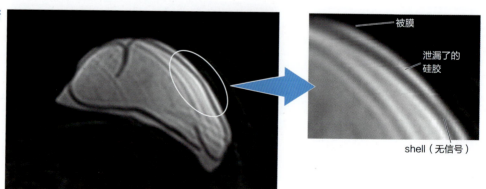

被膜

泄漏了的硅胶

shell（无信号）

角田博子

日常临床的综合影像诊断

前言

· 乳腺影像诊断，日常诊疗中常用的是 MG、US、MRI 3 种。MRI 主要常用于乳腺癌转移的诊断中。

MG 和 US 的综合影像诊断

MG 对乳腺病变位置的描述中的应用 （参考第 4 章 影像设备基础知识）

· MG 可以指出位于乳腺的哪个位置上，这一点很重要。对轻微的变化、钙化敏感，再进行 US 检查。
· MLO 摄影中，患者的体型和乳房大小会随角度发生变化，所以 MLO 显示出很高位的病变有时却存在于乳房的低位 （**图1**）。

诊断时需要重视哪些方面

· MG 和 US 并用中关于优先考虑哪个发现、MG 和 US 联合应用的指导标准得到认可，建议大家参阅学习。
· 细微锯齿状、针状的肿瘤，MG 和 US 一致判定为恶性的情况下，恶性的可能性比较大。MG 发现的是边界清晰的肿瘤、US 发现的是囊肿和纤维腺瘤时，就没有必要进一步检查了。
· 另外，怀疑非对称性阴影、结构紊乱时，若 US 能够断定存在病变，也不需要后续治疗。关于钙化，原则上优先考虑 MG 发现的病变。

MG 描绘出的肿瘤用超声无法描述时，该考虑什么？

· US 无法显示比较大的非对称性阴影时，优先考虑正常乳腺的重叠。但是用 US 无法显示清晰的肿瘤时，需要考虑以下两点：①是否扫描了该部位；②是否为与脂肪等同回声的病变。

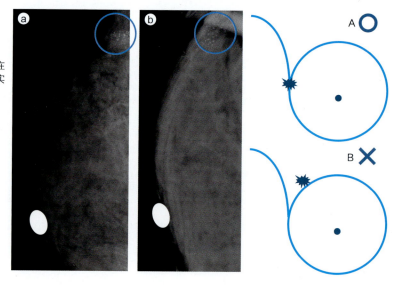

图1 病变的位置

a：MLO 摄影。
b：外侧 CC 加权像。

从 MLO 摄影来看，似乎存在于相当高的位置（B），但实际上是在 A 位置。
白色〇为乳头。

- US 容易忽略的位置之一是高位置的 A 区域（**图2~图4**）和腋窝附近。应清楚认识到存在远离乳腺主体的乳腺。另外，要特别注意探头下靠近结构直下、inframammary hold 的下方部位。
- **检查出与脂肪等同回声的病变很难。代表性的病变为纤维腺瘤（图4）、黏液癌、淋巴结 3 种**。想将 MG 结果检查作为参考，要注意扫描乳房上方的位置。

浸润范围的预测

- 有时浸润径的测量也很困难。US 不仅能测量低回声部分，还能测量边缘的高回声影像。MRI 在边缘增强情况下可测量到增强部分。
- 最难的是对于导管内成分占主导的乳腺癌浸润部分的评估。MRI 如果能检测内部结构的 poor 肿瘤，就可以对浸润径进行评估（**图5**）。根据不同的情况，是先进行手术还是进行术前化疗，这对于后期的规范治疗影响很大，所以要对这 3 种影像结果进行综合性讨论。

术语解释

* 1 comprehensive US
美国的 B 超图像，弹性成像综合判断的方法。

comprehensive US[*1]

- 在通常 B 超影像上，US 加上彩色多普勒影像和弹性成像影像两种方法，能对临床提供有效帮助。利用其"硬度"的性质，乳腺癌的血供得到确信度，B 超影像在判断犹豫时对于其后续要进行什么样的判断至关重要。**图6** 显示了恶性肿瘤的可能性。主病灶周围有丰富的血流，如果有变形度降低的病变，即使很小也可以考虑为子病变（daughter lesion）（**图7**）。相反，**图8** 的病例中，边界不清晰且低回声的病变很"柔软"，另外由于无血管的原因，可判断为良性。

图 2 右乳腺癌术后随访目的，对侧乳房（可能没有扫描该部位）

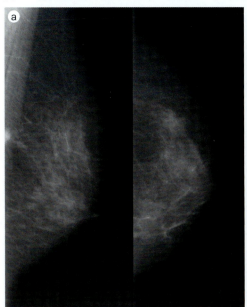

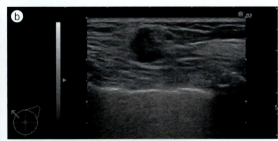

b：B 超图像。

A 区域的较高位置显示浸润癌。

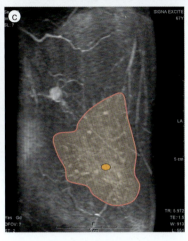

c：MRI 正面 MIP 像。

肿瘤在远离主乳腺的较高位置染色。（红色为主乳腺范围）

a：左乳房的 MLO 摄影（左），CC 摄影（右）。

MLO 摄影中相当高密度，CC 摄影中未进入摄影范围，未被显示。

图 3 A 区域病变在 CC 摄影中超出拍摄范围的原因

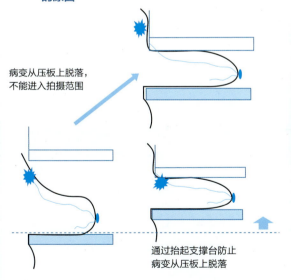

病变从压板上脱落，不能进入拍摄范围

通过抬起支撑台防止病变从压板上脱落

拍摄 MG，降低压板时，高位病变脱落的情况并不少见。为了防止发生这种情况，通常在 CC 摄影中，要事先把支撑台抬起来进行摄影。

图 4 纤维腺瘤

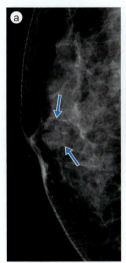

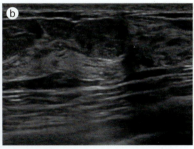

b：B 超图像。

肿瘤由于脂肪和等回声而容易被忽略。

a：右 MLO 摄影。

显示边界清晰的肿瘤。

图5　1cm 浸润癌：导管内成分优势型浸润癌

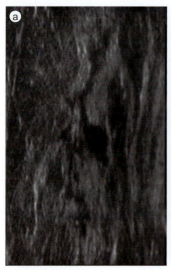

a：B 超的纵向图。
索状低回声中有不足 1cm 的低回声肿瘤。

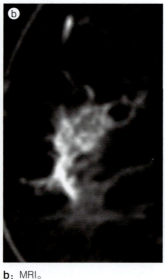

b：MRI。
non-mass enhancement 里面有边缘增强的肿瘤。

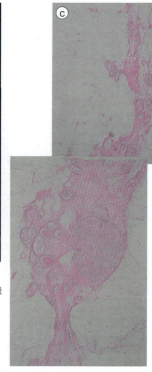

c：病理组织像。
判定为导管内成分优势型浸润癌。与 US 和 MRI 非常一致。虽然同为导管内成分主体的乳腺癌，但通过 MRI，可诊断出有不足 1cm 的浸润癌。

- 假阳性、假阴性也要相当注意。弹性成像检查假阳性的代表是致密囊肿和导管内乳头肿瘤。在临床上也都常见。导管内乳头肿瘤（**图9**）中 hypervascular（血管过多）的类型很多，所以必须确认组织病理。假阴性的代表是非浸润性导管癌（DCIS，**图10**），但是 B 超中怀疑是 DCIS，病理在检测出血流很多时，即使弹性成像中没有恶性发现，也要考虑 DCIS 的可能。

细胞诊断、组织诊断结果与影像的相关性

- 将细胞诊断、组织诊断结果对应影像进行诊断在临床上极其重要。发生率虽然很低，但纤维腺瘤、导管内乳头肿瘤等根据细胞诊断、组织诊断，会误诊为癌症。对这些疾病的各种诊断进行综合性对照，可以甄别假阳性的发生。
- 另外，钙化病灶要进行细针式组织活检，也会有癌灶和钙化部位不一致的情况，所以要经常进行组织与影像的对应检查。

图3 导管内成分的图像和病理对比

显示组织、MG、US、MRI。US 和 MRI 描绘出的导管内成分已经大范围发展到末梢。MG 未显示病变，但显示对应高浓度的乳腺实质。

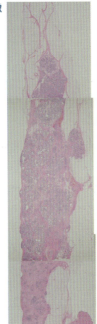
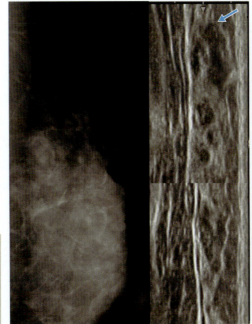
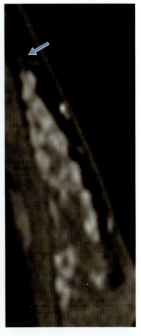

图4 乳头方向的病变进展

MG 和 US 怀疑的乳头病变，在 MRI 中显示为线状染色。

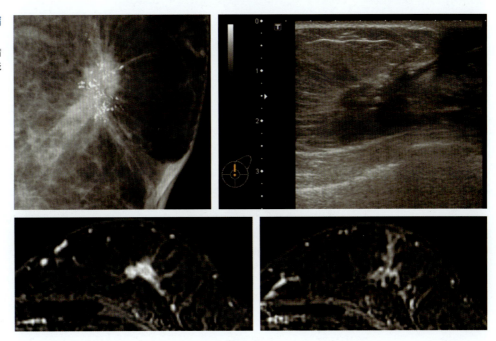

> **二维**

- 基于 MRI 显现的病灶，再进行 US 诊断时，也有仅用 US 就能检测出 MRI 无法诊断的病灶。第二次 US 的优势和缺点如**表2**所示。US 能够检测出来，也可短时间内对其良恶性进行判断，可减轻患者和医生的负担。

- 第二次 US 时，MRI 在俯卧位呈现下垂的状态，US 进行仰卧位时乳房因为比较容易横向扩散，所以两者所显现的部位未必一致（图6）。

图5 向 Cooper 韧带进展的乳腺癌

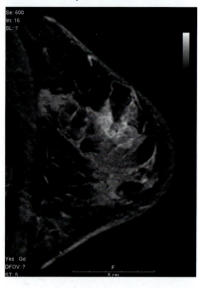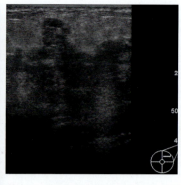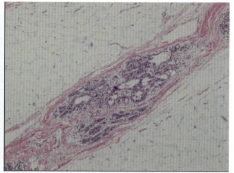

无论 US 还是 MRI 都能很好地显示。根据 US 就能很容易地把它投射到皮肤上。

表2 第二次 US 的优势与缺点

优势	缺点
与 MRI 引导下组织诊断（保险适应外）相比费用低	很大程度上依赖于检查人员的手法
手法简单	即使已经很熟练，也很难检测出小病变或没有形成明显肿瘤的病变
当 MRI 检测出疑似恶性的病变，可在 US 引导下进行活检	检测到的东西是否真的对应病变，缺乏依据

- 用 MRI 所捕捉到的病变，要和乳头和探头位置一起综合考虑。特别大的乳房其深部存在的病变（**图7**）。
- 在进行第二次 US 时，US 上检出的部位包括乳头、乳腺实质边缘、血管和 Cooper 韧带等。利用其位置关系，可更好地捕捉病变部位。针对囊肿、纤维腺瘤等良性病变，也可以利用其位置关系，捕捉到比较难识别的病变。
- 最近可将 MRI 影像导入到 US 设备中，一边导航一并运用 US 检查的手段也正在不断普及（**图8**）。

定位手法

- 最终手术前，与手术体位相同的 US 检查中，在皮肤表面上进行大范围标记。对局部病变比较容易。但对导管内成分等不断进展的情况，要运用敏感度高的 MRI 检查，它对判断 US 上无法看清的部位很有帮助。
- 将探头移至病变端，在皮肤表面进行标记。根据需要，在靠近皮肤的部分、乳腺实质的边缘部分也可以进行标记，作为切除时的标准。
- MG 上钙化中心的病变无法显示整体情况，可根据 US 检查。超声指引下的标记用 MG 来修正即可。

图6 US 和 MRI 的差异

MRI 中存在于右 A（内上）区域的病变在 US 中被描绘在 C（外上）区域（黄色 → 是 US 中的进展方向）。

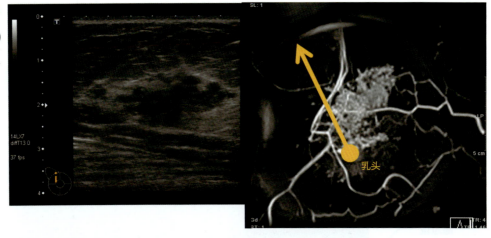

乳头

图7 MRI 估计的 US 病变位置

如 A，在俯卧位方向推测与乳头的距离会产生错误。应像 B 那样推定与皮肤面垂直方向的距离。

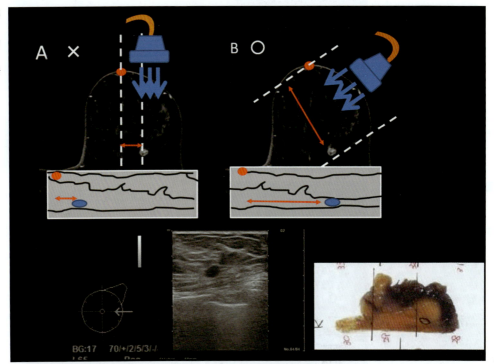

图8 定位位置

在利用 US 和 MRI 进行定位的同时，在距 Cooper 韧带的距离上，对仅用 US 难以识别为恶性的 enhanced lesion（病变增强）进行确认。

→：Cooper 韧带。
→：MRI 上的增强病变。

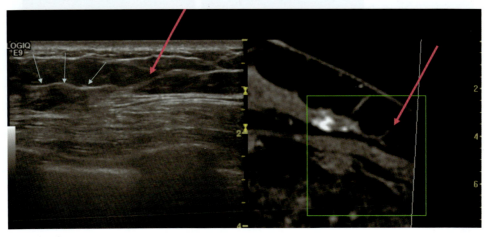

- 在美国，乳腺 MRI 诊断的自动化不断发展，使用电脑进行的软件解析，MRI 肿瘤体积测定可轻松并方便地实现。
- 但即使使用了三维肿瘤体积，仅靠尺寸的变化也很难预测出术前化疗早期的治疗效果。追加功能诊断的乳腺 MRI 就显得很重要。

术语解释

*1 灌注（perfusion）

灌注是指通过对毛细血管水平的血流动态进行测定，可把握反映肿瘤新生血管脆弱性的渗透性亢进等。perfusion MRI 使用药代动力学模型对组织中造影剂浓度的时间变化进行分析。其分析需要复杂且特殊的软件，但可获得与肿瘤血流动力学非常相关的定量值。perfusion MRI 得到的各定量值 [Ktrans（造影剂的易漏性），Kep（造影剂向血管内的易回性），Ve（细胞外腔所占的比例）等] 有可能成为生物标志物。

*2 扩散加权像（DWI）

扩散加权像是将分子布朗运动程度视觉化的 MRI 影像，组织细胞密度高、其运动受到限制的肿瘤等用高信号表示。但由于扩散加权像基本上是 T2 加权像，因此在 T2 加权像中为高信号的水等运动自由度高，但是在扩散加权像中以高信号显示，因此会产生 T2 shine-through 现象，因此难以进行客观诊断。所以通过使用 ADC（apparent diffusion coefficient）这一定量值，可进行客观诊断。

*3 b 值

是扩散加权像的重要参数之一。表示施加 MPG（motion probing gradient）的强度。b 值越大，图像就越扩散。

乳腺 MRI 的功能诊断进行的效果预测和判定

血流和灌注 *1

- 乳腺 MRI 的功能诊断，根据时间曲线进行血流信息的诊断。但根据时间曲线，血流信息在定性还是半定量的测量上欠缺精度，所以近年根据预测毛细血管水平的血流动态，来测定反映肿瘤新生血管脆弱性的透过性进展的灌注影像也正在研究中。
- perfusion MRI 所得到的定量值是先显示形态性肿瘤的缩小，可见变化。关于 FDG-PET 上看到的糖代谢变化，在术前化疗早期可以预测效果。

扩散加权像 *2

- 根据化疗，因为肿瘤细胞减少和密度降低，ADC 值会比化疗前有所上升。并且因为肿瘤细胞的死亡导致的肿瘤密度减小是先于肿瘤形态缩小的，**可以发现其变化。所以测定 ADC 数值，可在术前化疗早期预测到效果**。但扩散影像摄影条件中的 b 值 *3 设定和容易出现 motion artifact（运动伪差）等是需要解决的问题。

MRS *4

- tCho 的减少可在术前化疗实施中早期得到确认，因为会早于肿瘤体积的变化，所以对预测效果很有帮助。
- **但是，要拍摄出稳定的 MRS 很困难，需要留意 tCho 的测定方法、拍摄条件、解析方法。**

乳腺 MRI 所见对术前化疗的效果预测和判定

- 拍摄灌注 MRI 和 MRS 需要特殊的技能和分析软件，因为需要花费检查时间，所以在日常临床中不能简单运用。另外，扩散影像也有 b 值设定值的问题，所以无法客观地比较并讨论其他机构的数据。
- 但是，在**通常乳腺 MRI 检查中所得到的 MRI 发现，可预测术前化疗的治疗效果**。
- 比较大的肿瘤径、边界不清晰、内部有坏死的乳腺 MRI 表现是术前化疗抵抗性乳腺癌的特征（**图1**），边界清晰·washout 增强是术前化疗奏效性乳腺癌的乳腺的特征（**图2**）。

- 甚至在术前化疗前的乳腺 MRI 检查的 T2WI 影像上，胸肌前存在着大范围的高信号区域是代表淋巴管侵袭，是术前化疗拮抗性乳腺癌（**图3**）。
- 着重于这些乳腺 MRI 发现，根据术前化疗前的通常乳腺 MRI 检查，可以对术前化疗的治疗效果进行预测。

图1　术前化疗拮抗性乳腺癌的乳房 MRI

40 多岁。

虽然是肿瘤直径 7cm 的三阴性乳腺癌，但在术前化学疗法 (FEC) 过程中肿瘤增大，导致 PD。

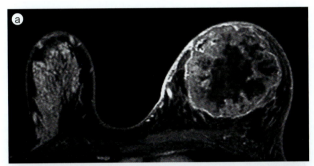

a：造影 T1 加权像后期相。

左乳 A、C 区域可见边界清晰的边缘增强肿瘤。

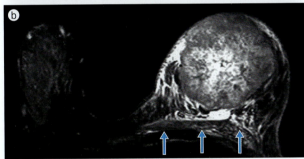

b：T2 加权像。

在肿瘤中心部位发现了显示大量坏死的高信号区域。 在胸肌前的大范围内也发现了 prepectoral edema（→）。

图2　术前化疗奏效性乳腺癌的乳房 MRI

50 多岁。
虽然是肿瘤直径 2cm 的三阴性乳腺癌，但在术前化疗（FEC + DTX）中是 pCR。

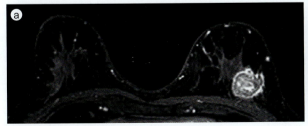 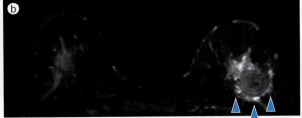

a：造影 T1 加权像后期相。

左乳 C 区域可见边界明显的边缘增强肿瘤。

b：T2 加权像。

肿瘤内部未发现坏死的高信号区域。在肿瘤周围出现 peritumor edema（▶）。

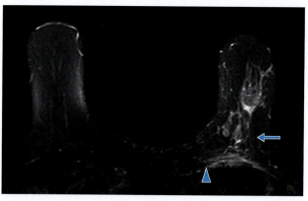

图3 伴有 prepectoral edema 的术前化疗拮抗性乳腺癌

70 多岁。

T2 加权像

胸肌前方的高信号区域（ ）仅向边界比较清晰的肿瘤后方扩展，称为 prepectoral edema。此病例还可见胸肌水肿（存亡）（▶）。虽然是伴有腋窝淋巴结转移的肿瘤直径为 2cm 的 luminal A 型乳腺癌，但在术前化学疗法（FEC + DTX）过程中肿瘤增大，变成了 PD。

🔵 **要点**

乳腺 MRI 的预后及判定

● 乳腺 MRI 可以在形态和功能两方面进行术前化学疗法的效果预测和判定，是非常优良的影像检查。

● 通过术前乳腺 MRI 检测可以预测术前化学疗法的治疗效果。

PET/CT

PET/CT 的效果判定

· 术前化疗的效果判定上，影像诊断比较有用，FDG–PET/CT 也会运用到。

· 在效果判定上，与视觉性评估一起，**SUV 最大值的增减评估**运用的比较多。**SUV 会受到体重影响也会发生变化**，根据设备的不同，呈现出不同的数值。

· 另一方面，**PET 判别微小病变的残留是很困难的**。细胞密度低下、糖代谢活动性低下的状态下，也很难检测出异常。

要点

PET 的局限

● PET 很难诊断出微小病变。

PET 的早期治疗效果判定

· FDG–PET 中相较直径的缩小，更需要知道糖代谢的变化。

· 比较治疗前和治疗开始早期的 FDG 聚集，多数报告中指出，可在早期进行化疗有效性的判定尝试。

· 随着治疗 PET 可发现一过性的反应性聚集增强（耀斑现象[*1]），所以治疗后 10 天左右建议进行隔天拍摄。

术语解释

＊1 耀斑现象
在药物治疗开始的早期，有时会出现一过性的反应性聚集增强，这种假阳性聚集称为耀斑现象。

要点

PET 可捕捉的代谢变化

● 可捕捉大小及血流变化而引起的代谢变化。

● 应注意一过性的反应性聚集。

不同类型的区别

· 与 luminal A 类型相比，luminal B 类型更有浓聚的倾向，但是无论哪种类型在化疗后，聚集即使消失了，也经常会残留（**图1**）。

· 根据术前化疗 HER2 阳性乳腺癌、三阴性乳腺癌超过 30% 可得到 pCR（**图2**）。

· 这些亚型在治疗前，很多情况下 FDG 聚集性很高，在治疗反应时也会发现聚集性低下的情况。有时在治疗中看见明显的聚集性低下。

要点

需要综合判定效果

● 化疗后依靠 PET 进行完全准确的预测是很困难的。

● 参考亚型的情报和治疗摘要，需要进行综合性的判定效果。

图1　luminal A 类型的浸润癌

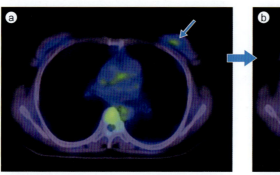 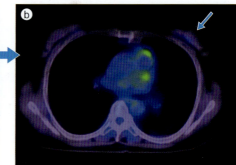

a：与肿瘤一致的局限性轻度 FDG 聚集（SUV 最大值：2.0）。

b：化疗实施后，异常聚集消失，病理学上残留着病变。

图2　HER2 阳性的浸润性乳腺癌

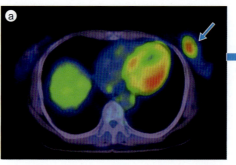 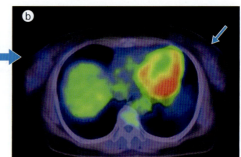

a：观察到与肿瘤一致的高度 FDG 聚集（SUV 最大值：5.7）。

b：化疗后，肿瘤和异常聚集都消失了。病理学上也得到了完全缓解。

淋巴结的影像诊断

腋窝淋巴结的转移诊断

· 与乳腺癌相关的淋巴结区域，有腋窝淋巴结、锁骨淋巴结、锁骨上淋巴结和胸骨旁淋巴结。特别是腋窝淋巴结的转移诊断很重要。因为其是转移率最高的部位，对治疗方案也起到很大影响。

· 作为腋窝淋巴结转移诊断的设备，不仅是 US，MRI 和 PET/CT 等的有效性也值得探讨。这些设备敏感度虽然不是很高，但特异度几乎达到 90%，可成为有效的参考。

· 但在临床上，US 是最简便、最实用的，细胞诊断等进行无创检查也是不可或缺的。MRI 在乳腺内观察癌扩散时，PET/CT 在观察其他部位转移时，腋窝也会作为确认的辅助意义存在。

· 另外，MG 上经常可以显现腋窝淋巴结，外形肿大但形态规整的淋巴结在诊断上的意义很小。因此，本章节主要以 US 为中心进行解说。

根据图像进行的淋巴结转移评估

· 评估腋窝淋巴结时，应了解腋窝解剖。显示出胸壁、胸大肌、胸小肌、后背肌以及腋窝静脉，只要理解其位置关系就好（**图1**）。而且把腋窝静脉作为头侧边缘，向着尾侧扫描 4~5cm，几乎能涵盖整个淋巴结区域。

· 被显现出来的淋巴结形态各种各样（**图2**）。淋巴门显示出马蹄形的话，会形成圆形且内部低回声，当然也会有淋巴门显示不出的情况。比起基本的马蹄形，没有显示淋巴门的更有转移的可能性。

· 转移灶比较小的情况下，不至于让淋巴结形态发生变化的比较多，在图像上对淋巴结的转移评估也很困难（**图3**）。一旦变成一定规模以上的转移灶，皮质会增大，会怀疑为转移。淋巴结的形态即使在正常范围内，也不能排除转移的可能性，但是判断整个淋巴结的转移的情况应该没有，这时标记活检的淋巴结是比较妥当的。

图 1　腋窝的 US 解剖

a：B 超图像。
b：彩色多普勒图像。
LD：后背肌；Mj：胸大肌；Mn：胸小肌；LN：淋巴结；V：腋窝静脉。

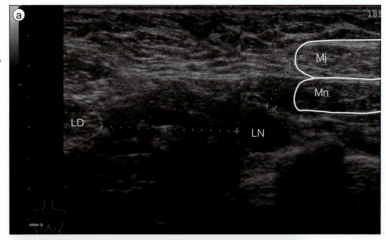

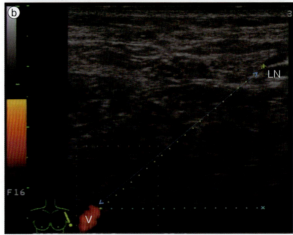

- 存在关节风湿病等炎症性自身免疫疾病的情况下，经常会发生含有腋窝的全身淋巴结肿大，所以一定要注意转移诊断。判断其为双侧性、其他淋巴结区域肿大的情况。其他影像设备检查也是如此。

术前化疗的淋巴结评估

- 在术前，若怀疑淋巴结转移，在用穿刺吸引细胞诊断、针刺活检来证明的情况下，在**术前化疗中**，淋巴结也是治疗效果的评估对象。但是，即使看不到肿大淋巴结缩小，大多数情况下也会有转移灶的遗留。单纯淋巴结肿大的情况下即使有残留，都会纤维化，也会随之消失，化疗后的淋巴结转移评估的正确性很低。
- Boughey 等提到：根据术前化疗后的 US 诊断，腋窝淋巴结评估对决定标记淋巴结活检的适应性起着很重要的作用。但是，试着看一下数据，和 US 的结果几乎没有关系，假阴性率也不会改变。因此，化疗后的 US 诊断对腋窝淋巴结评估的可信度不高，只能说起到了参考作用。

图2　淋巴结

a：显示淋巴门。
b：未显示淋巴门。

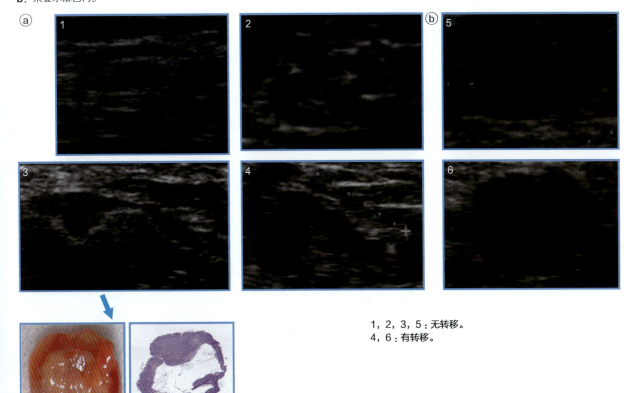

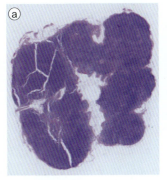

1, 2, 3, 5：无转移。
4, 6：有转移。

图3　淋巴结形状与转移灶的关系

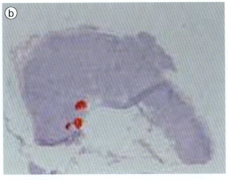

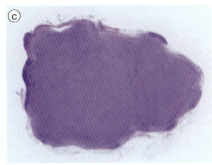

a：无转移。

b：有转移。
小转移灶没有改变淋巴结的形状。红色：转移灶。

c：有转移。
转移灶占据整个淋巴结，改变淋巴结形态。

标记淋巴结的概念

· 所谓标记，就是"站在前线，战斗和保护的部位"。标记淋巴结是最初接收从肿瘤流出的淋巴液的淋巴结，换言之就是肿瘤最开始转移的淋巴结。

· 如果没有转移到标记淋巴结，因为没有转移，所以可进行乳腺癌的腋窝手术。相反，标记淋巴结存在转移的情况下，因为有转移的可能性，所以推荐腋窝清扫。

· 但是，根据 2014 年提出的"美国临床肿瘤学会指南"，进行带有一般全乳房照射的乳房放疗的情况下，在确认标记淋巴结活检有 1~2 个转移的早期乳腺癌患者中，不推荐**腋窝淋巴结廓清**。这个是基于无作为化比较试验的 **ACOSOG20011**。

· 2015 年，欧洲报道了 **AMAROS 试验**的结果。这个试验不仅以保乳房手术为对象，还将乳房切除手术后作为对象。标记淋巴结活检测出有转移的情况下，将廓清组与非廓清 + 放射治疗组分开，得到腋窝淋巴结复发率和生存率。基于腋窝淋巴结复发率 2% 以下的假设基础上，廓清组为 0.54%，非廓清 + 放射治疗组为 1.03%。无再复发生存率、生存率当然没有变化，非廓清 + 放射治疗完全可以替代腋窝淋巴结廓清。

· 现在在进行中的 **POSNOC 试验**为标记淋巴结活检，有宏观转移时，不仅是非廓清，关于放射治疗也无法进行的情况下的意义，是可以检证的。根据全身治疗，能将腋窝复发控制到什么程度是关键。

· 另外，腋窝的 US 或穿刺吸引细胞诊断没有发现转移的情况下，对进行标记淋巴结活检组和完全不进行腋窝治疗组进行了比较试验，发现今后腋窝治疗的最佳方式也会发生变化。

· 淋巴结的影像诊断在掌握其使用条件后，是很有用的。但在腋窝上不能代替标记淋巴结活检。另外，图像上腋窝的淋巴结怀疑转移时，在超声指引下进行穿刺吸引细胞诊断和针活检，得到病理学上的证据，可初步进行确定性诊断。今后应一边关注临床试验的动向，一边慎重进行淋巴结的评估。

要点

● 乳腺区域的淋巴结诊断最好用 US 进行评价，尤其是腋窝区域尤为重要。 如果怀疑转移，建议通过细胞学或针活检进行确诊。

● 但是，图像诊断是有局限的，即使不怀疑转移，在乳腺癌手术中，原则上也要通过前哨淋巴结活检进行确认。

妊娠期、哺乳期影像诊断的注意事项

前言

· 在日本，随着高龄化妊娠的加速，高龄初次怀孕的比例也随之增高。

· 伴随着晚婚化的倾向，妊娠期或者哺乳期发现的乳腺癌也不少。由于妊娠而产生的乳腺增生，导致病变的检出很困难，但是也要将其当作乳腺癌来判断，这很重要。

· 伴随妊娠的乳腺癌术后恢复情况，发现晚了会成为比较大的问题。但早期发现的病例术后情况绝对不会预后不良。

· 根据 30 多所研究机构的分析，将妊娠关联乳腺癌与没有关联的乳腺癌进行比较，发现妊娠关联乳腺癌死亡率很高。对于妊娠期乳腺癌，哺乳期乳腺癌的死亡率相对高。

· 妊娠期的影像诊断需注意对胎儿的影响，哺乳期造影剂会随母乳移动。

· 本章节针对在妊娠期、哺乳期进行 MG、US、MRI、CT 等影像诊断上，总结了必须注意的事项。

备忘录

妊娠关联乳腺癌（pregnancy-associated breast cancer；PABC）
· 妊娠关联乳腺癌定义为怀孕期间或产后 1 年内，或哺乳期间诊断出的乳腺癌。一般认为每 3000 例妊娠中就会发生 1 例，随着晚婚化的倾向，今后还会增加。
· 作为共通的特征，列举了肿瘤直径大、病情恶化、淋巴结转移严重、激素受体阴性的比例高等。
· 虽然不能说妊娠期乳腺癌预后不良，但基本可以确定哺乳期乳腺癌预后不良。

妊娠期图像诊断的注意事项

乳腺 X 线、CT 检查等剂量问题

· 对胎儿的放射性影响依存于剂量时期和剂量。

· 大量的放射线有引起流产的可能，但不流产生存下来的胚胎会被修复，也不会导致畸形，这是 "all or none" 法则。受精 14 天之后，妊娠达到 4~6 周的话，是器官形成期，妊娠 10~27 周中枢神经显示高放射敏感性。

· 关于剂量，国际放射防护委员会（ICRP）在 2007 年的报告指出：100mGy 以下没有特别明显的影响；不满 100mGy 的话，即使是妊娠中的任何时期，都不会成为妊娠中止的理由。

· ACR 指南指出，MG 在两个方向上摄影时，0.001~0.01mGy 是极低的剂量。CT 检查时，

根据摄影部位和方法的不同也会发生变化，但是胸部 CT 是 0.01 ~ 0.66mGy，腹部 CT 是 1.3 ~ 35mGy，骨盆 CT 是 10 ~ 50mGy。

- 另外，有报道指出，平均剂量方面，胸部 CT 是 0.06mGy，腹部 CT 是 8.0mGy，骨盆 CT 是 25mGy。无论哪一种检查，在一般诊断水平的检查中都不会给予胎儿 100mGy 以上的剂量。

- 关于胎儿期的剂量和小儿期的癌变，胎内剂量会让小儿癌的发生率上升，但是个人水平的癌变风险极低。

- 应尽可能避免不必要的剂量。但在有需要的情况下，MG 拍摄、胸部 CT 不会达到发生确定性影响的阈值，即使产生概率性影响，也可以认为没问题。

备忘录

放射线量的单位
- 贝可勒尔（Bq）：辐射物质发出辐射的量的单位。每秒有一个原子核崩溃，放射出的放射能量为 1Bq。
- 戈瑞（Gy）：物质吸收辐射能量的单位。
- 希沃特（Sv）：辐射剂量的单位。用作测量对身体的影响程度的标尺。目前，报道中大多使用表示辐射对人体影响程度的"希沃特每小时（Sv/h）（有效剂量）"作为剂量单位。例如，用 100μSv/h 的辐射照射 10h，总辐射剂量为 1000μSv（=1mSv）。
- 如果把放射线的单位比作雨，那么降下的雨量为多少贝克勒尔（Bq），人受到的雨量为多少戈瑞（Gy），受到的影响为多少希沃特（Sv）。辐射方面，即使人受到的降雨量（Gy）相同，但是辐射的种类（α线，β线，γ线，中子线）和受辐射的人的身体部位不同，对身体的影响（Sv）也会不同。

确定性影响和概率性影响
- X 线照射问题可分为确定性影响和概率性影响两种。
- 确定性影响是指，虽然暴露会产生更多的细胞损伤，但存在临界值。如果超过临界值，随着剂量的增加，影响的严重程度会急剧增加，发病概率为 100%，胎儿会出现畸形、成长障碍、精神发育迟缓、死亡等影响。
- 与此相对，概率性影响是指，由于被照射引起的遗传基因突然变异，导致癌症和白血病发病，虽然没有阈值，但由于被照射量的增加，其风险也会上升。

MRI 检查时的磁场对胎儿的影响

- 关于 MRI，我们要考虑磁场的影响。
- 第一个是从静止场本身的细胞增殖、分化的影响，有流产的风险。
- 第二个是因为 RF 产生的热度问题。母体表面变热对胎儿是没有影响的，为了减少胎儿的热度影响，将检查室的温度控制在 24℃以下。
- 第三个是 MRI 检查时发生的声音的影响。通常检查中会产生 80 ~ 120dB 的噪音。母亲的子宫内噪音水平比母体组织和羊水都要小，但是几乎不会产生影响。最近的报告中，与没有接受 MRI 检查的对照组相比，发现出生时的体重也不会有什么差异，之后的听力也没有特别问题。
- ACR 指南中，妊娠期的 MRI 检查在非造影情况下是可以进行的。甚至在很多报道中指出，作为检查时期，避开妊娠初期，尽可能在妊娠中期以及后期进行比较好。但也不能说对胎儿的发育是有害的。2007 年的 ACR 指南中指出，如果是非造影检查，不会对妊娠期的 MRI 检查有限制。

· 也就是说，现在虽然"3-7"MRI 在不断普及，但是没有其相关数据。

造影剂的风险

· CT 的碘造影剂，MRI 的钆造影剂，无论哪一种都容易通过胎盘，可知其转移给胎儿。胎儿作为尿液会将其排出，和羊水一起咽下，但是变异性以及催畸性都无法明确。

■碘造影剂

· 含有碘的药剂注入妊娠女性身体中的话，肝脏会代谢，产生游离碘，可以抑制胎儿的甲状腺，婴儿出生后可能会出现甲状腺功能低下。这是一过性的，通常 2~3 周之后就会恢复。

· 妊娠期的造影 CT 检查，应对放射剂量和碘造影剂产生的风险需要进行讨论。

· 在其他影像诊断上，没办法得到必要信息，优势高于风险性的情况下，需要让家属签署手术同意书后再进行。

■钆造影剂

· 肾功能正常的情况下，在注入 24h 之前，几乎都会随尿液排出。但是在肾功能低下的情况下，会产生肾性全身性纤维症（NFS）*1 的风险。

· 关于对胎儿的影响，钆整合剂会长期残留在羊水内，从整合剂中拥有毒性的游离钆离子会有离开的可能性，这到底会产生怎么样的影响。另外羊水中的造影剂的半衰期也不是很明确，所以对妊娠期女性进行钆整合剂的使用要谨慎甚至避开。只有在其他影像诊断上得不到需要的信息、优势明显超出风险的情况下才能建议使用。

· 即使是追踪到 4 岁的大规模队列研究，虽然在死产和新生儿死亡以及先天畸形中没有差别，但是之后的皮肤肿胀和发红等多种皮肤症状会增加。现在有报告称，怀孕期间应避免使用钆造影剂。

术语解释

*1 NSF
所谓 NSF，是指在严重的肾功能障碍患者，特别是透析患者中，在使用钆造影剂数日数月后，有时数年后，出现皮肤肿胀、发红、疼痛等急性乃至亚急性发病的疾病。一旦恶化，皮肤硬化，关节挛缩，陷入高度的身体功能障碍，也有死亡病例的报道。一般情况下，发生左右对称，从下肢开始发病的情况较多，再向上肢及躯干部发展，一般认为不会波及头部、面部。现在还没有确切的治疗方法，其死亡率被认为是 20%~30%。

- 妊娠年龄大部分为 30 岁以下。所以致密型乳腺的比例也会增加，根据 MG 检查出的病变率很低。US 不使用 X 线和造影剂，是一种比较好的检查。
- 在妊娠初期，妊娠性的变化程度也很轻，没有特别大的变化。妊娠不断在进行，乳腺组织会不断增加增生的厚度，同时豹纹样的图像也会比较明显，乳腺实质的回声水平会低下，给诊断带来困难。

哺乳期图像诊断的注意事项

乳腺 X 线检查

- 和一般女性一样，但是因为乳腺的结构致密，MG 上乳腺会形成高密度、软软的物质，肿瘤检查出敏感度很低。

MRI 检查

- 磁场不是问题，这和一般女性是一样的。
- 哺乳期的乳腺 MRI，因为乳腺的不断增大，vascularity（血管分布）和血管通透性增加，乳腺若像肿瘤那样被注入造影剂，则需要注意。

哺乳期母乳内造影剂的风险

- 造影剂和蛋白不能结合，只有在血液中游离的药物会透过乳腺屏障，移动到母乳中。
- 乳腺细胞的细胞膜也是细胞膜的一种，由于有脂质构成，脂质亲和性越高越容易通过，低分子量容易通过。
- 根据造影的种类不同，乳汁排出量也不同。不建议 24h 一直给婴儿进行母乳喂养。以 20 位哺乳中的女性为对象进行了一项研究，移入母乳的量比钆造影剂注入量的 0.04% 要更少。近几年移入母乳的造影剂甚至是微量的，在实际哺乳过程中安全性没有问题的，也不会对婴儿造成任何风险，没有中断哺乳的必要。

妊娠哺乳期的实际诊断

妊娠期病例

- MG 拍摄即使在妊娠期，因为没有剂量的问题，所以可以正常进行。但还是 US 检查更加适合妊娠期的检查。
- 另外，乳腺 MRI 的基本是造影 MRI，因为存在上述风险，所以不要在妊娠期进行。

· 肿瘤病例见以下 2 例。

· 病例 1（**图1**）妊娠 23 周，右侧乳房进行了彻底摘除，还进行了化疗。

· 病例 2（**图2**）妊娠 15 周，但是在术前化疗后进行了右侧乳房保乳手术。最终病理上存留着微小浸润癌，检测体内确认出有钙化，距离断端 8mm。

哺乳期病例

· MG 的拍摄和普通女性一样，可以放心进行。虽然存在着个体差异，但是乳腺实质会变厚，产生软软的物质，与一般乳腺相比会形成致密型，通常很难检测出肿瘤。

· 另外，US 上可以很清晰地看见导管扩张，乳腺实质会变厚形成低回声，也可以检测出 MG 无法指出的病变。

· 关于 MRI，因为显示了造影效果明显，所以辨认病变本身是很难的，甚至病变扩散的诊断也很难。

· 哺乳期有非典型病例和典型病例 2 种。

· 病例 3（**图3**）是左乳房全部摘除，病例 4（**图4**）是右乳房全部摘除。无论哪一种情况，都不能进行术后化疗。

· 在哺乳期，也有很难检测出病变的案例。和癌扩散诊断一样，综合诊断是极其重要的。

妊娠期、哺乳期的影像诊断

● MG、CT 等一般程度的检查，不需要担心受线的问题。但是需要避免不必要的受线。

● 乳房 MRI 因基本上需要进行造影，原则上要避免妊娠期内施行。

● 于哺乳期施行的 MRI 检查，仅有微量的造影剂进入母乳，可以如同一般女性那样施行。

● US 检查是无论在妊娠期还是哺乳期都是非常有效可靠的。

● 于哺乳期的诊断会被增大的乳腺所干扰，个别病例会很难检测出病变，所以综合诊断是非常重要的。

图1 【病例1】

妊娠23周。

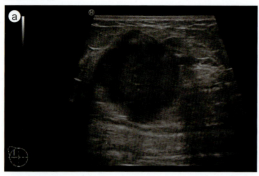

a：B超图像。

发现超过4cm的排泄性发育肿瘤。

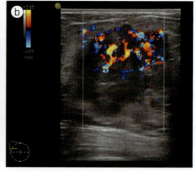

b：彩色多普勒图像。

肿瘤为 hypervascular（血管过多），是浸润癌的表现。

图2 【病例2】

妊娠15周。

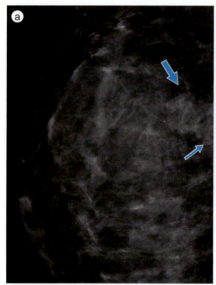

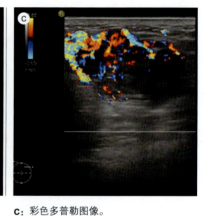

b：B超图像。

发现了4cm左右、大的低回声肿瘤。

c：彩色多普勒图像。

肿瘤为 hypervascular，是浸润癌的表现。其中也存在着显示钙化的高回声。

a：MLO摄影。

右乳房上内侧的深部，发现了微细分叶状肿瘤（➡）。从肿瘤内部到深部方向还伴有 amorphous calcification（变形钙化）（→），可认为是浸润癌及其导管内成分。 分类4。

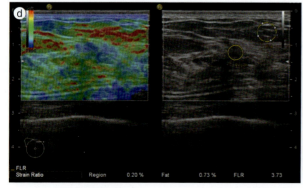

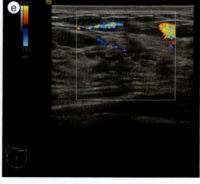

索状不规则形状的低回声残存，1个血流信号流入内部，弹性成像显示，歪斜轻微降低。

d：术前化疗后的弹性成像。

e：同彩色多普勒图像。

图 3【病例 3】哺乳中

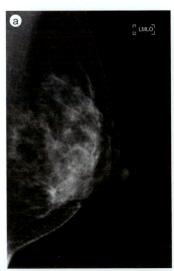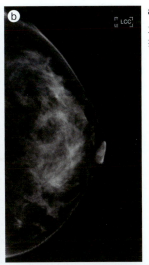

a：左 MLO 摄影。**b**：左 CC 摄影。

左乳房下内侧发现了伴有毛刺的肿瘤。分类 5。

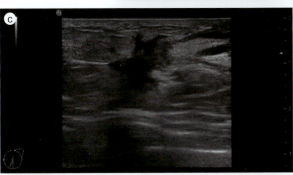

c：B 超图像。　　　　　　　　　　　　　　　　**d**：弹性成像。

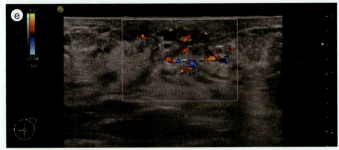

左 B 区域发现了 2cm 左右、不规则形状的肿瘤。 前方边界线断裂，弹性成像中也发现了变形降低，判定为弹性评分 5。从该肿瘤向乳头方向延伸索状低回声，被认为是导管内成分，病变到达乳头正下方。

e：彩色多普勒图像。

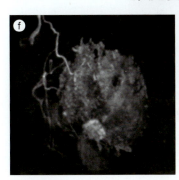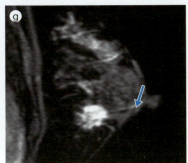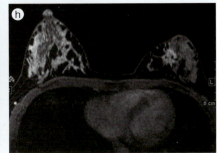

f：MIP 像。　　　**g**：造影 T1 加权矢状断面像。　　　**h**：造影 T1 加权双侧横断面像。

f, h：有毛刺的肿瘤。 由于周围被染色，所以病变范围很难确定，但可确认比较局限。

g：从肿瘤到乳头有扩张导管，只染在左侧，认为是导管内成分（→）。

图4 【病例4】哺乳中

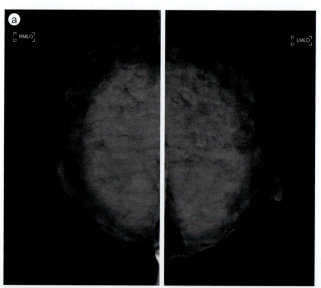

a：双侧 MLO 摄影。

双侧乳房在哺乳期的乳房中显示高浓度。不能指出明显的异常现象。

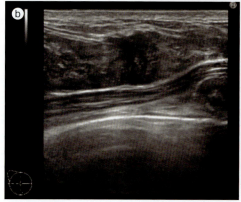 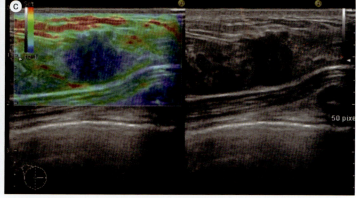

b：B 超图像。 c：弹性成像。

右乳房 3 点位方向观察到纵横比较大的不规则形状的低回声肿瘤，内部考虑存在钙化的高回声。弹性成像中也发现了与肿瘤一致的变形降低，弹性评分 4。肿瘤内部边缘观察到血流信号。

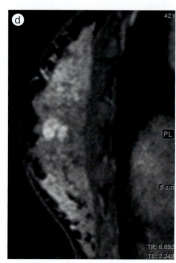 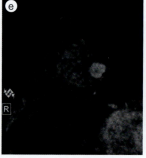 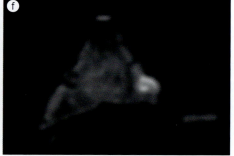

e：造影 T1 加权双侧横断面像。

弥漫性的造影效果很强，其中右 3 点位方向的肿瘤造影效果特别强，可以作为病变来认识，但是对周围的导管内成分的评估很困难。

f：扩散加权像（b=1000）。
肿瘤表现为高信号。

d：造影 T1 加权矢状断面像。

肺转移和鉴别诊断

前言

- 乳腺癌的肺转移呈现非常多的样式，经常有非典型形态。因此，被认为非典型的肺转移类型大多为乳腺癌的肺转移。
- 和其他癌相比，乳腺癌会经历原发灶根治术后、长期无病期和再复发的过程。随着时间的推移，和各种疾病的鉴别也很有必要，特别是与原发性肺癌之间的鉴别对规范治疗和术后恢复有很大影响。
- 本章节针对乳腺癌肺转移的各种类型进行描述，对其关键点和应该鉴别的疾病及鉴别点进行解说。

备忘录

什么是容易引起肺转移的乳腺癌?

- 乳腺癌转移对象多为骨或肺，为何转向这些脏器，机制不明。
- Massagué 等利用微阵列分析，确定了 54 个选择性地使乳腺癌细胞向肺转移成立的候选基因。使用母细胞系，将上述遗传基因进行各种组合，使其过度表达的话，可判明有能带来高水平肺选择性转移活性的组合。如果使用 RNAi 抑制一部分基因的表达，就有可能降低该细胞的肺转移活性。
- 以原发性乳腺癌患者的队列为对象，对上述基因的表达基因水平进行分析发现，在 54 个基因中，特别是在 12 个基因表达的患者群中，无肺转移生存期较短，其中包括 *MMP1*、*CXCL1* 和 *PTGS2*。但未发现与无骨转移生存期相关。而且这些遗传基因中有几个不仅有肺选择性转移活性，还可能促进乳腺癌的致癌性本身。另一方面，一旦转移到肺，就会在肺的微环境中，发挥自身发育的优势。
- 如果这些遗传基因的分析在临床队列中进一步进行，那么这些遗传基因在转移过程中的特异性阶段的作用就会变得清晰，这将有助于进一步理解转移的生物学特性和对治疗的敏感性。

肺转移的基本类型

- 4 种类型：①血行性转移；②淋巴性转移；③支气管性转移；④胸膜转移。

血行性转移

- 最多的类型是多发结节型转移。一般情况下，比起上肺，血行性转移下肺占据的比较多，认定为肺末梢侧的频度很高。一般情况下，是因为下肺受到重力的影响，血流极其丰富。

- 通常情况下，血行性转移在等方位性上发生比较多，形成边界清晰、边缘平滑的结节（**图1**）。另外，小叶间隔壁、气管支血管周围束等二次小叶的正常结构显示出随机分布[*1]。但是，显示非典型的形态、性状的血行性转移也被大家认知，有时会认为是边缘不整、边界不清晰的物质（**图2，图3**）。

- 另外，乳腺癌与黑色素瘤、肉瘤、结肠癌、肾癌、膀胱癌、精原细胞瘤一样，比较容易引起孤立性转移（**图4**）。这种情况下，与原发性肺癌之间的鉴别较难。

图1 多发结节型肺转移①

60 多岁，女性。invasive ductal carcinoma, ER (8), PgR (2), HER2 (1)。
典型的肺转移模式。边界清楚、边缘整齐的多发结节型肺转移。病变在胸膜下（→），呈现随机分布。另外，在其他水平上，结节周围伴有毛玻璃影，认为是癌性淋巴管症和周围出血（▶）。

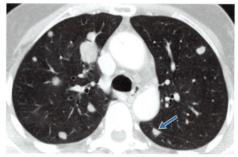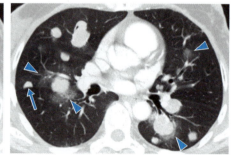

图2 多发结节型肺转移②

70 多岁，女性。invasive ductal carcinoma, scirrhous carcinoma, ER (−), PgR (−), HER2 (−)。

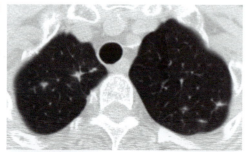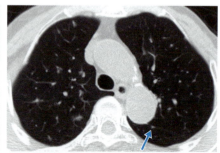

虽然是多发结节型肺转移，但各个结节的形态不规则，边界不清晰，部分周围伴有毛玻璃影。另外，在叶间胸膜面也有微小的结节，提示胸膜扩散（→）。

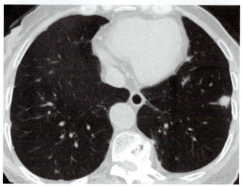

图 3 多发结节型肺转移③

40 多岁，女性。invasive ductal carcinoma, scirrhous type, ER（+），PgR（+），HER2（1）。

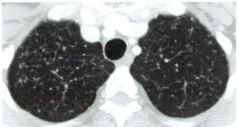

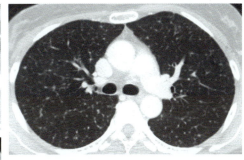

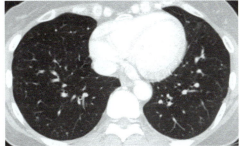

虽然是多发结节型肺转移，但各个结节呈微细粒状，大小基本一致，也就是所谓的粟粒型转移。粟粒图案的转移在甲状腺癌中很有名，在乳腺癌中也有表现。

图 4 孤立性肺转移

40 多岁，女性。invasive ductal carcinoma, papillotubular carcinoma, ER（8），PgR（8），HER2（0）。

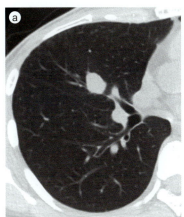

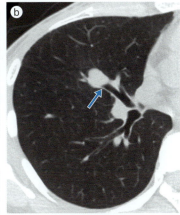

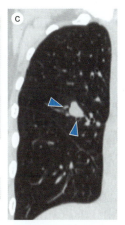

a，b：横断面像。
在右中叶 B^4 附近可见的孤立性肺结节。从轴位图上观察像支气管内肿瘤（→）。

c：冠状断面像。
冠状动脉与支气管内腔分离（▶）。由于是单发性，实施了切除术，证明是乳腺癌的肺内转移。

淋巴性转移

- 癌肿瘤在肺内的淋巴组织内成长，并发展至肺组织，被称为癌性淋巴管炎。在乳腺、肺、胃、胰脏、前列腺、子宫颈部、甲状腺原发的癌症中比较常见。作为肺转移，癌性淋巴管炎是比较常见的一种类型。

- 癌性淋巴管炎的发生原因要考虑以下两点：一个是引起血行性转移，这些炎症增殖、增大，会浸润到周围的间质·淋巴组织；另一个是从纵隔·肺门淋巴结的转移灶反方向进入肺部内的淋巴组织。症状是干性咳嗽、呼吸困难，经常比图像上的异常更容易发现。

- 在肺部内部，淋巴管存在于气管支血管周围束、小叶间隔壁、胸膜下间质的 3 个间质中。因此，图像发现是以这些间质的平滑性肥厚、结节状、串珠状肥厚像为主体的。一旦间质肥厚像显示出结节状·数珠状，对与间质性肺水肿、纤维化等的鉴别有帮助。
- 癌性淋巴管炎能看到这些异常影像，另一方面，存在看起来正常的肺结构也是一个特征。
- 癌性淋巴管炎基本上不伴随肺结构的结构紊乱的变化，因此，病变部位的小叶结构的大小、形态看起来都很正常。和容积减少的显著肺纤维化之间有区别。另外，因为肺实质、肺胞壁浸润产生的间质性肺水肿等伴随磨明显玻璃影像也很重要。
- 癌性淋巴管炎在两侧肺多为弥漫性，大约 50% 是局限性，甚至会非对称性扩散（**图5**）。
- 并且癌性淋巴管炎即使进行化疗，大多病情也会进展。一部分患者病情却不进展，或者缓慢进展，这时就特别要注意鉴别。

备忘录

癌性淋巴管炎中的间质肥厚像的显示
- 这些间质的肥厚像在病理学上显示：①肿瘤浸润到中枢侧的淋巴管·血管引起闭塞而产生的脉管扩张；②肿瘤浸润引起淋巴管闭塞从而引起的间质性肺水肿；③包括血管·淋巴管在内的间质内发展·增殖的肿瘤的存在；④淋巴淤滞和间质性肺水肿迁延引起的间质纤维化等。
- 鉴别疾病呈现支气管血管周围束、小叶间隔壁、胸膜下间质等的结节状肥厚，也就是淋巴路性分布的代表性疾病，如结节病。但是，小叶间隔壁的结节状肥厚，在结节病的情况下，与癌性淋巴管炎相比，多为轻度。另外，胸腔积液的存在比结节病更能显示癌性淋巴管炎的症状。

图5　癌性淋巴管炎

30 多岁，女性。invasive ductal carcinoma, papillotubular carcinoma，ER（8），PgR（6），HER2（1）。

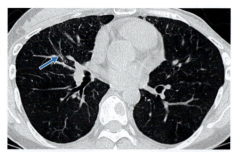
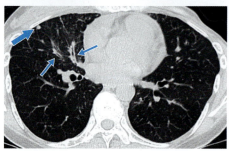
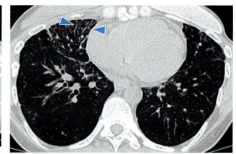

癌性淋巴管炎有时比较局限。在右中叶，由于支气管周围束的肥厚，支气管内腔变得不规则狭窄（→），但是在其他的肺叶中没有发现同样的观察结果。在右中叶，小叶间隔壁肥厚像也很明显（▶）。右中叶内还发现血行性转移灶（➡）。

支气管性转移

- 狭义上的支气管性转移和支气管内转移是不同的。
- 作为支气管内转移的基质，有 4 种：①肿瘤细胞经过气管支动脉增殖到支气管壁。②通过从肺部内部的肿瘤细胞的环流淋巴路，在上行至支气管周围淋巴管内，浸润到支气管。③肺门淋巴转移为相反方向转移，上行至支气管周围淋巴管内，浸润到支气管。④因为吸收了肿瘤细胞，经气管性转移，浸润气管进行连接或者发展至远端的肺实质。
- 支气管性转移可认为是④。引起支气管性转移的物质在原发性肺腺癌中，黏液产生型细气管肺胞上皮癌很多，作为肺外恶性肿瘤的转移类型是很少见的。
- 另一方面，导致支气管内转移的肺外恶性肿瘤的原发脏器很多，有肾脏、乳腺、结直肠、甲状腺和卵巢。其中，乳腺癌有 20%，肾癌和结直肠癌概率最高。

胸膜转移

- 转移性胸膜肿瘤在胸膜肿瘤中占据最多，比例约 95%。容易引起胸膜转移的恶性肿瘤原发脏器大多数为肾脏、肺部、乳腺和胃。血行性转移，也有通过胸壁的淋巴性转移。
- 乳腺癌的胸膜转移有各种报道。但发病时期在术后 2~3 年最多。原发灶治疗后比远处有更高的复发倾向，10 年以后的复发率为 1.5%~1.6%。因此肺肿瘤、胸膜肿瘤存在的情况下，患者如果有乳腺癌的既往病理，即使经过很长时间，乳腺癌的复发可能性也是存在的。
- CT 可检测不规整胸膜肥厚像、结节状的胸膜肥厚。但有时连接叶间胸膜、横隔膜的微小病变在矢状位图像、冠状位图像上也会被确认，伴随胸水的情况也很多，也有不伴随胸水的情况。

转移的基本模式

- ①血行性转移；②淋巴性转移（癌性淋巴管炎）；③支气道性转移（气管内转移）；④胸膜转移（癌性胸膜炎）
- 乳腺癌是任何转移模式中概率都很高的肿瘤。
- 如果有乳腺癌病史，即使长期没有复发，也会发生转移。

非典型性肺转移

- 乳腺癌如上所述，向肺部、胸膜的转移很常见。通常呈现典型的边缘平滑、边界清晰的多发性结节。有时是单发性的，或者呈现非典型性的形态·性状也很常见。和其他原发灶癌相比要多，并因其特殊性被瞩目。若将乳腺癌的肺部转移和其他疾病进行鉴别，要对这些类型有充分把握。
- 图像发现，随着时间推移，肺转移是非典型性的。既往有乳腺癌的患者，也要考虑有乳腺癌转移的可能性。

不规则 · halo sign（晕征）

- 边缘平滑且边界清晰的转移性肿瘤，一般情况下会压迫性中发育，肿瘤显示充满肺胞内的发育。
- 边界不清晰的肿瘤会对肺胞上皮进行置换性发育，呈现 halo sign。另外，边缘不规则、边界不清晰的肿瘤，会浸润到间质和淋巴管，引发局部性癌性淋巴管炎或间质纤维化反应。
- 血管肉瘤、绒毛癌、乳头肿瘤、恶性黑色素瘤、肾癌等血管丰富的肿瘤，在肿瘤周围会产生出血症状，呈现 halo sign，但是乳腺癌的转移率太高。
- 呈现 halo sign 的多发结节是伴随浸润性曲霉症·出血症状的肺结核。GPA、败血症性阻塞嗜酸性肺炎、器质化肺炎、恶性淋巴瘤等感染症向非感染性炎症性疾病、血管炎、肿瘤性疾病发展。
- 在单发性的情况下，显示 lepidic growth pattern 的原发性肺腺癌的鉴别会有难度。
- 仅仅以某一时期的图像发现来鉴别两者很困难，如果有既往图像，可以判别某种程度的时间经过。
- 显示 lepidic growth pattern 的肺癌，增殖速度并不太快，所以在 retrospective 显示缓慢性增大的话，也有可能是原发性肺癌。

备忘录

乳腺癌肺转移该不该切除？
- 乳腺癌的肺转移如以上所述，可以说包含了各种状况的病症。
- 通常，有肺转移的乳腺癌患者的治疗，以化学疗法和荷尔蒙疗法为基础，通过获得肺转移的组织标本，确认雌激素、HER2 的表达，纠正治疗。另外，在图像上与原发性肺癌或其他良性疾病难以鉴别的情况下，可对其进行诊断和治疗。
- 特别是在 T1aN0M0 的原发性肺癌（CT 上伴有毛玻璃影的肺腺癌）中，有报道称，不是通过肺叶切除术，而是通过更低创伤性的胸腔镜下缩小手术，其治疗效果也是相同的，因此，作为根治性治疗也是值得期待的。因此，对于不能否定原发性肺癌可能性的单发性肺转移疑似患者，至少可作为治疗方法的一种选择。

图6 重复肺癌

60 多岁，女性。invasive ductal carcinoma, solid–tubular carcinoma, ER（8），PgR（4），HER2（1）。

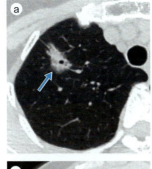
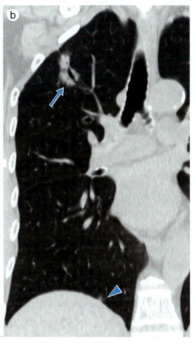
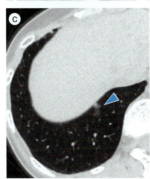

a：右上叶横断面像。**b**：右下叶横断面像。**c**：右肺冠状断面像。

右乳腺癌术后胸部X线片显示右肺尖结节性病变。右上叶的结节性病变以实性成分为主，边缘有轻微的毛玻璃影，伴随胸膜凹陷像（→）。虽然认为有原发性肺癌的可能性，但通过CT在右下叶肺底部也发现了同性状的结节（▶），不能否定乳腺癌的肺转移。右上叶认为是原发性肺癌，实施了右上叶切除术和右下叶部分切除术。病理组织诊断都是 invasive adenocarcinoma，由于subtype成分的比例不同，因此可以认为是重复肺癌。

- 鉴别困难的情况或确定 staging 决定尽快治疗的情况下，也会实施胸腔镜下部分切除等肿瘤摘除手术（**图6**）。

空洞 · 囊肿

- 在转移性肺肿瘤上形成空洞的是头颈部鳞状细胞癌、甲状腺癌、消化道腺癌、子宫颈癌、乳腺癌、肉瘤等，概率很高。
- 在转移性肺结节胸部单纯X线片中看见空洞的比例大致为4%。与此相对的，原发性肺癌中发现空洞的比例是9%。鳞状细胞癌形成空洞的肺转移中最多，有69%。但CT观察的话，也会经常发现腺癌的转移空洞形成。有空洞的肿瘤壁一般是很厚且不规整的。但在肉瘤和腺癌的情况下，有时是薄壁空洞。
- 肺转移的空洞形成是因为肿瘤的急剧增大而产生血流低下，内部坏死。因为肿瘤浸润到了支气管，所以形成单向阀（**图7**）。另外，在胸膜下产生的转移性非肿瘤的空洞因为破裂，将作为并发症而引发气胸（**图8**）。

图7 化疗导致肿瘤的空洞·囊肿化

40多岁，女性。scirrhous carcinoma，ER（+），PgR（+）。

a：治疗开始前。**b**：治疗开始4个月后。

左乳腺癌术后，第5年出现肺转移（→），实施紫杉醇化疗。治疗开始4个月后的CT检查中，左肺的肿瘤结节明显缩小，有些是薄壁空洞乃至囊肿化的（▶）。

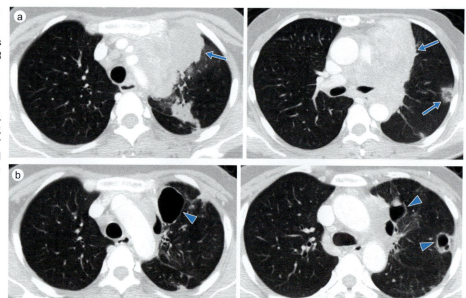

图8 空腔转移引起的气胸

60多岁，女性。papillotubular carcinoma，scirrhous carcinoma，ER（+++），PgR（+/-），HER2（2）。

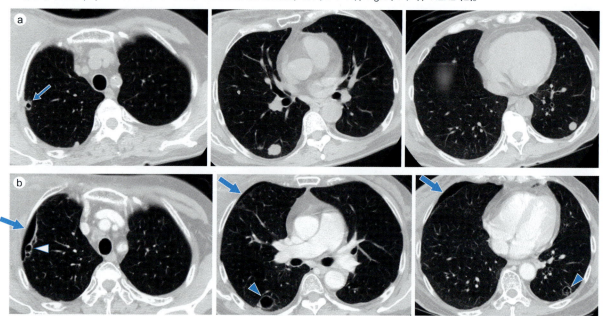

a：初期摄影时。**b**：a的3个月后。

发现多发结节型肺转移，右上叶胸膜下的结节有空洞（→）。在这之后，结节中形成了空洞（▶）。右上叶胸膜下空洞结节略有虚幻（▷），右侧出现气胸（➡）。认为是胸膜下腔性转移破裂所致。

钙化

- 肺内结节内部的钙化一般像肉芽肿瘤和错构瘤那样表现为良性疾病，但是转移性肺肿瘤也会发生钙化、骨化，还会在骨肉瘤、软骨肉瘤的转移内部生长。

- 除此以外，滑膜肉瘤、骨巨细胞瘤、结肠癌、卵巢癌、乳腺癌、甲状腺癌等肺转移也会引起钙化。另外，绒毛癌的转移等会引发治疗后钙化。对于转移性肺肿瘤，实施了恰当的化疗后，肿瘤自身的大小几乎没有再发生变化，活检发现 viable 肿瘤细胞也小了，只有坏死和纤维化，图像上是否残留 viable 的肿瘤细胞很难区别。甚至这时钙化也会逐渐增大，对于残存肿瘤的有无进行判断时，肿瘤标记、PET 会对评估有所帮助。但是有时也需要进行活检等组织学检查。

- 钙化·骨化机制：①在骨肉瘤、软骨肉瘤中的骨形成；②甲状腺乳头癌、骨巨细胞瘤、滑膜肉瘤、治疗后的转移性肺肿瘤等营养性钙化；③消化道、乳腺、卵巢等黏液性腺癌产生的黏液钙化等。

- CT 对于区别这些转移性肺肿瘤内的钙化·骨化和肉芽肿瘤、错构瘤的钙化有帮助（**图 9，图10**）。

浸润影

- 腺癌的转移性肺肿瘤中，与原发性肺癌一样，是沿着肺胞壁发展的。图像上，伴随着 air bronchogram 的浸润影有时是局部性的；或者伴随广范围的磨玻璃影，成为肺炎状的阴影（**图11，图12**）。

- 这种情况下，用造影后的纵隔窗观察，内部有 angiongram sign。肿瘤有结节时，玻璃影会呈现 halo sign。像这样呈现 CT 图像的转移原发脏器，有卵巢、乳腺、结直肠等。显示这些转移性肺肿瘤和 lepidic growth pattern 的原发性肺癌的组织图像相同，所以在图像上无法鉴别。为了进行断定，活检是有必要的，但是在病理组织学上进行诊断也很困难，所以要进行免疫染色等。

图 9　肿瘤的空洞形成和钙化

50 多 岁，女 性。apocrine carcinoma，ER（＋＋＋），PgR（＋），HER2（1＋）。

a-1～3：初诊时肺野条件。

在两肺发现大小不一的结节、肿瘤，在结节内部还随处可见伴有空洞的结节。另外，周围也有部分网状阴影和毛玻璃阴影。

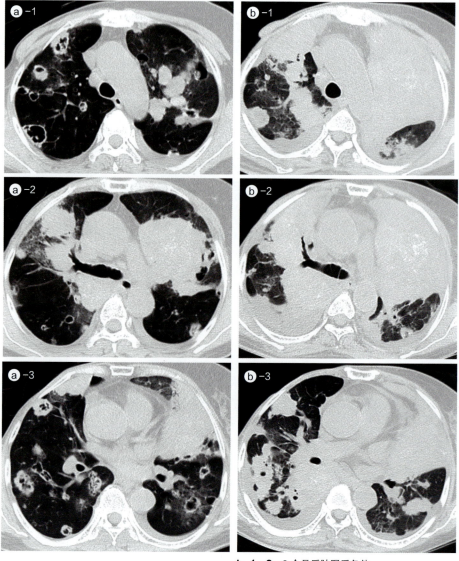

b-1～3：9 个月后肺野后条件。

各转移灶明显增大，空洞反而不清。

c：a-2，b-2 的纵隔条件。

在纵隔窗下，内部发现了钙化（→），更加明显（▶）。

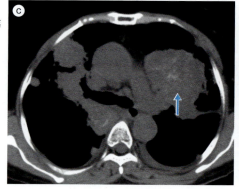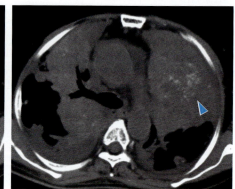

298

图10 肿瘤内的钙化

50 多岁，女性。mucinous carcinoma, mixed type。

a：从上到下，肺野条件、纵隔窗、骨窗。

b：从 a 开始大约 4 年后。

在多发性肺转移中发现粗大的钙化。

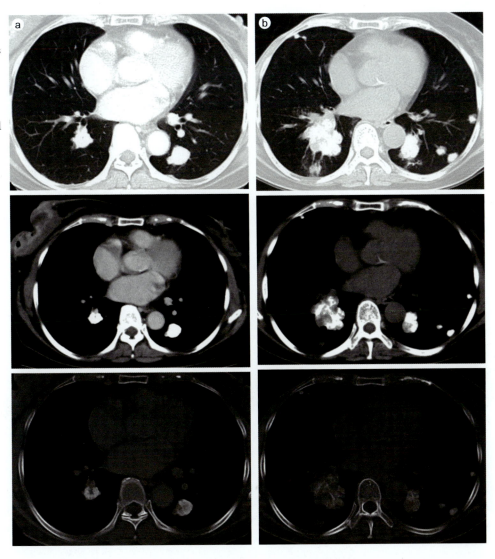

图11 浸润影样的肺转移

60 多岁，女性。apocrine carcinoma，ER (3)，PgR (0)，HER2 (1)。

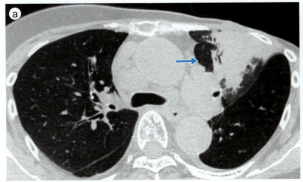

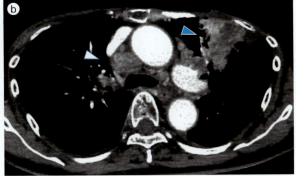

a：肺窗。

边缘部发现 air bronchogram，看起来像浸润影（→）。

b：造影 CT 纵隔窗。

不均匀造影的肿瘤（▶）。纵隔淋巴结转移明显（▷）。

图12 多样转移

40多岁，女性。invasive ductal carcinoma，ER (0)，PgR (0)，HER2 (0)。

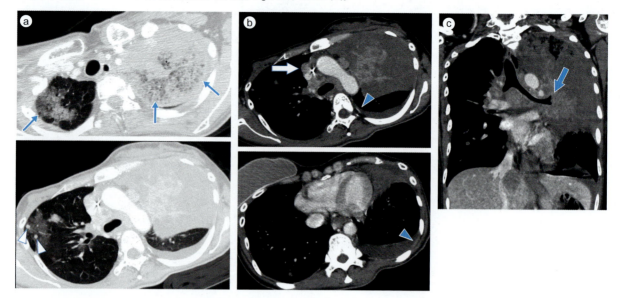

a：肺野窗。**b**：造影CT纵隔窗。**c**：冠状断面像。

左上区、右上叶可见伴有网状阴影的毛玻璃影，是癌性淋巴管炎所见（→）。右上叶结节周围的毛玻璃影被认为是癌性淋巴管炎或出血（▷）。左肺门周围的肿瘤导致左上叶支气管闭塞（➡），末梢部分形成闭塞性肺炎。纵隔淋巴结转移也很明显（⇨）。左侧有胸腔积液，可见壁侧胸膜的肥厚和增强效果（存亡）（▶），认为是癌性胸膜炎。

支气管内转移

- 乳腺癌和肾癌、结直肠癌并列，都是支气管内转移最多的癌。
- 作为乳腺癌的转移方式，绝对不少见。支气管内转移导致的症状有咳嗽、痰、血痰、发热和呼吸困难等，但是无症状的情况也很多。支气管内腔因为肿瘤导致闭塞时，会产生无气肺和闭塞性肺炎。
- 乳腺癌的支气管转移的发现中除了肿瘤、息肉形成以外，也会有水肿、发红、气管支内腔狭窄等。这是乳腺癌的肿瘤细胞受到黏膜表面影响，把黏膜下的淋巴管作为主体进行浸润，在同部位增殖的原因。
- 组织学上，水肿是在肿瘤细胞的黏膜下形成的细胞巢，发红是反映上皮下血管的增生扩张。因此，乳腺癌的支气管内转移的内镜发现是以支气管黏膜的水肿和肥厚·发红为主体的，无法看见支气管黏膜的浸润发现也是很多的。甚至，肿瘤的增殖，浸润到黏膜破坏的话，支气管内腔会形成肿瘤（**图13**）
- 原发性肺癌和转移性乳腺癌在组织学上的鉴别方法有免疫组织学检查，特别是雌性激素、黄体制剂和肺腺癌上阳性率很高的TTF-1抗体之间的组合比较有用。

图 13　支气管内转移

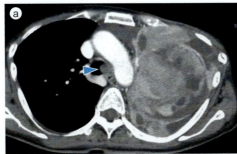

50 多岁，女性。spindle cell carcinoma，ER (−)，PgR (−)。

a：横断面像。
b：冠状断面像。

从左主支气管到上叶支气管，再到下叶支气管，肿瘤向外周扩张（→），左主支气管闭塞导致左肺完全不张。中枢侧到达气管下部（▶）。

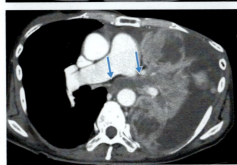

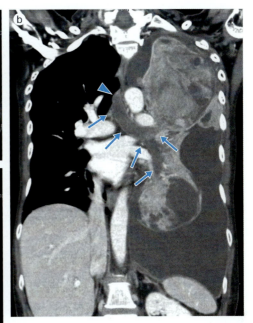

肿瘤栓塞

· 通常血行性肺转移和肺动脉肿瘤栓塞要进行区别。肺转移是指进入血管内的癌细胞会和血管内皮细胞进行接触，会产生突破细胞外基质、各种增殖因子、血管新生因子等，从而不断发育进展。但是肺动脉肿瘤栓塞归根到底是沿着血流的肿瘤片将肺血管阻塞的一种病态，所以受到血流影响，肺会陷入出血坏死的情况。

· 容易引起肿瘤栓塞的转移性肿瘤有肝细胞癌、肾癌、乳腺癌、胃癌、绒毛癌、前列腺癌、结直肠癌。除此以外，也有黑色素瘤、唾液腺癌、胸膜间皮瘤、骨肿瘤、甲状腺癌、子宫颈癌等。肺动脉肿瘤栓塞的临床表现类似于肺血栓栓塞症。但这些都不是均一的疾病，根据栓塞的尺寸大小情况也是不一样的。作为一般临床表现，有胸痛、血痰、缺氧、呼吸困难，也经常有亚急性症状。

· 病理组织图像上根据栓塞大小也会有不同的发现。肉眼看到的栓塞情况经常就是肺梗死。显微镜下的微小栓塞情况，一般都是 ARDS 的病理组织学发现（DAD）。微小循环的栓塞和 DAD 并发症有着关联的可能性。

· 肺动脉肿瘤栓塞的发展路线：①大静脉肿瘤直接浸润，从右心向肺动脉发展的路线；②肿瘤通过所属淋巴结，从胸导管进入上大静脉，经过右心向肺动脉发展的路线。

· 图像上基本和异常发现没区别。特别是呼吸的声音、胸部单纯 X 线片没有异常表现。当疑为进行性的缺氧，用胸部单纯 X 线片无法明显显示异常情况时，也要考虑其病态。胸部单纯 X 线片有时会发现心扩大和肺血管的增强。

图 14 pulmonary tumor thrombotic microangiopathy (PTTM)

50 多岁，女性。乳腺癌术后 1 年半。咳嗽、痰加重。因劳作时呼吸困难恶化而来医院就诊。

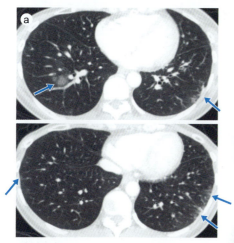

a：肺野条件。

发现右支气管周围的磨玻璃影，两侧下叶末梢优势的粒状影、索状影，末梢血管的轻度增粗像（→）。

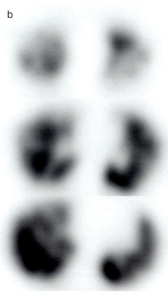

b：血流闪烁显像（⁹⁹ᵐTc–MAA）。

在肺末梢区域发现了多发性楔状聚集缺损像。

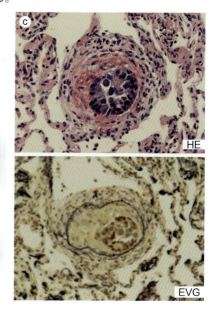

c：TBLB 病理所见。

根据 TBLB 的病理组织图像，在末梢肺小动脉内观察到肿瘤细胞，血管内膜的纤维细胞性肥厚，是 PTTM 的观察结果。

- CT 影像在肉眼观察栓塞的情况下，在肺动脉扩张、造影 CT 中显示肺动脉内欠损图像，微小栓塞的情况下不会有这个发现。

- 弥漫性微小栓塞时，反映了右心负荷，可见右室、肺动脉、上·下大静脉扩张。末梢肺动脉的肿瘤栓塞时，亚区域水平的肺动脉会看到扩张至念珠状的。末梢的细小动脉产生栓塞时，作为小叶中心性粒状影会被发现。产生末梢肺的梗塞情况下也会看到梭形斑块影子。

- 作为肺动脉的微小肿瘤栓塞的特殊型，有一种叫作 PTTM 的病态，应与单纯肿瘤栓塞进行区别（**图14**）。但是，临床上仅用图像与弥漫性微小肿瘤栓塞进行区别很困难。

要点

肺转移的非典型像→注意：都是乳腺癌中屡见不鲜的！

● 不规则形状 halo sign：在单发性时，与原发性肺癌的鉴别很重要，但有时很困难。
  VATS 切除术也可作为诊断治疗的一种选择。

● 空洞形成囊肿化：可在化疗后出现。胸膜下腔形成的肺转移可能破裂，引起气胸。

● 钙化：在 mucinous carcinoma 中常见，但在其他组织型中也会发生。

● 浸润影：乍一看，有时像肺炎。CT 造影对诊断有用。

● 支气管内转移：如果阻塞支气管，会产生继发性肺不张和阻塞性肺炎。

● 肿瘤栓塞：通常缺乏影像表现。 在临床症状和影像表现相反的情况下，可作为鉴别
  诊断来考虑。肿瘤栓塞和 PTTM 的病情不同，应加以区别，但与弥漫性微小肿瘤栓
  塞在临床影像上很难鉴别。

其他合并肺病变

· 如上所述，乳腺癌是容易引发所有非典型肺转移类型的恶性肿瘤。因此，当在有过乳
  腺癌经历的患者身上看到这些肺部病变时，一定要考虑是转移的可能性。但是，仅靠
  CT 影像较难判断。

· 另外，乳腺癌在治疗过程中或治疗后会合并多种肺病变。关于这一点，应该对代表性
  的疾病和病态有所了解，这将在下面简单概括。

照射后变化

· 作为乳腺癌的治疗方法，乳腺放疗应用最多。为了局部抑制，一般在术后对患有疾病
  一侧的乳房进行总线量 50Gy 的照射。临床上追加照射 10～16Gy。因此，沿着乳房在
  腹侧胸膜的放射线肺会出现带状影。

· 照射后 2～6 个月后，CT 上表现为沿着胸膜的高密度，后续被认为是浸润影。一旦消
  退或者减轻，会变成伴随若干容积减少的网状影或线状影（纤维化）（**图15**）。

· 有时也可能超出照射范围外出现（10%～20%），程度是很轻微的。但是，这些超范围
  照射出现的时期、频度、程度、阴影的性状会对照射范围、照射总线量·间隔、并用
  的化疗、背景肺状态等带来影响，而且未必是一样的。所以只要把握好乳腺放疗的既
  往史，就可以对诊断提供帮助。

伴随化疗的药物性肺损伤

- 关于乳腺癌的治疗，不论术前·术后，由于化疗药物不断增加，因此，乳腺癌患者在原因不明的肺病变特别是间质性肺炎的情况下，是否进行含有化学疗法的治疗是需要确认的，有引发药物性肺损伤的可能性。

- 药物性肺损伤的诊断归根到底很多是免除诊断，有很高信赖性的挑战测试也不能在药剂性肺障碍中实施。

- 一般比较有用的 DLST 也会有很高的疑似阳性率和疑似阴性率，不确定诊断的很多。另外，即使是单一的药剂，根据用量和个体的反应性，不同的病理学发现也会呈现不同的图像表现。因此，基础疾病也就是乳腺癌的肺转移（特别是癌性淋巴管症）、感染症、其他疾病之间的鉴别有时会有局限（**图18**）。因此，结合临床表现、经过、检查结果等进行综合性判断很重要。

图18 多西他赛导致的药物性肺损伤

50多岁，女性。乳腺癌手术后，包括多西他赛在内的化学疗法实施中，出现呼吸困难、干性咳嗽。

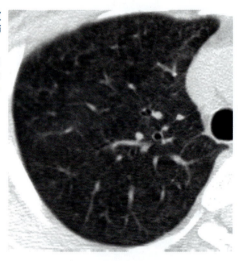

CT 观察到弥漫性稍淡的小叶中心性粒状影。在 TBLB 中，观察到过敏性肺炎的，诊断为多西他赛引起的药物性肺损伤。类固醇治疗1周后症状改善，3周后 CT 上异常所见消失。

要点

- 放射性肺炎与照射场一致，但有时也会出现在照射野外。

- 照射后的器质化肺炎，在初发病例中包括照射区发病。在复发病例中，在与照射区相隔的同一肺内区域和对侧肺中也会出现。

- 乳腺癌的治疗过程中，会出现药物性肺损伤，因此要多加注意。但诊断不仅靠影像表现，再根据临床症状、经过、检查结果等进行综合判断也很重要。

肝转移和鉴别诊断

概述

· 肝是继骨、肺之后，乳腺癌远程转移率最高的脏器。

· 乳腺癌的肝转移会在血行性中产生，只在肝内转移的占5%，同时向其他脏器转移的情况很常见。

· 乳腺癌的肝转移单发情况很少见，大部分是多发性的。

· 类似于圆形的肿瘤比较多，有时也会呈现不规则形状的大病变。另外，也有可能表现为弥漫性扩展的病变。

· 肝转移的营养血管是肝动脉，大部门的肝转移是低血流性的，也有高血流性的。肿瘤增大，肿瘤内部的血液供给不足，经常会在中心部有坏死和纤维化的现象。

· 肿瘤细胞在保持血液供给的边缘部位密集增生。

· 肝转移，一般是无法断定假被膜形成和钙化。

图像观察

CT

· 肝转移在增强 CT 上作为多发低密度的肿瘤被诊断的情况很多。

· 中心部有坏死的肿瘤，在增强 CT 上中心坏死，会判定为低密度区域。肿瘤细胞增生的边缘部位显示中等低吸收，在肝转移中显示特征性的同心圆类型（**图1**）。

· 中心部有纤维化的肿瘤，纤维化增强，中心部显示等~高吸收（**图2**）。

· 单纯 CT 可显示低密度的肿瘤，但与造影 CT 相比，对比度很差，很难检测出微小病变。

· 高血流性的肝转移在单纯 CT 上即使能够清晰显示，但是增强 CT 和肝实质同等程度进行增强，有时也会显得不那么清晰（**图3**）。

· 乳腺癌治疗中，经常会发现脂肪肝。有脂肪肝的情况下，即使做了造影，肝实质的吸收值也不会上升，肿瘤和肝实质显示等量吸收，可能会显示不良。

图1 乳腺癌的肝转移

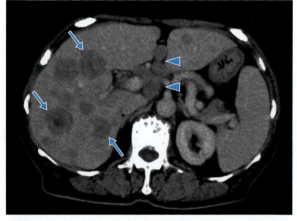

造影 CT

多发的肝转移在造影 CT 中显示为低密度的肿瘤。大的肿瘤显示同心圆状图形（→）。伴有肝门部多发淋巴结转移（▶）。

图2 乳腺癌的肝转移

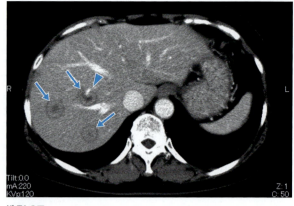

造影 CT

3 个肝转移在 CT 造影中呈现同心圆状图案的肿瘤（→）。由于中心部的坏死，在低密度区域的外侧可见等密度的部分，这反映了纤维化。还可看到肝内门静脉贯穿内部的肿瘤（▶）。

图3 乳腺癌的高血流性肝转移

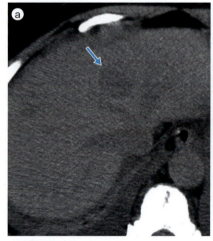 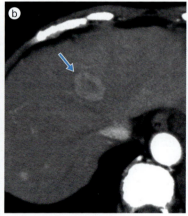 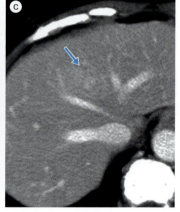

a：单纯 CT。

肝转移（→）在单纯 CT 中显示低浓度。

b：dynamic CT（动态 CT）早期相。

在数日后进行的 dynamic CT 的早期相中，肿瘤的边缘增强，显示出高密度（→），可知是高血流的肿瘤。

c：dynamic CT 后期相。

基本吸收，显示不清（→）。后期相相当于通常的造影 CT，只进行造影 CT 时，这种病变可能很难检出。

备忘录

特殊的乳腺癌肝转移

· **diffuse intrasinusoidal metastasis**：肿瘤细胞在肝类窦内蔓延的肝转移。有报道称，在图像上没有发现肿瘤，无法诊断肝转移的病例和迅速引起肝功能衰竭的病例。

· **pseudocirrhosis**：指随着肿瘤的浸润，肝实质发生继发性纤维化，形成肝硬化样状态。

 要点

肝转移的 CT 诊断

● 增强 CT 中肝内多发低密度肿瘤的情况下，要考虑肝转移。

● 牛眼征时可考虑肝转移。

● 需与囊肿及血管瘤进行鉴别。有旧片的话，要对比。诊断困难的情况下要结合 YS 及 MRI。

超声

术语解释

*1 索纳佐德®超声造影检查

索纳佐德®是由微小气泡组成的 US 用造影剂。血管相可评估病变血流。在后血管相中，由于被 Kupffer 细胞吸收，肝实质的回声水平变高。另一方面，肝转移由于缺乏 Kupffer 细胞而没有增强，显示明确的低回声区域。

- 肝转移作为多发类似圆形的低回声区域的情况很多。
- 肿瘤变大，显示不规则形状的情况增多，内部回声形成多彩。
- 中心部引起坏死和纤维化的话，中心部的回声水平会变高，肿瘤图像会显示出边缘部伴随低回声区域（**图4**）。这在肝转移中是很有代表性的发现，类似于牛眼征。
- 有时多处的肿瘤会集簇，显示为不均一的回声区域。
- 索纳佐德®超声造影检查*1，可清晰显示出肝转移的低回声区域。

备忘录

同心圆图形，**bull's eye sign**（牛眼征）
- 两者都反映了肿瘤内发生的中心坏死·纤维化，是肝转移的特征，但这是乳腺癌以外的癌的肝转移信号，所以需要注意。

图 4　乳腺癌的肝转移

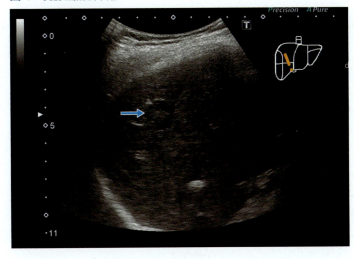

B 超图像
肝转移瘤出现牛眼征征象（→）。

术语解释

*2 扩散加权像

肝转移在 T2 加权像和扩散加权像中被确认为高信号区域，但是在 T2 加权像中，由于囊、肝静脉、肝内门静脉显示高信号，所以小的肝转移与这些信号混在一起很难辨别。与此相对，在扩散加权像中，由于这些信号强度降低，所以小的肝转移容易作为高信号区域被发现。

*3 使用 EOB primobist® 的肝造影 MRI

EOB primobist® 是一种 MRI 用造影剂（肝细胞性造影剂），它被吸收到肝细胞中，使肝实质的信号强度上升。由于没进入肝转移，因此病变显示明确的低信号区域。通过快速静脉注射本药剂进行动态检查，可在早期阶段评估肿瘤的血流。

MRI

- 乳腺癌的肝转移在 T1 加权像上呈现低信号，在 T2 加权像上或弥散加权像*2 上呈现高信号。
- T2 加权像上，显示中心部的坏死区域的高信号，CT 可见同心圆状类型也很多。
- 使用 EOB primobist® 的肝造影 MRI*3 会清晰显示低信号区域。
- 和造影 CT 相比，小型肝转移容易显示（**图5**），对于鉴别囊肿、血管肿瘤也很有用。

图 5　乳腺癌小的肝转移

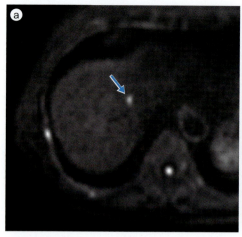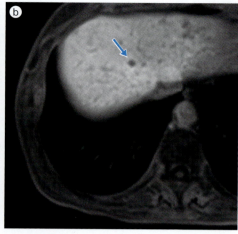

a：扩散加权像。　　　　　　　　　　　　　　　b：肝细胞相。

在造影 CT 中没有显现的乳腺癌的小肝转移，在弥散加权像中显示高信号，在肝细胞相中显示低信号，很清晰（→）。

鉴别诊断

· 和其他脏器的癌相比，肝转移的鉴别比较困难。

· 乳腺癌的肝转移中无法看见一般的钙化，所以在确认是钙化的情况下，结肠癌可作为原发病变来考虑。

· 结肠癌肝转移一般肿瘤较大数量少，但是乳腺癌上不太能看见类似的肝转移。

· 单发性的肝转移情况下，与末梢型肝内单管细胞癌的鉴别很困难。与肿瘤紧密相连，确认肝内单管扩张的情况下，可考虑末梢型肝内单管细胞癌的可能性。

· 在高血流性肝转移情况下，肾细胞癌、脾神经内分泌肿瘤等肝转移和肝细胞癌的鉴别很重要。肾脏、脾脏等脏器中怀疑是原发病变的病变是否存在，需要进行核实。

· 肝硬化的情况下以及动态 CT 平衡期，引发肿瘤边缘的假包膜形成的环状高密度区域，应怀疑是肝细胞癌。

· 肝转移很小的情况下，用 CT 来进行和肝囊肿的鉴别很困难。

· 肝囊肿在 US 上伴随后方回声的增强，会显示为无回声。T2 强调图像上会呈现很强的高信号，所以可进行鉴别。

· 肝血管瘤通常在造影 CT 和动态 CT 平衡期中，比起肝脏显示更强的增强效果，T2 加权图像上会显示高信号，所以可进行鉴别。

· 局部性脂肪肝上，压排状的发现很少，所以保留了肝实质的结构。另外，跟 T1 加强的 in-phase（同步）图像相比，out-of-phase（相位外）呈现信号低下。

脑转移和鉴别诊断

转移搜查

- 脑转移的诊断会根据神经症状的出现而进行形态诊断。
- 普通 CT 很简便，作为影像检查设备应用很广，但显示小型肿瘤比较困难。根据不同程度的肿瘤或显示周围水肿的低密度区域进行诊断。含有囊肿也不少，所以 CT 可诊断。存在肿瘤内出血的情况下，钙化会显示为高密度区域（**图1a**）。
- 和 MRI 相比，无论哪种检查的诊断能力上都会显出劣势，用增强 MRI 进行搜索是原则，怀疑髓膜播种的情况下是必须要使用的（**图1b、c**）。
- 考虑放射线照射的情况时，把握病变的数量和分布也很重要。确认显示造影增强效果的肿瘤是诊断原则。
- FLAIR 造影像和肿瘤及其周围的 T2 延长区域的造影像，都会作为高信号被显示出来，怀疑是转移的情况时有帮助（**图2**）。
- 增强 T1 加权图像上，gradient echo 系列的 3D 序列应用很多。但是与 spinecho 系列的序列相比，因为增强效果较差，所以用细小的层厚来进行评估。
- 伴随多发的大小结节、囊肿，出血的肿瘤是典型的脑转移发现。
- 经常被认定为脑膜播种，呈现 dura-arachnoid pattern 的有很多，但有时会呈现 pia-subarachnoid（**图2**）。
- 单发病变有时和原发性脑肿瘤的鉴别很困难。

备忘录

治疗的基本
- 脑转移的治疗基本方法是放射疗法和手术切除。
- 存在脑转移的情况下，也有很多其他转移，但全身药物疗法几乎没有效果。
- 但是，近年来有报道称，用于HER2阳性乳腺癌的lapatinib对脑转移有效果。

要点

脑转移的诊断

- 用增强 MRI 诊断。
- 造影 FLAIR 像非常有用。

图1　小的多发性转移，伴有出血

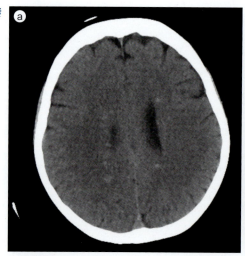

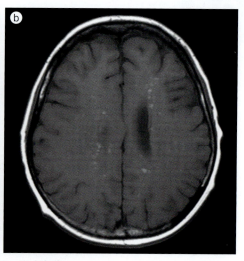

a：普通 CT。

深部白质有小而淡的高密度。

b：T1 加权像。

比 CT 更常见的高信号区。

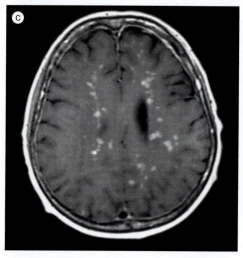

c：增强 T1 加权像。

在 b 中看到的高信号区域周围有扩散的造影效果，是多发转移的表现。伴有弥漫性骨转移，发现脑膜弥漫性肥厚和造影效果。

图2　局部的髓膜播种

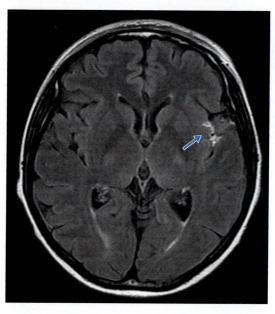

造影 FLAIR 像

沿左 Sylvius 裂可见高信号（→）。呈现 pia—subarachnoid pattern 的造影效果，是脑膜播种的表现。

骨转移和鉴别诊断

骨转移的诊断对乳腺癌患者的意义

- 乳腺癌的转移中，骨转移是最多的。
- 无症状的骨转移患者，不会因为治疗产生生存期限的延长。有症状的患者采取积极的诊断和治疗后，可以看到症状缓和以及骨性状况关联迹象在逐步减少。

用于骨转移诊断的影像设备和观察

- 大部分是用骨闪烁扫描法（**图1a**）。根据癌细胞反映骨破坏的骨代谢，将其图像化。但是，癌以外的良性病变、结构不良导致的骨代谢快速产生高聚集，所以需要注意。诊断能力整体都很高的溶骨性转移有时检查不出，骨梁间型转移的诊断能力很低。
- FDG–PET/CT 将糖代谢进行了图像化，所以反映出肿瘤本身的活性（**图2b**）。诊断能力很高，但是有假阳性（**图1b**），炎症性病变的聚集有时很强。关于成骨性转移，骨闪烁扫描因为有劣势，所以同时拍摄的 CT 用于诊断也很有必要。
- CT 伴随着转移引起的骨吸收、骨形成产生吸收值的变化，对骨梁构造的破坏进行诊断。成骨性转移比较容易检出，但是溶骨性转移的情况比较难检测，所以要注意骨小梁结构的评估（**图2a**）。
- MRI 不太适合用于骨皮质的评估，但是在骨髓病变的检测上很有优势。

备忘录

骨转移的病理学分类
- 大致可分为溶骨型、成骨型、混合型、骨梁间型。

骨关联迹象（skeletal related events，SRE）
- 指病理性骨折、脊髓压迫以及与之相关的放射治疗和外科手术，也可包括高钙血症。SRE 对患者 ADL（activities of daily living，日常生活活动）和 QOL（quality of life，生活质量）的降低、预后的恶化有很大影响。SRE 的预防、治疗具有临床意义，是骨转移的治疗目标之一。

骨修饰剂（bone modifying agents，BMA）
- 有双磷酸酯制剂，抗 RANKL（receptor activator of nuclear factor kappa-B ligand）抗体（denosmab）。前者抑制破骨细胞，后者抑制破骨细胞的形成。它们都起到抑制骨吸收的作用，通常与其他药物疗法一起使用。已知，会导致颌骨坏死和股骨骨折。

图 1　骨转移像

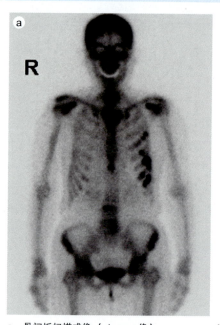
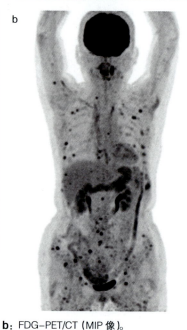

a：骨闪烁扫描成像（plannar 像）。

有左肋骨的多发聚集和胸骨的强烈聚集，可认为是骨转移所见。腰椎有淡淡的聚集，这是伴随变形性变化的观察结果。胸锁关节和两侧肩关节的关节也很有可能是伴随变形性变化所见。在颅骨和盆骨中的聚集是同等的。

b：FDG-PET/CT（MIP 像）。

在两侧肋骨处发现了多发的小聚集，此外还发现了向胸骨、骨盆骨的转移。这是 FDG-PET/CT 的显现能力更好的例子。

图 2　溶骨性转移

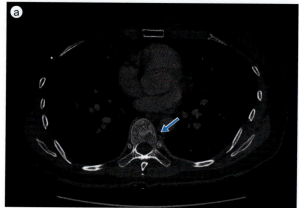
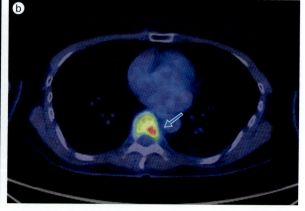

a：CT 骨条件横断面像。

发现椎体左侧边缘呈淡硬化的肿瘤性病变（→）。

b：FDG-PET/CT 横断面像。

FDG 聚集在病变中心（→）。典型骨转移的表现。

314

图 3 大腿骨骨干部的不全骨折

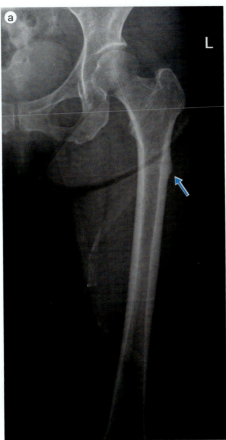

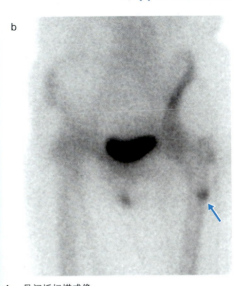

b：骨闪烁扫描成像。
发现左股骨骨干部有轻微的聚集增强。乳腺癌手术后，针对已经存在的骨转移，正在使用抗 RANKL 抗体。

a：单纯 X 线片。
骨皮质增厚与骨闪烁扫描的聚集一致（→）。这是伴随使用骨修饰剂的不全骨折所见。

■**使用骨修饰剂导致的大腿骨骨折**

· 骨修饰剂的注入是为了有意减少骨关联迹象。相关指南也比较推荐在骨转移的患者中使用骨修饰剂。

· 骨修饰剂对于骨质疏松症患者来说是为了提升骨密度，推荐长时间使用。

· 作为其副作用，颚骨坏死也被大家所熟知。最近，长期使用骨修饰剂出现了大腿骨骨折的报道。这个骨折是药物的副作用，对乳腺癌的骨转移患者注入药物时，会出现同样的骨折。初期，大腿骨骨干部外侧的皮质肥厚，有局部骨折的特点（**图3a**），这时用骨闪烁扫描可显示核种聚集（**图3b**）。之后会产生全部骨折的报道也很多。

· 很多是单侧性的，然后对侧产生骨折的现象很多，为大腿骨骨干部的疲劳骨折。产生局部骨折的话，会比较疼痛，这时单纯在 X 线片上能确认发现的话，几乎就可以确诊。但是在不是很清晰的情况下，应用骨闪烁扫描的聚集对诊断是有帮助的。

· 虽然没有 FDG–PET/CT 的相关报道记载，但笔者认为同样可以进行诊断。

其他转移

概述

· 在乳腺癌初发期，有 2% 的远程转移，很多乳腺癌的远程复发在术后 2～3 年内引发。也有 10 年以上出现第一次转移的。
· 骨、肺部、胸膜、肝脏、脑部是容易引发的部位。
· FDG–PET/CT，具有一次检查就能对全身进行评估的优势，对有症状的乳腺癌患者的转移搜索有意义。即使在原发不明癌上，PET/CT 也经常使用，但是乳腺癌原发灶的 PET 的检查能力有限。

远处淋巴结转移（图1）

· 以颈部、纵隔为首的远程淋巴结转移作为初发部位，比例为 13%。
· 除了引发转移的腋窝、胸骨旁或锁骨淋巴结，很少仅向远程淋巴结转移。对侧的腋窝淋巴结转移也是远程转移（M1）。

皮肤转移（图2）

· 局部的皮肤病变涉及局部复发，皮肤转移作为远程转移也是很常见的。
· PET 和 CT 比较难检测出薄层的病变，但对于形成肿瘤的情况可以检出。

对侧乳房转移

· 在理论上，乳腺癌的对侧乳房方向上的转移是会发生的，但是通常情况下，其他不伴随远程转移的对侧乳房的乳腺癌会作为新的原发灶进行治疗。
· 其他恶性肿瘤的乳房转移很少见（占整体乳房恶性肿瘤的不到 1%）。

消化道、腹膜、胆囊、胰脏和脾脏转移（图3～图5）

- 消化道的转移，浸润性小叶癌比较多。但在日本，硬癌、实性管状癌这样的通常型浸润性导管癌的转移也很多。
- 据报道，腹膜转移在浸润性小叶癌中比较多。
- 伴随腹水，作为癌性腹膜炎检查出来的情况也有，但看不见腹水的情况也很多。
- 除此以外，胆囊、脾脏、胰脏这些腹部脏器中很少见，但有时会引发乳腺癌转移。

图1 乳腺癌术后（组织型：硬癌）

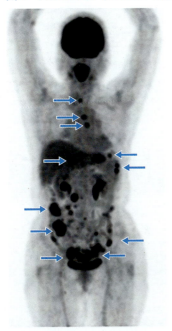

FDG-PET

发现纵隔淋巴结、右肾上腺、双侧卵巢以及多个腹膜转移（→）。

图2 头部皮肤转移（→）

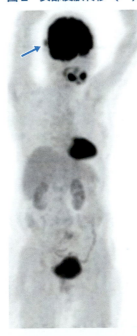

FDG-PET

作为原发不明癌发病。最终确诊为双侧乳腺癌（组织型：硬癌）。皮下脱发肿瘤称为 alopecia neoplastica。

图3 乳腺癌术后，食道转移（▶）

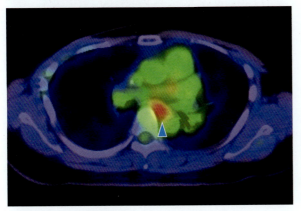

FDG-PET/CT 横断面像

图4 乳腺癌术后，空肠转移（▶）

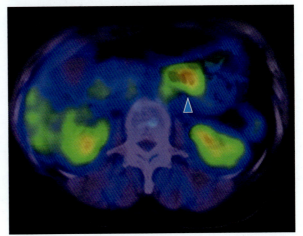

FDG-PET/CT 横断面像

乳腺癌原发灶的亚型为三阴性，转移灶在活检中为 HER2 阳性。

317

图 5　乳腺癌术后（组织型：浸润性小叶癌）

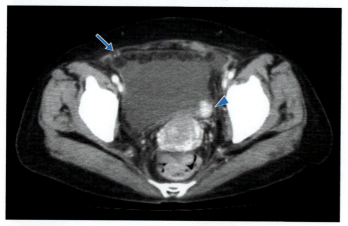

CT 横断面像

癌性腹膜炎（腹水以及腹膜肥厚：→），左卵巢转移（▶）。

图 6　右眼窝转移

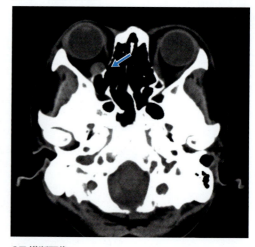

CT 横断面像

肌圆锥内可见边界清晰的肿瘤（→）。

术语解释

＊1 远端复发时的活检

如果认为远端复发灶的病变不能断定是乳腺癌的由来，建议进行活检。另外，在转移灶和原发灶的亚型中可能不同，如果涉及治疗药物的选择，建议进行活检。

＊2 肿瘤标记物

乳腺癌的肿瘤标志物包括 CEA、CA15-3、NCC-ST439、BCA225、HER2-ECD，在症状和图像的远距离复发检测之前，会出现显示异常值的情况。即使在没有症状时检测出转移，于症状出现后再进行治疗的预后也没有变化，现在不推荐肿瘤标志物和图像诊断的定期随访。

泌尿生殖器转移（图1，图5）

· 有时认定为副肾、肾脏、子宫、卵巢间的转移，在浸润性小叶癌中概率很高。

· 后腹膜的转移会引起腹膜后腹膜纤维化。

· 卵巢肿瘤的合并情况下，与原发性卵巢癌很难鉴别。

眼球、眼窝转移（图6）

· 眼部转移中，乳腺癌的概率最高。大部分是脉络膜转移，主要因为血流丰富。

· 接下来是眼窝转移很多，在眼球后部、骨头里发生转移。诊断眼部转移时，其他脏器的转移是很常见的。

· 因为肿瘤，有时会出现眼球凸出的情况。但纤维化很强的癌症，会呈现眼球凹陷。

· 引发复视、自觉症状，进行放射线治疗的方式很多。

要点

了解乳腺癌的远距离转移

● 浸润性导管癌中容易向消化道、子宫、卵巢、胸膜、腹膜等部位转移。

● 怀疑有转移的情况下，使用 FDG-PET/CT 进行全身检查很有用。

如何理解检诊

对策型检诊和任意型检诊

· 在检诊中有对策型检诊和任意型检诊。
· **对策型检诊**是以降低整体死亡率为目的的，投入公共资金。比如，在 A 城市中有某种病的患者特别多，这样会对居民整体带来影响，这个病会成为整个城市的问题。因此，根据检诊早期查出病情进行治疗，就会让整个社会来支持这个 A 城市。希望和这个病情没有关系的居民、患病风险很少的居民分担一些费用，这个是对策型检诊。
· **任意型检诊**是以降低个人死亡风险为目的的，自己承担全部费用。个人进行的体检和健康诊断适用此检诊。
· **表1** 显示了这两者之间的差异。

检诊的条件

· 如上所述的对策型检诊理论，对发病率很高的疾病很重要。另外，作为早期能检测出病情的方法，因安全经济又被广泛适用。另外，**在对策型检诊因为有公共医疗服务，必须运用让死亡率降低的手法**。效率也很重要，从综合性上来看优势要大于劣势。
· 任意型检诊中，无论做什么都并非有好的结果，费用即使很高也必须做。另外，即使没有证明死亡率降低的效果，医疗服务方也应该做好工作
· 日本国立癌研究中心在《有效评估乳腺癌检诊指南（2013 年）》中指出，在无法提供死亡率降低的效果情况下，应该进行适当的说明。
· 任意型检诊没有公共资金的提供，未纳入医保。任意检诊中需要精查的情况下，要将其纳入医保范畴。另外，医疗从事人员的负担也不小。
· 从事检诊的医疗人员必须要理解这几点。

表 1　对策型检诊和任意型检诊

检诊方法	对策型检诊	任意型检诊
目的	降低整个目标人群的死亡率	降低个人死亡风险
概要	作为预防措施提供的公共医疗服务	医疗机构体检机构提供的医疗服务
检诊对象	符合要求的全员	无定义
检诊费用	使用公共资金	全额个人负担
利与弊	在有限的资源中权衡利弊，使集体利益最大化	从个人层面判断利弊平衡

精密度管理指标

术语解释

＊1 阳性预测值（PPV）

在癌症检查中，指在需要详细检查的情况下，真正患有癌症的人所占的比例。

· 进行癌诊断时，最重要的目的是降低死亡率。检诊业务的精度管理指标有 5 项：需要精确检查率、需要精确检查受诊率、癌检出率、早期癌比例、阳性预测值[＊1]。

· 并非是癌检出率越高就越好。当然如果没有检出，就没有效果。把握这 5 个项目相当难。即使是任意型检诊，也应该进行上述的精度管理。关于乳腺癌检诊，应该向 MG 等图像诊断的阅片医生进行咨询。

如何评估筛查的有效性：理解筛查的偏见

术语解释

＊2 随机化 RCT（对照试验）

一种将对象随机分成两组，并在一段时间后对其进行评估的方法。

· 是否有检诊的死亡率降低效果是很难评估的。不可以单把检测率高作为有效性进行评估。自发性地进行检诊与不接受检诊之间，仅仅比较死亡率风险，不能成为真正意义上的有效性。为了排除偏差情况，随机化 RTC[＊2] 是必需的（**表2**）。

· lead-time bias，如**图1** 所示的 A、B 两种情况，检诊是没有意义的。从检诊中发现，仅仅是自我发现的时期、作为癌症患者的生命会延长，但死亡的时间是不会变的。A 和 C 的是有检诊意义的。但是，A 和 B 中从癌检出到希望的时间还是 A 比较长，所以 A 与 B 相比效果较好，无法进行正确评估。

· Length bisa 也很重要。对于不会造成死亡的乳腺癌检测出也没有什么意义，非浸润癌的检测或预后良好的 HER2 阳性乳腺癌则会在里面。这点作为过度诊断，p.334 中将再说明。

表2 检查有效性评估中的偏差	self-selection bias（自我选择偏差）	· 体检者和非体检者的癌症患病率和死亡风险的高低和分布不同 · 生活习惯不同，到医疗机构就诊的倾向也不同 · 有该癌症家族史的人在接受检查的人中较多（相反的偏差）
	healthy screenee bias（健康筛查偏差）	· 就诊者健康水平高于非就诊者引起的偏差 · 如果正在治疗一种疾病，则不接受检查，卧床不起的人不接受检查，就诊者和非就诊者的预后不同 · 如果在检查中发现该癌，就不再接受以后的检查，所以只接受阴性健康的人接受检查
	length bias（病程长度偏差）	· 在定期检查中发现的癌可能包括许多生长速度慢的癌，并且生长速度越快，预后越差 · 对策型检诊和任意型检诊所发现的癌症预后的差异是检诊的效果还是癌本身成长速度的差异，这点很难进行辨别

图1 检查有效性评价中的偏差

lead-time bias：在比较受诊者和非受诊者的生存期间时成为问题

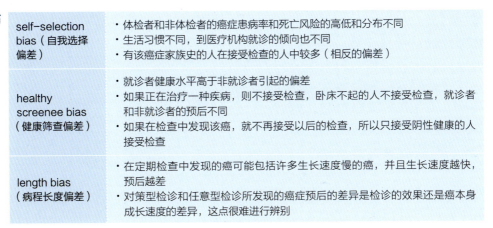

如果该癌采取 B 的过程，那么 A 的检查就没有意义了。但从表面上看，从发现癌症到死亡的时间很长，所以检查看起来很有效果。

●对策型检查是公共型检查，要与任意型检查进行区别。

●要充分理解在体检中越早发现乳腺癌越好的理论。

02

第 12 章　乳腺癌的检诊

角田博子

日本乳腺癌检诊的流程

乳腺 X 线片在筛查中的作用

- 在日本的乳腺癌筛查中，1987 年的第二次老人保健事业以 30 岁以上女性为对象简述了接触诊断单独法。1998 年的癌诊断有效性评估的研究报告指出，根据触诊和乳腺癌诊断的生存率比较，影像有效性的证明未必很充分。

- 另外，关于 MG 检诊，50 岁以上"充分证明死亡率降低效果（判定 I-a）"、40 岁左右"有效果（判定 I-b）"，在日本也需要尽快引入 MG。

- 2000 年以 50 岁以上女性为对象，2004 年以 40 岁女性为对象，实施现行的 MG 诊断（**表1**）。

乳腺 X 线片的阅片和精确检查标准的构建

- MG 引入到日本的对策型检诊中，为了推进 MG 筛查，1997 年设立了乳腺精度管理中央委员会（简称"精中委"）。精中委在日本全国展开 MG 检查之际，制定了统一的专业用语和基准。另外，还举办培训，对医生的阅片能力进行资格认定，至今还在进行。

- 当时，MG 是根据经验来做出判断的，精中委当时参考了美国的 BI-RADS[*1]，分为肿瘤、钙化和其他，整理了专业用语及病例发现，还进行了 5 个阶段的分类。

- 在美国，检查时将分类 0 认定为要检查，将分类 1 认定为不需要精查，合并其他影像设备进行更加细致的分类。

- 在日本，检查机构和精查机构很多情况下有差异。对疑似恶性的确认需要依赖精查系统。

- 关于精查基准，参考第 5 章。

术语解释

* 1 BI - RADS®
美国放射学会出版的乳腺图像诊断术语和报告系统指南。

表1 日本现行的乳腺癌检查

1. 检诊方法	以 MG 的检查为原则
2. 检诊对象年龄	40 岁以上
3. 检诊间隔	2 年一次
4. 检诊方法	50 岁以下：触诊 + MG2 方向 50 岁以上：触诊 + MG 内外斜位摄影 1 点钟方向为原则

表2 USPSTF 乳腺癌筛查的推荐等级（2016 年 1 月）

50 ~ 74 岁女性	2 年一次 MG	推荐 Grade B
40 ~ 49 岁女性	检查 MG 就诊根据个人判断进行 如果认为好处大，可选择 2 年一次的 MG 就诊	推荐 Grade C
70 岁以上女性	关于检查 MG 的利弊的平衡，科学依据不充分	推荐 Grade I
对于所有女性	关于检查 MG 的断层合成，科学依据不充分	推荐 Grade I
关于有高浓度乳房的女性	关于使用乳房 US 检查、MRI、断层合成和其他方法，科学依据是不充分的。	推荐 Grade I

闭经前致密型乳房（40 岁）的讨论

· 2009 年，USPSTF 关于 50 ~ 74 岁和 40 岁推荐使用 Grade B 和 Grade C。

· 即使在美国，也有赞同和反对两方的声音。但是，考虑到优势平衡的问题，在 40 岁女性中有效果，但是 50 ~ 74 岁女性与 40 岁女性相比，有明显的降低死亡率的效果。另外，在 40 岁女性中的假阳性很多，在进行未满 50 岁的定期 MG 检诊时，要考虑对其个人的利和弊。

· 乳腺癌检查协会指出，要尽快收集数据，仅依靠本国的数据是不够的。

· 但是，**关于假阳性、过度诊断的不足，医生应该正确理解**。

· 美国在 2016 年 1 月发表了 50 ~ 74 岁的 MG 检查推荐采用 Grade B，40 岁年龄段推荐 Grade C（**表2**）。

乳腺 X 线以外的影像设备

术语解释

* 2 J-START
对 40 岁左右的女性进行 MG 和再加上 US 检查的有效性进行评估的随机化对照试验 (RCT)。

- 2016 年 8 月，降低有乳腺癌死亡率有效的检查方法只有 MG，在对策型检诊中使用。但是日本很多的任意型检诊也在进行中，现在没有证明死亡率降低效果的手段也在运用。
- US 可检查出 MG 无法检测出的在致密型乳房中的浸润癌。另外，乳房相对较小的日本人，也在运用乳房图像诊断。在日本进行 J-START* 2 的随机化比较对照试验显示，检出率很高，但是因为还不能评估死亡率降低效果，所以现在还未用于对策型检诊。
- 也有运用 MRI 的，特别是 BRAC 阳性等高风险性的女性，对于乳腺癌诊断有效，应用于任意型检诊时，要求被制作出应用指南。
- 对未提示死亡率的下降、费用高等情况，利用非造影 MRI，乳腺癌学会基于科学依据，推荐 Grade D，但未被接受。FDG-PET 也不建议推荐使用 Grade D。

目前乳腺癌检诊的评估及日本的乳腺癌检查的发展方向

- 日本国立癌研究中心、癌预防·检诊研究中心出版了《基于有效性评估的乳腺癌诊断指南 (2013 年)》，有推荐 Grade 的总结 (**表3**)。
- 单纯触诊法和 US 检查作为癌诊断的实施方式，有效证据不是很充分。MG 也有使用寿命的限制。将**降低死亡率证明不充分的检查方法作为任意型检诊来使用，需要将效果不明显、不足点又很多**的情况进行说明。
- 乳腺癌学会《基于科学根据的乳腺癌诊断指南 (2015 年)》指出，MG 检诊推荐 40 岁采用 Grade B，50 岁以上推荐从 Grade A 转变为 Grade B，关于优势和不足，也有必要提供相应信息。
- 2015 年 7 月进行的 "癌症诊断有效方法研讨会"，为今后的乳腺癌诊断治疗提出了相关意见 (**表4**)。
- 作为对策型检诊，现在从 MG 和接触诊疗并用发展为 MG 可以单独使用，精度管理困难的接触式诊断今后也将会被淘汰。
- 关于其他病死可能性很高的高龄患者，过度诊断也是今后需要讨论的。

表3 《基于有效性评估的乳腺癌诊断指南（2013 年）》中推荐 Grade 的总结

方法	推荐 Grade	证据级别	对策型检诊	任意型检诊
MG 单独法（40 ~ 74 岁）	B	1 +	建议作为对策型检诊实施	推荐作为任意型检诊实施
MG + 视触诊（40 ~ 64 岁）	B	1 +	推荐作为对策型检诊实施，但是在不能进行正确触诊精度管理的情况下不应实施	推荐作为任意型检诊实施，但是在不能进行正确进行视触诊的精度管理的情况下不应实施
MG 单独 + 视触诊用（不满 40 岁）	I	2 -	不建议作为对策型检诊进行	在实施时，应充分说明降低死亡率效果尚不清楚，可能造成巨大不利
单独视触诊	I	2 -	不建议作为对策型检诊进行	同上
US 检查（单独法，与 MG 并用）	I	3	不建议作为对策型检诊进行	同上

表4 日本厚生劳动省《关于癌症检查应有状态的研讨会中期报告书——关于乳腺癌检查和胃癌检查的检查项目等》(2015 年 7 月 30 日)，以及《癌症预防重点健康教育和癌症检查实施指南 (2016)》中的相关检诊意见

1）检诊方法
　· 以 MG 检查为原则
　· 虽然触诊和视诊不是必需的，但是在实施时要与 MG 并用实施
　· 关于 US 检查，在高密度乳腺的灵敏度以及癌发现率方面，显示了有用性，有作为对策型检诊引入的可能性，关于死亡率降低效果和检查的实施体制等，有必要继续进行验证
2）对象年龄
　· 40 岁以上
3）检诊间隔
　· 2 年一次

 要点

今后乳腺癌检诊的方向

● 癌症检诊是早发现早治疗最大的要点，但是近年来掌控优势与不足的平衡变得重要起来。

● 对于今后乳腺癌检诊，在受检者信息的提供、交流的方式、管理的精度等方面都需要仔细检讨。

图 2　混合性的良恶性的鉴别

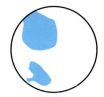

如果实性部分上升陡峭或有茎，则先考虑良性导管内（囊内）乳头瘤，分类 3。

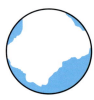

若形态不规则、平坦、出现攀爬墙壁的情况，则先考虑恶性的囊内癌，分类 4、分类 5。

图 3　液面形成（出血）

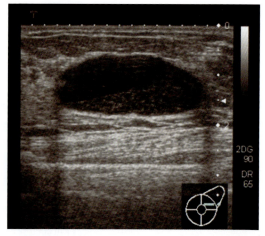

上层无回声、下层有内部回声时，表示下层存在比重较大的血细胞成分，意味着病变出血。没见到实性图像也可以判定为分类 3 以上。

- 其他都归类到分类 3、分类 4。**在判断实性部分的起立状态很重要，认定为分类 3。平坦、平滑且不规则爬满壁的认定为分类 4**（**图2**）。
- 上层是低回声、下层为无回声的情况可认定为分类 2（致密囊肿、脂肪坏死、乳头状瘤等）。上层是无回声的情况意味着出血，无法断定为实性部分的可认定为分类 3（**图3**）。

┌─ **实性类型** ─┐

■良性发现（不需要精查）

- 不满 2cm 的纵横比在十分小的全周性上是边界清晰且平滑的肿瘤。4 份小的纵横比标准是 0.5，是典型的纤维腺瘤。
- 粗大高回声的肿瘤。考虑为陈旧性纤维腺瘤，**分类 2**。
- 前面成圆弧状且高回声，后方回声减弱·有损的边界清晰且平滑的肿瘤：典型的致密囊肿，**分类 2**。

■恶性发现

- 前方边界线断裂或边界部高回声（halo）是浸润表现（**图4**），认定为**分类 4 或 5**。压排性发育的肿瘤在是仅仅压排断裂的情况时，认定为**分类 4**。
- **点状高回声存在多数的情况**：**多数的微细点状高回声存在肿瘤内的情况下，MG** 会发现细小钙化，怀疑其恶性，认定为**分类 4 或 5**（**图5**）。
- **不符合上述情况**：
    ①肿瘤最大径 **5mm 以下**的肿瘤：不论纵横比，都认定为**分类 2**，不需要精查。
    ② **5mm 以上 10mm 以下**的肿瘤：**纵横比 0.7 时，判定为分类 3、4**，需要精查。小

于 0.7 时不需要精查。

③ **10mm 以上**的肿瘤：不论纵横比，都判定为分类 3 或 4，需要精查。

①和②的纵横比不满 0.7 的肿瘤，在形状不规则的情况下，判定为分类 3 以上，需要精查。

图 4 边界高回声像和前边界断裂

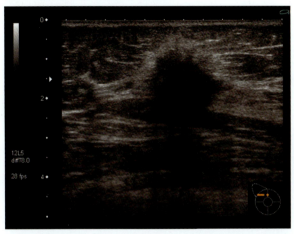

边界高回声像和乳腺前方边界线断裂。两者都显示浸润，在这个病例中为分类 5。

图 5 具有点状高回声的肿瘤

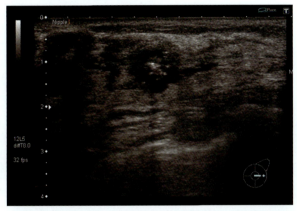

当有多个点状高回声时，表示 MG 中的微细钙化，考虑恶性。分类 4 或 5。

要·点

肿瘤性病变回顾

● 在体检中首先要确保良性判定！囊、浓缩囊的典型表现，纤维腺瘤的典型表现。

● 在检查中牢记恶性的要点是边界部高回声像、乳腺边界线断裂、有多个点状高回声的肿瘤等。

● 对于不伴有特征性表现的肿瘤，从肿瘤直径和纵横比方面来考虑。

非肿块性病变

- 如**表2**所示，具有内部回声的单区域导管扩张、存在局部性或区域性的乳腺内低回声区、结构紊乱的这3种情况需要精查。多发小囊肿伴随结构紊乱或低回声区域要进行精查，单独存在不需要精查。

具有内部回声的单区域导管扩张

- 局限在乳晕下、因为多个方向上有导管、没有内部回声时可作为正常变化，不需要精查。
- **确认是导管内的实性成分、起立形状很明显**，认定为导管内乳头中的**分类3，平坦、平滑或不规则形状时**考虑为非浸润性导管癌，**分类4**（**图5**）。
- 局部有内部流动回声时考虑为出血，分类3。

局部性或区域性的乳腺内低回声区域

- 评估乳腺内低回声区域时，最重要的是其分布情况。比较年轻的女性会有双侧弥漫性低回声区域，是正常变化。**局部性低回声区域为分类3，区域性为分类4**，需要精查。
- 作为疾病名称一般列为非浸润性导管癌。低回声区域内显示细微钙化的**点状高回声很多时**，有很大的恶性可能，分类4、5（**图6**，**图7**）。

结构紊乱

- **结构紊乱**，局限在乳腺内的一点或局部范围内集中扭曲，**分类3、4**。
- MG比较容易识别，超声影像如果是静止画面的话，有时不能判定。

表2 **非肿瘤性病变的诊断基准**

①具有内部回声的单区域导管扩张
　内部实性部分上升陡峭时，分类3。平稳时，分类4。虽然概率较小，但局部性、区域性导管扩张，内部有流动回声的也为分类3

②存在局部性或区域性的乳腺内低回声区
　如果在病变内观察到点状的高回声，则考虑为恶性（局限性分类4，区域性分类4、5）

③结构紊乱
　有可能存在的情况为分类3，确切存在的为分类3、4
　　＊对于多发小囊肿，只有当观察到结构紊乱或低回声区等观察结果时，才会按分类3以上详查。单独存在的为分类2

· 容易认定为浸润癌，但是也有良性疾病为背景的非浸润癌。

· 硬化性腺病等良性疾病会产生结构紊乱，所以不能判定为分类 5。

· 术后瘢痕能看见，但是其部位和皮肤瘢痕一致的话，判定为分类 2。相比 MG，US 更容易确认和皮肤瘢痕的一致性。

图 6 乳管内病变（起立柔和）

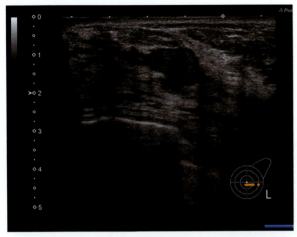

导管内的实性病变可考虑为非浸润性导管癌（如果有浸润，则为乳头腺管癌）或导管内乳头瘤。但如果起立缓慢，像是爬壁一样不规则，则考虑为恶性。也有类别为分类 4 的。该病例为 DCIS。

图 7 具有点状高回声的低回声区域

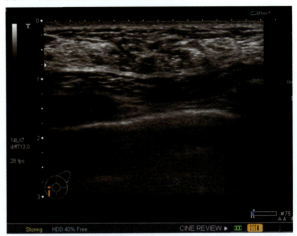

在乳腺内的低回声区域有多个点状高回声时，要考虑非浸润性导管癌或乳头腺管癌等。类别为分类 4 或 5。该病例为 DCIS。

非肿瘤性病变回顾

● 在检查中判断是否对非肿瘤性病变进行精密检查时，分布情况很重要，双侧性多发性不需要精密检查，局部性、区域性需要精密检查。

● 在检查中需要详细检查的非肿瘤性病变有 3 种：导管异常、乳腺内低回声区、结构紊乱。

● 以多发小囊肿和点状高回声为中心的病变有非浸润性导管癌的可能，但不会马上影响预后，在检查中增加不必要的详细检查的可能性较高，因此考虑到利弊平衡，可不进行详细检查。

优势和不足

概述

- 癌检查的目的是早期发现早期诊治。症状出现后，即使是后期无法治愈的癌，越早发现也越有治愈的可能。
- 另一方面，也存在着各种不足：
  ①检查精度的假阳性和假阴性。
  ②过度检查。
  ③剂量。
  ④伴随诊断的并发症。
  ⑤精神负担。
- 本章节将对乳腺癌诊断的优势和不足进行阐述。

优势

唯一的优势是降低死亡率

- 乳腺癌检查产生的死亡率降低的效果，无干预试验证实。
- 现在能得到结果的日本人的 RCT 是不存在的，只在欧洲进行。
- MG 单独治疗法参与了乳腺癌死亡率降低效果的讨论，这些研究证实死亡率降低效果是 20% ~ 30%（**表1**）。
- 5 个研究的荟萃分析，证实死亡率降低效果为 25%（0.75，95% CI：0.67 ~ 0.83）
- 另外，MG 和接触式诊疗并用的乳腺癌死亡率降低效果的 RTC 有 3 个研究（**表2**）。这些荟萃分析确认有 13% 的死亡率降低效果（0.87，95% CI：0.77 ~ 0.98）。

表 1　MG 单独法（无作为化比较试验）

研究	Malmö Ⅰ，Ⅱ	Swedish Two-County	Canada Ⅱ	Stockholm	Gothenburg	UK age trial
研究开始年份	1976	1977	1980	1981	1982	1991
对象数 / 人	60 076	133 065	39 405	60 800	52 222	160 921
对象年龄 / 岁	45~70/43~49	40~74	50~59	40~69	39~59	39~41
方法	乳腺钼靶	乳腺钼靶 + 自己触诊	乳腺钼靶 + 视触诊 + 自己触诊	乳腺钼靶	乳腺钼靶	乳腺钼靶
检诊间隔 / 月	18~24	24~33	12	24~28	18	12
检诊次数 / 次	6~8	2~4	4~5	2	4~5	8~10
检诊时间 / 年	12	7	5	4	7	8
风险比率（95% CI）	0.81 (0.61~1.07)	0.69 (0.57~0.84)	1.02 (0.78~1.33)	0.73 (0.50~1.06)	0.75 (0.58~0.97)	0.83 (0.66~1.04)

表 2　MG 视触诊并用用法（无措施比较试验）

研究	HIP	Canada Ⅰ	Edinburgh
研究开始年份	1963	1980	1978
对象数 / 人	6 2000	89 835	54 654
对象年龄 / 岁	40 ~ 64	40 ~ 49	45 ~ 64
方法	乳腺钼靶 + 视触诊	乳腺钼靶 + 视触诊 + 自己触诊	乳腺钼靶 + 视触诊
检诊间隔 / 月	12	12	24
检诊次数 / 次	4	4 ~ 5	2 ~ 4
检诊时间 / 年	3	5	6
40 ~ 49 岁风险比率（95% CI）	0.78（0.56 ~ 1.08）	0.97（0.74 ~ 1.27）	0.79（0.54 ~ 1.17）
50 ~ 69 岁风险比率（95% CI）	0.78（0.60 ~ 1.01）	无	0.88（0.70 ~ 1.12）

· 各种研究表明，拍摄方法、间隔、观察期间、对象年龄不同，显示结果也不同。但对于 40~74 岁女性，使用 MG 的乳腺癌检诊可降低 10% ~ 30% 的死亡率。不满 40 岁或 75 岁以上的女性，评估乳腺癌诊断效果的研究不存在，所以是否有效无从知晓。

不足

假阳性、假阴性

- 日本厚生劳动省 2013 年在"地域保健・健康增进事业报告"中提出了乳腺癌检诊的成果（**表3**）。
- 约 8% 的假阳性是检诊的不足点。精密检查所需要的时间、费用及精神上的影响也会成为患者的负担。另外，在日本做一次精确检查，即使没有发现恶性病变，精查医疗单位也会要求继续跟踪。
- 在医疗机构病情跟踪时，因为诊断会助长患者的不安情绪，费用的逐步增加也是不可回避的一点。
- 在全国范围内，显示敏感度・特异度的数据并不存在。但是宫城县区域的癌登录的报告指出，MG 和接触式诊断并用的敏感度在 40 岁左右是 71.4%，50 岁左右是 85.5%，60 岁左右是 87.2%。特异度为 88.6%、90.7% 和 93.1%。
- 也就是说，MG+ 接触式诊断无法断定的乳腺癌（假阴性）存在的概率是 13% ~ 29%。

过度诊断

- 检诊上的过度检查是诊断出的无症状"癌"：
  ①没有发展或是缩小了。
  ②发育缓慢，在出现症状前因为别的原因造成了死亡。
- 也就是说，不接受检查的话，就会成为癌患者，这个是检诊的不足。
- 关于 RCT 长期跟踪、检查导入前后的免疫学数据得到的乳腺癌检诊的过度诊断比例，一般报告指出为 10% ~ 30%。

过度诊断的风险因素

■接受治疗的年龄

- 乳腺癌诊断中，对于被诊断为乳腺癌的患者来说，为了证明其诊断是有效的，其乳腺癌没被检查出来的话，较乳腺癌死亡的时间点会活得更长。
- 因此，接受治疗越是年龄大的，其他原因造成死亡的可能性越大，所以过度诊断的概率也提升了。
- 对 75 岁以上的高龄者来说，显示乳腺癌诊断有效性的 RCT 是不存在的，在日本的指南

表3 2012 年乳腺癌检诊成果

受诊者 / 人	2 030 258
要精检率 /%	8.7
精检受诊率 /%	84.6
癌发现率 /%	0.32
阳性反应中值	3.67

术语解释

*1 乳腺癌检查结果

		乳腺癌的有无		
		有	无	合计
乳腺癌检查结果	阳性	a	b	a + b
	阴性	c	d	c + d
	合计	a + c	b + d	a + b + c + d

a：乳腺癌且阳性　　　　　　　　正解
b：不是乳腺癌却呈阳性　　　　　错误（假阳性，多余的检查和多余的担心）
c：乳腺癌却是阴性的　　　　　　假阴性（本来放心了却不是那样，看情况有被诉讼的危险）
d：不是乳腺癌而是体检阴性　　　正解

为了追求 c，d，需要在检查后进行一定时间的追踪调查，或与完善的癌症登记进行对照，不能简单地提出来。

灵敏度（sensitivity）= a/（a + c）
特异度（specificity）= d/（b + d）
阳性反应的中值（positive predictive value）= a/（a + b）

灵敏度、特异度越高，健康检查越好。提高一方，降低一方，参加过 MG 考试的人应该知道。

规范中也不将 75 岁以上作为评估对象。
· 但是，现在很多的地区不设年龄上限，以高龄者为对象，对于不知道过度检查这个不足点的患者来说，要留意很多不必要的诊断和治疗。

■检查精度
· MG 的检诊导入，造成被发现的癌越早期越好，越小越好，甚至提高了发现微小癌的诊断技术能力。
· 当然，因为诊断技术的提升，也有免于乳腺癌死亡的人。但是，尴尬的是越早期发现越能认识到过度诊断的事实。

■发现癌的性质
· 根据诊断，在恰当的时机对需要治疗的乳腺癌进行诊断，用最少负担的治疗来治愈是最理想的。HER2 阳性乳腺癌发展速度很快，另一方面因为采用含有抗 HER2 的综合治疗法是有可能治愈的。早期发现的重要性很大，也是诊断检查的一个最大优势点。
· 另一方面，发展速度很慢的 luminal 类型的情况，早期发现的效果也许很小。
· 也就是说，检查发现中，低恶性度癌的比例越多，就会降低优势点的发现，从而增加不足点的可能性。

剂量

· MG 属 X 线检查，也会发生剂量不足的情况。剂量方面有确定性影响和概率性影响。确定性影响是指在超过某一定线量的情况下，确实会产生的障碍。但是，MG 的剂量比起会产生影响的阈值要低，所以不会产生什么问题。概率性影响是指接受的放射线越多，影响的概率也就会上升，假设是没有阈值的。因为放射线产生的癌症率有概率性影响，MG 的情况下可能因检查产生乳腺癌。

·《乳腺 X 线检查指南》中提到，MG 剂量导致的致死性癌症的风险是每 10 万人中根据年龄段的不同是不一样的：21 ~ 40 岁：3.96 人；41 ~ 50 岁：1.8 人；51 ~ 60 岁：0.9 人；61 ~ 80 岁：4.3 人；80 岁以上：0.07 人。归根结底，是一个估量值，但如果是 40 岁以上，剂量的风险比较小。但对于比较年轻的年龄段，诊断目的中进行 MG 拍摄时只考虑剂量，也是很大的不足。

备忘录

狭义的过度诊断和广义的过度诊断（图1）

· 把发现的癌按其效果进行分类：
　①救命。
　②过度诊断。
　③预后无影响。
　①和②之间，③中，在低创伤治疗结束和成为更年轻的患者之间，trade-off 的关系成立。

· 在检查发现和自觉症状发现之间，治疗内容没有改变的话，那么早发现的部分就会有损失（不利）。建议将这类案例称为广义的过度诊断。

图 1　检诊发现乳腺癌

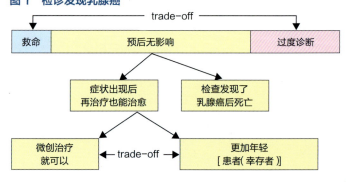

备忘录

超声检出乳腺癌，非触知，MG 阴性（图2）

· 病理：non-comedo DCIS，3mm，ER（＋），PgR（＋），HER2 0，MIB-1 index 1%以下。

· 如果进行 US，就可诊断出这样的"癌"，但它是否有用，还有待今后的研究结果。

图 2　B 超图像

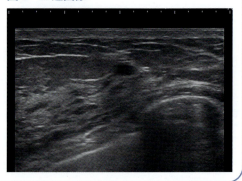

乳腺癌的优势与不足

● 检诊乳腺癌的优势与不足都在 trade-off 下成立。

● 从事检诊的人需要提高判断力，了解检诊的要点，同时也要知道是否产生了作用。

今后的乳腺癌检查：伴随包含 HBOC 的遗传医疗发展

概述

- 自从美国人气女演员安吉丽娜·朱莉根据自身的遗传背景，出于预防目的而切除自身的双侧乳房开始，大家对于遗传性乳腺癌 / 卵巢癌疾病（HBOC）的关注不断提高，同时对于所谓的遗传性肿瘤，使用基因检查从而预测癌症风险的医疗在不断展开。
- 遗传医学的进步，以及基于对每一个个体的预防医学的检查（precision medicine）中，以对策型检诊的方向，有必要讨论根据个人风险进行检查的必要。

什么是遗传性乳腺癌和卵巢癌

- HBOC 是由 *BRAC1* 遗传因子和 *BRAC2* 遗传因子作为原因遗传因子而产生的。
- 以**常染色体性**遗传，遗传因子出现变异与非变异的婴儿分别占 50%，与男女性别无关。
- 从乳腺癌整体情况来看，3% ~ 5% 的人为乳腺癌患者，现在每年日本的乳腺癌患者大约是 8 万人，2400 ~ 4000 人被认为有 HBOC 可能。另外，也存在未患癌的患者及其家属（**图1**）。特征如**图2**所示，发病的风险在**图3**中列举。

图1　每年乳腺癌患者发病情况

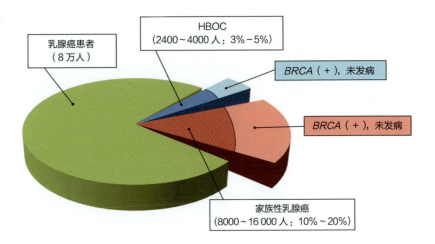

图 2　HBOC 的特征

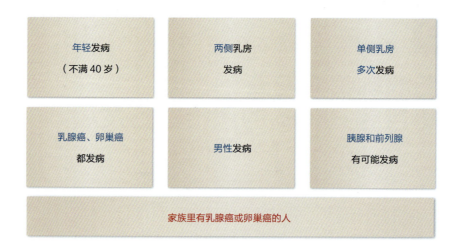

年轻发病 （不满 40 岁）	两侧乳房 发病	单侧乳房 多次发病
乳腺癌、卵巢癌 都发病	男性发病	胰腺和前列腺 有可能发病

家族里有乳腺癌或卵巢癌的人

图 3　HBOC 中 BRCA 遗传因子产生变异的风险

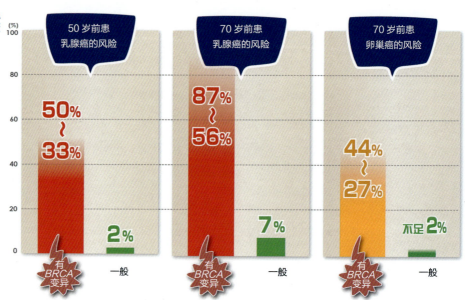

50 岁前患乳腺癌的风险　50%～33%　一般 2%

70 岁前患乳腺癌的风险　87%～56%　一般 7%

70 岁前患卵巢癌的风险　44%～27%　一般 不足 2%

有 BRCA 变异

针对遗传性乳腺癌和卵巢癌，为降低风险所能做的事

· 对于这种乳腺癌发病风险高的女性可提供一个检查。
· 美国的 NCCN 指导方针所推荐的检查是，从 18 岁开始每月自检一次，由医生进行的视触诊每 6 个月 1 次，25～29 岁使用 MRI，30 岁以上使用 X 线或与 MRI 混合使用，推荐从 25 岁（**或家族中最早发病年龄**）开始检查。
· 在检查时要注意，对于 BRAC 或者 DNA 遗传因子，其变异有可能会表现在受到射线照射时发生癌变的风险。
· 对于卵巢癌要注意，尽管有经阴道超声检查或肿瘤标记物、CA125 等，但是卵巢癌很难被发现与乳腺癌不同，这些检查的有效性并没有被证明。

- 通过药物来降低风险的做法是通过他莫昔芬来进行乳腺癌预防。另外，对于卵巢癌有人认为使用口服避孕药有预防效果，但最多只有 50% 的效果。除此之外，还有许多药物在进行检测中。
- 作为现阶段的选择，最有效的是 **RRM、RRSO，这两个被认定为可降低发病风险**。
- **对于预后的研究，有报道称，不光是降低乳腺癌、卵巢癌的风险，也可降低死亡率。**

面对风险的检诊（personalized screening）（图4，图5）

- 美国前总统奥巴马在 2015 年宣布要大规模地收集个人遗传情报、**电子病历、可穿戴设备等健康情报，从而针对每个人的不同而进行最有效率的医疗。**
- 在这样医学高度发展以及讨论有无对策型检诊必要的时代，对于高风险的人而言，需要认识到要根据风险的高低来调整检查。
- **个体化可使个体对应的风险不同，以及有可能对发病的高风险肿瘤进行要点检查。**
- 知道风险，在自己的认知下而不是他人的干预下，自然可以提高检查率。
- 针对真正需要的人，真正需要进行的检查，其产生的费用自然是不用多说。

图 4 precision medicine

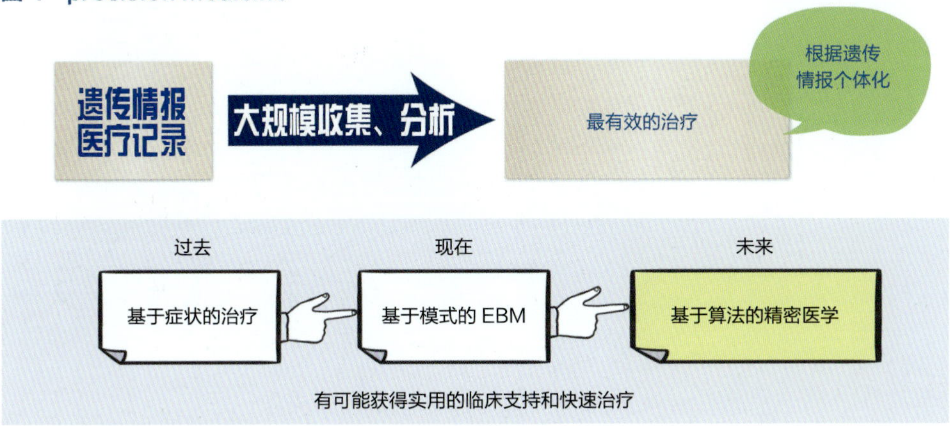

根据遗传情报个体化

遗传情报 医疗记录 → 大规模收集、分析 → 最有效的治疗

过去 基于症状的治疗　现在 基于模式的 EBM　未来 基于算法的精密医学

有可能获得实用的临床支持和快速治疗

**图5   如何最大限度地
提高预防效果?**

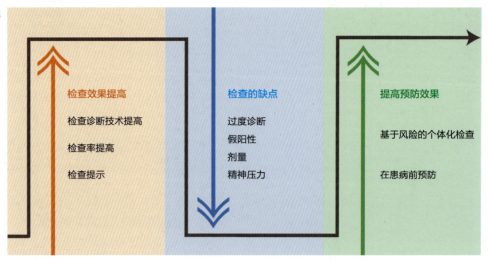

检查效果提高

检查诊断技术提高

检查率提高

检查提示

检查的缺点

过度诊断

假阳性

剂量

精神压力

提高预防效果

基于风险的个体化检查

在患病前预防

· 另外，从医生的角度来看，对策型检诊中的很多人，与发现低概率的诊断能力相比，从可能性更高的人群进行诊断，所以诊断概率不一样。

· **个性化诊断，已经在美国等国家作为系统运行了**。签约医疗保险的话，对于大部分的情况医生是可以决定的。由医生来评估每个人的风险，基于这个推荐进行各种检查。

· 另外，检诊可早期发现癌症，对术后的影响尽可能降低到最小。随着医学的进步，从预防医学角度来看，评估自身风险，在发病前做好预防工作是这个时代需要进行的一项任务。

要点

● HBOC 开始使用以来，许多遗传因子综合征被解释清楚了。

● 预防医学不断进步，预防医学的思考方式也在不断改变。

● 对应不同风险的检诊，面对风险的检诊体系也要做好准备。